고주파 치료

Radiofrequency Part I · II

Part I : A review of radiofrequency procedures in the lumbar region
Part II : Thoracic and Cervical Region, Headache and Facial Pain

Menno E. Sluijter 지음　　길 호 영 · 문 현 석 옮김

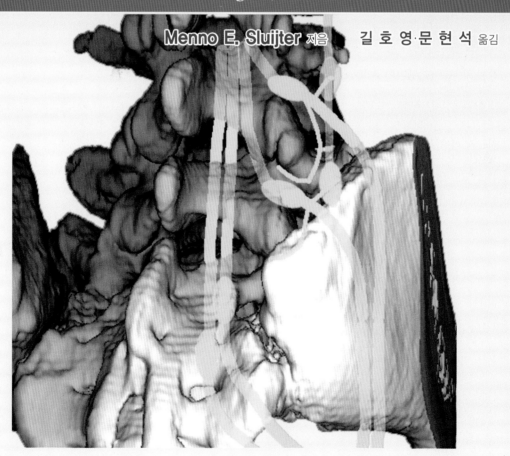

군자출판사

고주파 치료
Radiofrequency Part I & II

첫째판 1쇄 인쇄 | 2005년 5월 17일
첫째판 1쇄 발행 | 2005년 5월 25일

지 은 이   Prof. dr. Menno E. Sluijter
옮 긴 이   길호영·문현석
발 행 인   장주연
편집 · 표지   고경선
발 행 처   군자출판사
등   록   제 4-139호(1991. 6. 24)

본   사   (110-717) 서울특별시 종로구 인의동 112-1 동원회관 BD 3층
              Tel. (02) 762-9194/5   Fax. (02) 764-0209
대 구 지 점   Tel. (053) 428-2748   Fax. (053) 428-2749
부 산 지 점   Tel. (051) 893-8989   Fax. (051) 893-8986

ISBN 89-7089-591-4

정가 120,000원

Foreword Part I

The plan to write this book dates back a long time. It has been postponed again and again. This was because changes and improvements in the field of radiofrequency were so fast and so many that I feared the book would be outdated by the time the ink was dry. I hoped for the day that there would be a reasonably stable consensus on indications and techniques.

As it happens this hope has turned out to be vain. The advent of pulsed radiofrequency and the changing insights into the mechanism of action of radiofrequency must necessarily lead to a protracted period of clinical and laboratory research leading up to even faster and quite possibly more profound changes in indications and techniques. I therefore had no other option than to write down a momentary image of what the field of radiofrequency looks like today. The reader is warned that he or she should keep an eye on recent publications and developments. What is written down here may be history very soon.

This book is based on the concept that the clinical effect of the method is based on the biological effect of radiofrequency electric fields on cells and that the frequency has rapidly developed from a bizarre new idea to a well-established safe method to apply radiofrequency. In many centres all over the world the method is now used exclusively with a wider range of possibilities and satisfactory results. The issue that is still unresolved is whether or not the application of heat prolongs the duration of the clinical effect. Since there is no evidence so far that this is the case I have ignored this possibility. As will be read in the following pages radiofrequency is a method that has to be repeated sooner or later in the majority of patients. This is true for heat lesions and it is true for pulsed radiofrequency as well. Even if heat would contribute to a longer duration of action this would be insufficient argument to reintroduce a destructive element into the technique.

A word of warning is therefore appropriate. The techniques that are described in this book are not safe to use with trip temperatures at neurodesturctive levels. Readers who are still convinced that radiofrequency acts through neurodestruction should read older reviews of the techniques that are widely accessible. I feel that inclusion of the "thermolesion" techniques in this book would have led to confusion. I also feel that these techniques should not be used any longer.

Radiofrequency has performed poorly when it comes to evidence-based medicine. Results of double blind studies have only become available when the method has been widely used for approximately twenty years. This is due to a variety of factors, the most important one being that spinal pain is so complex. In spinal pain a situation where there is one single modality of treatment available for a well-defined pain syndrome is exceptional. Even in acute radicular pain- a pain syndrome that comes close-treatment of the beleaguered nerve root may leave a patient who still demands treatment for residual back pain.

This book is therefore heavily based on clinical experience and on the author's opinion. I simply had no other option. Statements may have to be changed as the results of double blind studies become available in a few years time. I don't expect that such changes will be dramatic. Radiofrequency has a rich tradition of basing statements on clinical experience. When the results of the double blind studies concerning heat lesions were finally published they came as no surprise to those who were experienced in the field. But the reader should be informed of the nature of what he or she is about to read. I have done my very best to find the proper balance between the extremes: writing down statements based on nothing at one end of the scale and writing down nothing because there is no proof at the other.

A special word should be said on the subject of discogenic pain. In the early nineties I had the idea of heating the disc for treating discogenic pain. Since then a very different instrumentation has become popular. Treating discogenic pain by introduction of a catheter into the disc in the only subject in this book where I have very limited hands-on experience. I therefore found it appropriate to ask a colleague with wider personal experience to write this chapter. I am honoured that Dr. Robert Wright (Denver Pain Mangament, Aurora, CO) took this task upon him and I wish to thank him profoundly for responding so promptly to my request.

I also want to express sincere words of thanks to those who supported me during my labours. First of all, I wish to thank my colleagues at the pain unit of the Swiss Paraplegic Center for their enthusiastic support in writing this book and for privileging me with dream-like working conditions, giving me the combination of warm personal relationships, an opportunity to write and intense clinical involvement. The radiologists of the Swiss Paraplegic Center and of the Rodiag group in Olten, Switzerland readily provided 3-D CT scans. Dr Nagafumi Doi of the Ebara Metropolitan General Hospital, Tokyo in his great enthusiasm opened my eyes for individually different mechanisms of neuropathic pain and for potentially much wider horizons for the use of RF current. I salute his original approach to pain treatment. He also provided the SPECT scans of the thalamus. A number of close friends have shown me what friends are for. Dr. Roma Brouwer - Mladin (Medical Center Alkmaar, the Netherlands), Professor Eric Cosman (Massachusetts Institute of Technology, Cambridge, Mass) and Dr Maarten van Kleef (Maastricht University, the Netherlands) have each revised chapters on which I consider them to be experts. They have not spared me their criticism but I know them so well, I knew what to expect. I owe a special word of thanks to Dr. William Cohen (Nothern Plain Relief Institute, Yankton, SD) for his Herculean labour in correcting my use of the English language. He also provided some very remarkable casuitstics.

Many other colleagues have knowlingly or unknowlingly contributed to the substance of this book. The enthusiasts who supported me so much but also the skeptics who forced me to think. I cannot possibly write down all the names of such a long list. I wish to make one exception for my long time friend Professor Gabor Racz (Texas Tech University Health Sciences Center, Lubbock, Texas). I have great admiration for his inventiveness, his open attitude to different points of view and to his achievement of putting invasive pain treatment on the map in USA and in many other parts of the world.

I thank not only the colleagues with rich experience but also the countless inexperienced ones I had the privilege of teaching at so many workshops. They taught me what this book if for. By the time you turn the last page you should know how to use radiofrequency for a patient in distress - safely, responsibly and with minimally discount.

Last but not least my children deserve a word. I wish to apologise to them for my mental absence during my labours. I look forward to making up for it. And Ivo deserves a special word of thanks for introducing his stupid father to the marvels of computer technology. Thank you, Ivo, it was - and is -a fascinating journey.

Luzern, July 2001
Menno E. Sluijter

Foreword Part II

Widening the horizon of Pulsed Radiofrequency therapy (PRF) from the lumbosacral region upward is an exhilerating experience. The results in the cervical region, in particular, have traditionally been better than in the low back. Good results are always rewarding. Yet I cannot promise the reader a rose garden when reading this book. There are two reasons for this.

First, the anatomy is more complicated. In the thoracic region, the anatomy of the vertebrae is different from lower levels. The presence of the ribs further complicates the interpretation of the radiological images. Obviously, the pleura must be respected. In the neck, almost every level have its own peculiarities including the often obnoxious presence of the vertebral artery. Also, the target often may be close to the skin making any RF procedure more difficult technically.

Secondly, in the more cranial levels, stronger emphasis must be placed on diagnosis. In part I, treatment of low back pain relies heavily upon algorithms and on diagnostic blockade. That is the logic in complicated situations where frequently no real contraindications to radiofrequency exist. But this part deals indication to offer radiofrequency relies heavily upon the diagnosis. Some forms of headache and of facial pain should not be treated with radiofrequency. The explanation is simply that no effect can be expected. Performing diagnostic blocks for these patients can be harmful as it may raise false hopes and may have no beneficial effect. For these reasons, it is imperative for doctors to have a thorough knowledge of the conditions before offering invasive pain treatment.

This is especially true for headache which is a tremendous problem in health care. It has a prevalence of over 20% of the total population. It causes suffering, loss of quality of life and a heavy financial burden to the society. Radiofrequency is a potentially meaningful treatment in cervicogenic headache, in posttaumatic headache, in cluster headache and in side-locked migraine, totaling roughly 8% of the population and about 40% of headache sufferers. It is essential that radiofrequency not be offered to headache patients in a haphazard way based on an unclear diagnosis. Chapter 2, therefore, has been given extra weight for those reasons.

Since the publication of part 1, there have been some laboratory studies indicating that pulsed radiofrequency may cause micro damage. A strong electric field could potentially kill a cell. The extent of the damage is so minimal, however, that it is unlikely that the effect of pulsed radiofrequency is due to interruption of nerve conduction. In a clinical sense, the method continues to be harmless. No case of any sensory loss or other nerve damage has yet been reported. Therefore, the view that pulsed RF works through a transsynaptal effect on the dorsal horn is still valid. It remains to be seen whether this is the only mechanism. The results with treating trigger points have been very good. It is tempting to assume that there must be some local effect on the surrounding tissue as well. This had not yet been investigated.

For work in the cervical region, pulsed RF has been a blessing. The option of treating multiple segmental levels without risking serious postoperative discomfort or even deafferentation sequelae has increased our potential. The treatment of levels C8 and C1 that previously could not be performed with heat lesions is a powerful new tool.

I now wish to express my gratitude to a long list of friends and colleagues. In writing this book I have had no co-author as in part 1, but all the help that I got from so many people, both solicited and spontaneously, has truly warmed my heart. Apart from the tangible help, it broke the period of social isolation that is unavoidable in the process and it told me that there was a world outside my window. This I shall never forget.

Let me start out with the whole team of the Swiss Paraplegic Center, under the guidance of Dr. Wolfgang Schleinzer. It very nearly came to the point that they apologized for me to help with a procedure. These has not been a single reproach that my mind was elsewhere, as was clearly the case. I'm very grateful to all of you. I also with to thank the radiology department (Dr. Markus Berger) for being so cooperative in providing the 3D-reconstructions.

Dr. William Cohen (American Pain Relief Institute, Yankton, SD, and Storm Lake, Iowa) again did a wonderful job in polishing my written English language and by providing many ideas and suggestions. He was available at any time and was most efficient. Bill, thank you so much! I will count on you again for the next part.

My friend Magnus Garadinson, radiologist at the Rodiag institute in Olten, Switerzland has been a great help. It was not only the CT scans and the 3D-reconstructions that he provided, but also his enthusiasm and his engagement that came with it. Magnus teaches me to work under CT guidance and we have lots of fun. We make plans over animated lunches at the Aarhof and you will hear from us. I also wish to say a special word of thanks to Mrs. Andrea Reitshammer for her warm and very professional support.

Dr Philip Finch from Perth, W Australia is a long time ally and friend from innumerable workshops and shared jazz happenings. He kindly provided the beautiful illustrations in chapter 3. I thank professor Yucel Kanpolat from Ankara, Turkey for his warm interest and for providing the illustrations on the percutaneous tractotomy. Dr. Nagafuli Doi from the Ebara Metropolitan General Hospital in Tokyo, Japan was a great help with his vast experience in neuropathic pain.

My unconditional friendships in the Netherlands will never fade. Maarten van Kleef, who is now deservedly a professor of anesthesiology and pain treatment at Maastricht University, gave lots of support both practical and human. He also gave his judgement on chapter 2. He found it too long, but Maarten and I have a tradition of disagreeing at times, about football in the first place. Olav Rohof, from the Maasland Ziekenhuis in Sittard, the Netherlands provided the beautiful contrast image of the cordotomy in chapter 10. Roma Brouwer, neurosurgeon at the Medisch Centrum Alkmaar, the Netherlands read several chapters and she provided me with more useful CT-scans.

As in Part 1, the last word of thanks goes to my children. Fleur and Ivo, again you have gone through a period where fatherly responsiveness, camaraderie and advice have been missing. I know that you both understand and that it will not affect our deep mutual feelings.

Luzern, September 2003
Menno E. Sluijter

역자 서문

인생이 어려운 것과 같이 척추통증을 이해하기는 쉽지 않은데 그 이유는 척추의 구조가 복잡하며 인간의 생각이 간단하지 않기 때문이라고 한다. 비단 척추통증 뿐 아니라 인체의 모든 통증은 개인적으로는 삶의 질을 저하시킬 뿐 아니라 국가적으로도 엄청난 시간적, 경제적 손실을 초래하고 있다. 따라서 통증치료에 관심이 있는 모든 의사들은 끊임없이 새로운 기술과 이론으로 무장해야 할 시대적 사명감이 있다고 본다.

2001년과 2003년에 출간된 본서는 원래 1부 요천추부, 2부 두경부로 나뉘어 출간되었으나 독자들의 편의를 위해 합본하였다. 본서의 제목은 고주파 치료를 전문적으로 다룬 책자로 되어있으나, 그 내용을 살펴보면 통증을 처음 공부하는 사람부터 전문가들을 위한 C-arm을 이용한 신경차단의 최신 지식 및 이에 병행되는 고주파 치료기술 습득을 위한 꼭 필요한 이론과 실제 기법이 간결하고도 논리 정연하게 기술되어 있다.

고주파 치료 및 C-arm을 이용한 신경차단의 성경이라고 불리우고 있는 이 책자는 현재 국내에 많이 보급되어 있지는 않다. 역자들은 원서가 출간된 이래 지난 2년간 그 동안 축적된 경험과 2만 건이 넘는 실제 경험을 통해 Dr. Sluijter의 이론과 실제의 합리성을 경험하고 입증할 수 있었다. 이 책자를 통해 소개된 pulsed radiofrequency 등의 전혀 새로운 이론과 통증의 해석, 그리고 실제적인 수기로 인해 이제 우리나라 통증환자들도 진일보된 통증치료의 혜택을 경험할 수 있게 되었다. 본서에 사용된 용어는 의학용어 큰사전((주)아카데미아)를 따랐으며 전혀 새로운 단어는 새로 단어를 제정하였다.

국내에도 초빙되어 강의와 workshop을 진행하였던 Dr. Sluijter는 노령에도 불구하고 각종 실연, video tape, 책자 등을 통해 통증을 공부하고자 하는 사람들에게 많은 도움을 주었다. 이제 우리는 그의 지고한 인간애에 감사하는 마음으로 국내의 통증을 전공하는 의사들에게 조금이나마 도움이 되고자 이 책의 번역본을 출간하기로 했다. 끝으로 본서의 출판을 허락해 주신 군자출판사의 장주연 사장님, 원고정리와 모든 지원을 아끼지 않은 박지은 간호사에게 특별히 감사의 말씀을 전한다.

2005년 4월 1일
역자 길 호 영 / 문 현 석

역자 약력

길 호 영 (吉 浩 榮, Ho-Yeong Kil)
경희대학교 의과대학 졸업
마취통증의학 전문의/통증의학 인정의
의학박사
한림대학교 의과대학 강동성심병원 마취통증의학과 정교수/과장 역임
미국 Duke 대학병원 교환교수
제 44, 46차 대한마취통증학회 학술상 수상
대한마취통증학회/통증학회 정회원
현 천안충무병원 병원장 겸 통증치료실장

문 현 석 (文 炫 石, Hyun-Seog Moon)
중앙대학교 의과대학 졸업
마취통증의학 전문의/통증의학 인정의
의학박사
대한마취통증의학과 개원의 협의회장 역임
대한마취통증학회/통증학회 정회원
일본 통증학회/ISIS 정회원
현 문현석 통증의학과 의원장

차례

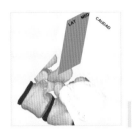

고주파 치료 제1부

1_ 만성통증의 기전
(Mechanisms of chronic pain)

"통증" 이라는 단어는 다양한 병적 상황의 최종산물을 표현한다. 몇 가지 예를 들면 관절염이 있는 고관절은 말초신경의 일부가 관여되는데 이는 중추신경계의 내부로 진행되어 통증을 유발할 수 있으며 정신적 질환이 통증을 야기할 수도 있다. 이런 각 통증유형의 기전은 서로 다르며 이런 주제에 대한 논의는 최종결과에 관한 표현이 어려워 종종 혼란스럽다.

저자가 1950년 대에 전공의 과정 시 통증은 열(fever)과 같은 증상으로만 여겨졌다. 1973년 본인이 만성통증 환자에 대해 처음으로 진료의뢰를 받았을 때 다른 견해를 가진 많은 동료들이 이로 인해 병원의 평판이 위협받는 것을 두려워하여 특별 간부회의에서 이에 대한 검증을 요구하였다. 검증 후에 많은 일이 이루어졌다. 우리의 지식은 통각(nociception)에 대한 신체의 반응과 신경병증성 통증의 기전에 대해 광범위하게 향상되었다. 신경조직의 구성은 매우 복잡하여 아직도 명백하고 포괄적인 통찰력이 부족하다.

구심성 신경계(The afferent system)

일차 구심성 신경세포(First afferent neuron)[1, 2]는 말초 수용체(peripheral receptor), 축삭(axon), 후근신경절(dorsal root ganglion)에 있는 세포체(cell body), 후각(dorsal horn)의 신경세포 들과 만나는 수상돌기(dendrite)로 구성된다. 이들은 말초로부터 척수로 정보를 인식하고(encoding), 전도하며(conducting), 중계하는 (relaying) 기능을 갖고있다. 그러나 완전히 이러한 구심성 기능만 있는 것은 아니다. 통각수용성 일차신경세포(Nociceptive first neurons)들을 자극하면 말초혈관 활성효과(peripheral vasoactive effect)가 있는데 이것은 원심성(efferent) 기능이다. 통각수용 신경종말(Nociceptive nerve ending)에서 P 물질(substance P)의 생산도 같은 맥락이다.

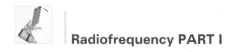

일차 구심성 신경세포들은 많은 다양성이 있다. 이러한 다양성은 다음과 같은 많은 요소들에 의해 좌우된다.

1) 말초 수용체의 민감성이다. 이들은 온도나 화학적, 혹은 기계적 자극에 특별히 민감한 수용체들이 있다.

2) 신경섬유의 두께(thickness)가 중요하다. 굵은 유수섬유(Large myelinated fiber)는 전도속도(conduction velocity)가 빠르다. 이 신경섬유들은 짧고 강하게 통각신호를 전달할 수도 있으나 일반적으로는 통각신호 전달에 관여하지 않는다. 반면, 가는 무수섬유(small unmyelinated conducting fibers)는 지속적인 통각입력(nociceptive input)의 전달에 관여한다.

3) 무해한 정보입력과 절박한 조직손상을 구별하기 위해 반복적 점화능(repetitive firing capacity)과 자극역치(stimulatory threshold)는 복잡한 다양성이 있다.

일차 구심성 신경세포들의 민감도는 prostagrandines와 bradykinin의 영향에 따라 큰 변화가 있다. 이 신경활성물질(neuroactive substance)은 염증이나 조직손상(tissue damage) 동안에 방출된다. 통각성 구심성 섬유가 감작될 수 있으며 이때는 비 유해자극(non-noxious stimuli)에도 반응하여 점화한다. 부가적인 역할은 교감신경계에 의해 연출되는데 정상에서는 교감신경 자극은 구심성 통각반응을 야기하지는 않는다. 그러나 염증과 특히 신경손상과 같은 병적상황들에서는 통각수용 신경세포가 noradrenalin에 민감해질 수 있다. 이런 상황을 교감신경 유지 통증(sympathetically mediated pain, SMP) 이라고 한다. 따라서 고정된 정보의 입력이 후각으로 전달되는 정보의 양에는 많은 변화를 가져오게 된다.

후근신경절(dorsal root ganglion, DRG)은 일차구심성 신경세포의 세포체들(cell bodies)로 구성된다. 이 신경절에서는 어떠한 시냅스(synapse)도 쉽지 않은데 이는 정보의 통합(integration)이 후근신경절이 아니라 신경전도 과정 중 다음 정거장의 기능임을 확인해 주는 것이다. 흥미롭게도 소량의 신경세포는 지각입력(sensory input) 없이도 자연발생적인 전기활성도를 갖는다[3]. 이 활성도는 병적상태에서는 상당히 증가할 수 있다.

후각(dorsal horn)은 1) 일차구심성 신경세포의 종단(terminals)들, 2) 후각의 중간신경세포(interneurons)들과 3) 투사신경세포(projection neurons)들로 구성된다. 해부학적으로 후각은 열 개의

층(layers)으로 구성되는데 제1층은 가장 표면에 위치하고 제 10층은 중심관(central canal) 가까이에 위치한다. 통각수용성 C-섬유는 대부분 제 1, 2층에 투사되며 제 5층에는 약간의 투사만 있다. 굵고, 빠르게 전달되는 유수신경섬유(myelinated nerve fibers)는 제 3, 4, 5판에 투사된다. 제 5판은 또한 wide dynamic range(WDR) 신경세포가 존재하는데 이는 정보가 중심으로 전달되기 전 정보를 모으는 중요한 역할을 한다. 중간신경세포(Interneuron)는 그들의 신경화학적 성향에 따라 흥분성(excitatory)과 억제성 (inhibitory) 신경세포로 나눌 수 있는데 제 1, 2 판에 존재하는 중간 신경세포의 30%, 제 3판의 46%가 GABA-ergic 억제 신경원이다[4]. 투사신경세포(projection neuron)의 축삭은 후각과 중추신경계의 상위 중추들을 연결한다.

후각은 하행로(descending tract)들과 말초(periphery)로 부터 정보를 받는다. 일단 정보가 진행되면 연수(medulla)의 중추로 전달되며 나아가 중뇌(midbrain)와 시상(thalamus)에 전달된다. 후각은 매우 복잡한 정보의 통합정거장이며 이는 여러 양상으로 조절될 수 있다. Doubell 등은[5] 이러한 조절 방법으로 정상적 전달(normal transmission), 억제성 전달(suppressed transmission), 촉진성 전달(facilitated transmission), 구조의 재구성(structural reorganization)의 네가지 다른 양상을 제안하였다. 1) 정상적 전달양상은 일상적인 환경에서 조절되며 해가 없고 일시적인 통각자극이 진행된다. 2) 억제성 전달양상은 하행로가 활성화되고 통각수용성 입력에 대한 반응으로 일어나는 정상적 반응을 방지한다. 3) 촉진성 전달 시에는 흥분(excitation)이 증가되고 억제가 감소하는데 이는 "중추성 감작(central sensitization)"으로 알려져 있다. 일정한 통각수용성 입력이 이제 뇌의 상위중추에 훨씬 큰 출력의 결과를 초래하고 통각수용성 입력 없이도 방전(discharge)이 일어날 수 있다.

두 번째와 세 번째 유형은 가역적이며 개인의 생존에 기여할 수 있다. 억제성 전달은 외상이 있을 경우 적절한 방어행동을 함으로서 목적을 이룰 수 있다. 촉진성 전달은 급박한 위험이 더 이상 존재하지 않는 경우 치유를 촉진시키기 위해 움직이지 말 것을 권장할 것이다.

후각이 한가지 조절유형에서 다른 유형으로 어떻게 바뀌는지는 확실하지 않다. 하향성 정보 (descending information)에 의한 변화는 매우 빨라질 수 있다. 예를 들면 외부사건에 대한 주의력이 외상에 대한 주의력을 압도하는 "통증이 없는 외상" 시에는 억제성 전달로의 전환은 즉각적이다. 외부사건

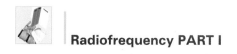

이 더 이상 주의를 끌지 못하는 즉시 억제성 전달 양상은 끝나고 통증이 느껴진다. 상향성 정보 (ascending information)에 의한 변화는 더 늦으며 더 지연된다.

네 번째 양상은 실제적인 해부학적 기질(anatomical substrate)의 변화가 있으므로 영구적이다. 이는 신경손상에 따른 구조적 재구성(structural reorganization)의 유형이다. 이렇게 되면 손상 받은 신경세포의 수상돌기(dendrite)는 위축되고 시냅스 부위는 비게(vacant) 된다. 이 부위는 발아 신경섬유(sprouting fibers)에 의해 점유되고 비정상적인 기능적 연결들이 형성된다. 큰 신경섬유(large nerve fibers)들은 정상적으로는 통각에 관여하지는 않으나 이 빈 장소를 채울 수 있으며 통각수용성으로 된다. 이것이 신경병증성 통증의 중추화(centralization)의 기본인데 이때는 말초로부터의 정보의 입력과는 무관하게 이 비정상적인 연결로부터 기인하는 자극에 의해 통증이 유지될 수 있다.

연수와 중뇌의 중추는 정보의 진행(processing)에 관여하며 망상질(substantia reticularis), 뇌수도관 주위 회색질(periaqueductal gray), 시상하부(hypothalamus)를 포함한다. 이 복잡한 전도로에 대해서는 Craig 와 Dostrovsky[6]의 설명을 참조하기 바란다.

결국 반대편 시상(thalamus)이 구심성 정보의 종착역이다. 다음은 통증의 의식적인 감각이다. 이 구심성 사건(afferent event)에 대해 흥미로운 새로운 이론을 Wall[7]이 제안했는데 그는 뇌가 구심성 정보입력으로 본다면 통증에 대한 감각만으로 구성되지는 않는다고 제안했다. 차라리 뇌는 적절한 작용(action)이라는 점에서 입력을 분석한다. 이는 기능성 MRI에서 활동성이 발견되는 전운동 피질(premotor cortex), 전두엽(frontal lobe), 대뇌기저핵(basal ganglia), 소뇌(cerebellum)와 같은 뇌의 부분에 해당 될 것이다.

통각(Nociception)

전통적으로 통증은 통각수용성 통증(nociceptive pain)과 신경병증성 통증(neuropathic pain)으로 나뉜다. 구심성 신경사슬(afferent neuronal chain)이 정상적이고 수용체와 신경종말(nerve endings)의 자극으로 인한 정상적인 통증을 통각수용성 통증(nociceptive pain)이라고 한다. 이는 신경계의 여러 적응성 및 조정성 반응기전(adaptational and modulating response mechanism)이 완전히 잘 조절될 때를 고려한 상황이다.

중등도의 강도를 갖는 단기간 지속되는 통각에 대한 반응은 감각계의 기능상태에 영향을 미치지 않는다. 이때 후각은 정상적인 전달유형을 갖고 사건의 기억은 짧을 것이다. 그러나 좀더 긴 기간이거나 조직손상을 야기하는 정도의 강도를 지닌 통각에 대한 반응은 시간차원(time dimensions)을 갖는데 즉각적(immediate), 중간 기간(middle term), 장기간(long term) 반응을 갖는다.

1) 즉각적 반응은 완전히 전기생리학적 단어로 설명할 수 있다. 외적 사건의 중요성에 따라 후각은 일시적으로 억제성 전달양상으로 되었다가 이 기간 후 촉진성 전달양상으로 변한다. 후각의 WDR(wide dynamic range) 신경원의 감수영역(receptive field)이 넓어진다.

2) 중간기간 반응은 두 종류로 구성된다. 첫째로, WDR 신경세포의 C-섬유 촉발성 반응의 점차적인 강화가 있다. 이 과정을 wind-up이라고 하며 신경계가 어떠한 더 이상의 진전에 대해 각성(alert) 상태로 있는 것이다. 둘째로, 신경세포들은 잠재적인 장기적응을 시작한다. 통각은 경시냅스 유도(transsynaptal induction)를 통해 후각에서 다수의 즉각적 초기 유전자(immediate early genes, IEG)의 표현을 시작한다. 이들은 c-fos, Fos B, FRA-1, FRA-2, Jun B, Jun D 등으로서 IEG는 고유한 시간곡선을 갖으며 후각에서 일정한 위치를 갖는다[8, 9]. 가장 광범위하게 연구된 IEG가 유전자 c-fos이다[10]. 이 유전자는 통각수용기 자극 후 수분 내에 표현되며 약 2시간 후에 최고점에 도달하고 8시간 후에 두 번째 최고점에 도달한다. 표현은 산화질소(nitric oxide)[11]에 의해 유도되며 통각수용성 자극 후에만 일어나고 비 유해자극 시에는 매우 제한적인 효과만 보인다. C-fos의 분포는 통각 도중 활성화되는 신경세포들(neurons)의 분포와 일치한다.

C-fos 는 여러 목적으로 광범위하게 연구되었다.

1) 통각수용기 자극의 강도와 활성화된 신경세포의 위치를 나타내는 통증의 신경표지자(neural marker)[12]로 사용되어 왔다.

2) 진통제의 효과와 적절한 진통제의 합리적 사용법(analgesic strategies)을 고안하는데 사용되어 왔

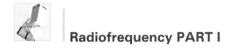

다. 예를 들어 아편양제제는 용량의존성으로 c-fos의 생성을 감소시키며 c-fos는 선행진통 대 수술 후 통증의 연구에 사용되어 왔다[13].

3) C-fos 고유의 기능이 있다. 이 기능은 복잡하며 완전히 이해되고 있지 않다.

C-fos는 핵단백질인 Fos를 부호화(encode)한다. 단기효과로 Fos는 preprodynorphin messenger RNA 를 합성하여 dynorphin opioid peptides를 생산하게 되고 조정성 반통각 수용성반응(modulatory antinociceptive response)을 나타낸다[14]. 장기효과는 더 중요할 수 있다. Fos는 다른 핵단백질과 결합하여 다른 유전자들의 표현을 조절하는 AP1 복사요소(transcription factor)를 형성하는데 강력하게 신경원의 홍분성에 장기적 변화를 초래한다. 결국 장기적인 세포내 변화를 야기할 수 있으며 이는 다른 수용체들을 만들거나 발아(sprouting)와 같은 해부학적 변화를 포함한다. 즉 c-fos의 형성은 통각에 대한 또 다른 적응기전 임을 제안할 수 있다. 유전자의 환경의 변화는 만약 똑같은 일이 장래에 벌어진다면 신경계의 방어기전으로서 어떤 유형에서는 주의점이 될 수 있다. 그러나 c-fos의 존재가 어떤 유형의 변화가 일어날지 또는 언제 변화가 일어날지를 예견해 주지는 못한다. 예를 들어 간단한 작은 피부절개는 C-fos의 다량 형성을 야기한다. 그러나 우리는 이것이 구심성 신경계의 기능상태가 장기적 변화를 나타내지는 않는다고 본다[15]. 또한 C-fos의 표현은 후각의 촉진 및 억제성 신경원 양측에서 일어난다.

통각의 반응으로 생긴 c-fos는 일차 구심성 신경세포를 제외한 시상(thalamus)에 이르는 모든 신경세포 사슬에서 발견되었다. 이는 일차 구심성 신경세포 체계의 조직의 관점에서 합리적인 것이다. 만약 통각이 일차 구심성 신경세포의 양상에 영향을 준다면 말초 입력을 해석하는 방법을 모르게 되는 통합체계(integrating system)의 대혼란이 있을 수 있다.

흥미롭게도 통각과 c-fos의 형성간의 관계가 직접적인 것은 아니다. 이는 전기생리학적 사건과 일치한다. 예를 들어 미리 반대쪽 발에 선행되는 통각자극이 있다면 쥐의 발에 formalin 주사로 인한 c-fos 표현은 더욱 강하다[16]. 또한 하향성 영향은 전기생리학적 사건과 c-fos의 형성에 많은 영향을 준다. 쥐 실험에서 c-fos의 형성은 기억과 학습에 의존적인 것으로 알려졌다[17]. 또한 망상체핵(reticular nucleus)의 적출술은 c-fos의 형성을 증가시킨다[18]. 따라서 하향성 활동성은 후각에서 신호의 전달뿐 아니라 통각의 적응 부분으로서 신경세포 사슬의 통합부위에서 기능적 또한 어쩌면 형태학적 변화를 조절한다.

대부분의 c-fos에 대한 실험은 급성 통각사건을 다뤄왔다. Freund's adjuvant를 주사하는 만성 관절염 모델에서는 양상이 매우 다르다. 대부분의 fos 양성 신경세포는 이제 5, 6층에 서 발견되며 표면 층에서는 매우 드물다[19]. 해당되는 다리의 새로운 외상은 다시 1 및 2층에 c-fos 표현을 야기한다[20]. 확실히 급성 및 만성 통각조건은 척수에 서로 다른 영향을 미친다.

장기반응 : 기억(memory)이다. 한번 심각한 통각을 경험하였다면 중추신경계는 잊지 않는다. 같은 장소의 통각이지만 원인이 다를 경우 이것이 수년 후에 일어날지라도 과거의 통각을 재현시킬 수 있다[21].

요약해 보면

1) 즉각 반응
  (1) 후각은 일시적으로 억제성 전달양상으로 되었다가 이 기간 후 촉진성 전달양상으로 간다.
  (2) WDR 신경원의 감수영역이 넓어진다.
2) 중기 반응
  (1) wind up
  (2) IEG(특히 c-fos 유전자 표현)가 나타난다.
3) 장기 반응
  기억

통증의 만성화(The chronification of pain)

이 반응들에 대한 지식의 많은 진전에도 불구하고 우리가 대답할 수 없는 한가지 질문이 있다. 즉 어떻게 통각수용성 통증이 만성으로 되는가? 문조절 이론(Gate control theory)은 시간 차원(time dimension)이 결여되어 있어 답을 줄 수 없다. 또한 후각의 기능적 양상에 대한 지식이 개선되었어도 기능적 양상이 가역적인 상황이므로 답을 줄 수가 없다. WDR 신경세포의 wind up 현상 같은 중기현상이 통각수용성 통증의 만성화에 기여하는 요소로 제안되어 왔다[22]. 그러나 만약 이것이 사실이라면 왜 어떤 사람에게는 나타나고 어떤 사람에게는 나타나지 않는가가 의문이다.

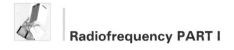

여기에서 주된 주제는 다음과 같다. 과연 만성 통각수용은 만성 통각수용성 통증의 필수조건인가 또한 통각수용성 통증은 자기 자신의 생을 시작할 수 있는가?

이론적으로 세가지 선택권이 있다.

1) 실제로 척수로의 만성 통각수용성 입력이 통증을 유지한다. 이 입력은 처음 사건의 지속이 원인이 되거나 말초 민감화(peripheral sensitization)에 의해 유지될 수 있다.

2) 통각수용성 입력이 더 이상 없고 억제성 하향로(inhibitory descending tracts)가 불완전하게 활성화 한 경우이다. 따라서 정상적으로 통증의 원인이 되지 않는 자극이 통각 조건을 유지한다. 이는 불안 (anxiety), 우울증, 정신적 요소들과 같은 요소의 중추적 역할을 의미한다. 확실히 이 요소들이 통증 유지에 필요하나 어떻게 만성통증을 지닌 모든 사람에게 적용되는지는 알기 어렵다.

3) 통각수용성 입력(Nociceptive input)이 더 이상 없고 우리는 이유를 이해하기 어려우나 통각수용성 입력의 사건이 후각의 고유의 기능성 유형을 유지하기 위한 역량을 영구히 변화시키는 경우. 따라서 후각은 증가된 전달양상(increased transmission mode)을 보이며 통증은 후각의 민감화에 의해 중추화(centralized) 된다.

현재의 지식으로는 이 선택들을 증명 혹은 부정하기는 어려우며 통증조건도 일정하지 않고 각 경우가 매우 다르다. 예를 들어 P-물질(substance-P)의 면역활성화 농도는 통증성 고관절이나 슬관절 골관절염 에서는 뇌척수액에서 증가되어 있으나 수핵탈출증의 방사통에서는 증가되어 있지 않다[23]. 같은 종류의 통증에서도 개인차가 있다. 예를 들어 해부학적 이상 없이도 외상 후에 확실히 통증이 방사분포 (radicular distribution) 하는 일부 환자들이 있다. 이 환자들의 일부는 작은 신경섬유 자극 시 분절성과민 (segmental hypersensitivity)이 양적 감각검사(quantitative sensory test)에서 보이나 다른 사람에서는 그렇지 않다(36 페이지 참조). 이는 확실히 후각에서 감각의 공간적 분포와 관련이 있다. 민감화는 어떤 환자에서는 분절 부위에 제한되어 있으나 다른 사람들에서는 좀더 일반적이다.

이 상황들이 임상에서 어떤 연관성을 갖는가? 많은 독자들이 정기적으로 직면하는 법의학적 문제 (medicolegal problem)를 생각해 보자. 예를 들어 통증에 있어 오래된 논란거리인 편타손상(whiplash injury)을 보자. 보험사는 통각수용성 자극의 원인을 더 이상 규명하지 못하므로 책임이 없다라고 얘기한 다. 이 견해는 두 가지에서 틀린다. 첫째로 영상진단으로는 해부학적인 자세한 영상을 제공할 수는 있으나, 이것이 통각수용성 병소(nociceptive focus)의 존재를 제공하거나 제외시키기에는 무의미 하다. 둘째로 통증은 통각이 지속되지 않더라도 중추화(centralized) 될 수있다. 이 중추화 과정은 원래의 사건으로 부터의 통각에 기인할 것이다. 따라서 통각의 존재는 무의미한 개념이 된다.

만약 우리가 고주파 치료의 합리성을 본다면 통증의 만성화에 대한 견해는 매우 중요하다. 고주파 치료는 신경파괴적 유형(neuroablative form)으로 인식되어 왔다. 우리가 잠시 신경파괴(neuroablation)에 의한 신경병증성 통증의 야기 가능성을 부인한다 해도 만약 말초입력이 없다면 신경파괴를 할 필요가 더 이상 없다는 사실이 남아있다. 만약 통증이 중추화를 통해 만성화 한다면 어떤 신경파괴적 시술도 의미 없다. 이 견해는 고주파의 작용양상의 새로운 개념에 의해 합리성의 일부를 잃어버리고 있다. 제 3과에서 고주파는 더 이상 신경파괴적 치료로 간주되지 않는다는 논란이 있을 수 있다. 고주파는 아마도 아직 확실하게 규명되지 않은 방법으로 후각에 경시냅스 유도(transsynaptic induction)를 야기하는 것이 가장 가능성이 큰 작용양상 인데, 고주파가 신경전도(nervous conduction)를 억제한다는 증거는 없다. 말초로부터 오는 지속적 통각수용성 자극의 역할은 여전히 큰 과학적 관심사이다. 고주파에 대한 합리적 질문은 적용 시 통증 조건이 반응할 수 있는가 하는 단순한 것이다.

연관통(Referred pain)

연관통은 통각수용성 자극이 있는 곳에서는 경험하지 못하고 다른 곳에서 경험하는 통증이다. 예를 들어 내장통(visceral pain)이다. 심 협심증(cardiac angina)은 척골쪽 상완통(ulnar brachialgia)으로, 담낭 질환은 견갑골 밑에서 나타난다. 그러나 연관은 내장통에 국한되지는 않는다. 상부 경추부는 안면으로, 요추 디스크성 통증은 상부 하지의 복측으로 연관될 수 있다.

연관통의 기전은 아마도 후각의 제한된 부위에 통각수용성 자극이 과도하게 입력되는 것이라고 본다. 임상적으로 보면 통각수용성 입력이 후각에서의 교통혼잡(traffic jam)의 유일한 요소는 아니라는 것을 인식하는 것이 중요하다. 만약 연관부위로 부터 정상적인 비 통각수용성 입력이 차단되면 연관부위(referral area)의 통증은 제거된다. 이것이 진단적 차단을 주의해서 해석해야 하는 이유중의 하나이다.

신경병증성 통증(Neuropathic pain)

통각수용성 통증(nociceptive pain)은 정상적인 통증을 말한다. 신경병증성 통증(neuropathic pain)은 구심성 신경세포 사슬(afferent neuronal chain)이 정상적으로 기능을 하지 않는 경우를 나타낸다. 통각수용성 통증에서 신경계의 적응기전은 정상적인 기능을 하나 신경병증성 통증에서는 그렇지 않다.

신경병증성 통증의 원인은 말초 및 중추성 민감화(peripheral and central sensitization)에 의한다[2]. 신경이 절단되거나 혹은 손상을 입은 경우 신경종(neuroma)이 형성되어 다른 곳의 반복적 점화(ectopic repetitive firing)가 일어나고 기계적민감도(mechanosensitivity)가 증가한다. 큰 유수신경섬유(Large myelinated fiber)가 정상적으로는 통각입력에 관여하지 않으나 이 과정에서는 수단이 된다. 중추성 민감도는 아마도 이중적 성질을 갖는 것 같다. 상기했듯이 후각의 해부학적 변화는 주된 역할을 함에 틀림없으나, 효과의 일부는 기능적이고 가역적인데 말초로부터의 비정상적 연발사격(barrage)에 기인한다. 고주파치료의 견지에서 본다면 이는 꼭 규명해야 할 부분이다. 만약 해부학적 변화가 많으면 고주파치료로부터 이로운 효과를 기대하기 어렵고, 만약 가역적 촉진성 전달양상이 있다면 고주파치료는 아마도 매우 효과적일 것이다.

신경병증성 통증에서 c-fos 유전자 표현은 급성 및 만성에서 통각수용성 통증과 매우 다르다. 정상적으로는 통각수용성 입력에 관여하지 않는 큰 구경의 유수신경섬유의 종단 층인 제3, 4 층이 제 1, 2 층[9]은 물론이고 같이 포함된다. 이는 큰 신경섬유 입력이 신경병성 통증을 유지하는데 수단이 된다는 견해와 일치할 것이다.

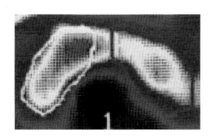

그림 1-1 SPECT-대상포진 후 신경통 환자의 영상
그림의 우측에 저 순환이 잘 보인다.
일본 동경의 Ebara metropolitan 종합병원의 N. doi 의사의 호의에 의함

결국 중추성 민감화의 과정은 신경세포 사슬의 좀더 중심부위에 영향을 준다. 대상포진 후 신경통과 복합부위 통증증후군(CRPS) 제 2형과 같은 환자에서 반대편 시상하부의 저순환(hypocirculation)이 SPECT 영상에서 관찰되었는데 이것과 해부학적 연관성은 잘 알려져 있지 않다. 저순환은 가역적이다. 만약 환자가 전기충격요법(ECT)으로 치료 받으면 많은 경우에서 혈액순환이 정상화되고 통증이 사라진다. 그러나 3-4개월 내에 통증과 저순환이 재발되는 경향이 있다. 흥미롭게도 치료 중 침범 된 부위에서 경련(convulsion)이 증가하는 것으로 보아 감각-운동조절의 손실이 있는 것으로 보인다.

신경병증성 통증이라는 단어는 치료와 예후에 많은 영향을 미치나 각 경우에서 기전은 같다고 본다. 따라서 임상적 이유로 세분화 할 필요가 있다.
고주파 치료의 견지에서 세 가지 고려점이 있다.
1) 신경세포 사슬의 해부학적 조건
2) 신경세포 사슬의 기능적 조건
3) 중추성 민감화의 정도(degree of central sensitization)

신경세포 사슬의 해부학이 정상적인 신경병증성 통증의 조건들은 위에서 논의 되었듯이 신경기능의 손실이 없는 급성 방사통과, 해부학적 이상이 없는 외상 후 방사통이다. 일반적으로 고주파 치료는 이런 종류의 치료를 위해 최적의 선택이라고 본다. 만약 신경의 기능상태에 많이 좌우되는 신경장해가 있다면 이는 약간의 비정상으로부터 기능의 완전 소실까지 다양하다. 또한 후각의 조건도 중요하다. 만약 후각의 변화가 최소한 일부라도 가역적이면 상당한 이점이 있을 수 있는데 불행히도 이를 가늠할 적절한 검사가 없다. 예를 들어 대상포진 후 신경통 환자는 대개 분절신경 차단 후 제통을 보고한다. 아직은 이 환자들의 단지 일부만이 고주파 치료의 효과를 본다. 고주파 치료는 후각의 기능이 여전히 합리적으로 정상적인 경우에 효과가 있으나 시상의 저 순환을 포함하는 광범위한 변화를 보이는 환자들은 이점이 없을 것이라고 제안할 수 있다.

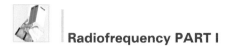 **Radiofrequency PART I**

References

1 Raja SN, Meyer RA, Ringkamp M, Campbell JN
Peripheral neural mechansims of nociception
In: *Textbook of Pain*, Eds. Wall PD, Melzack R.
Fourth edition, 1999
Churchill Livingstone, Edinburgh London New York Philadelphia St Louis Sydney Toronto
Pp 59 – 84

2 Devor M, Seltzer Z
Pathophysiology of damaged nerves in relation to chronic pain
In: *Textbook of Pain*, Eds. Wall PD, Melzack R.
Fourth edition, 1999
Churchill Livingstone, Edinburgh London New York Philadelphia St Louis Sydney Toronto
Pp 129 – 164

3 Wall PD, Devor M
Sensory afferent impulses originate from dorsal root ganglia as well as from the periphery in normal and nerve-injured rats
Pain 17:321 – 339, 1983

4 Todd AJ, Spike RC, Brodbelt AR, Price RF, Shebab SA
Some inhibitory neurons in the spinal cord develop c-fos-immunoreactivity after noxious stimulation
Neuroscience 63:805-816, 1994

5 Doubell TP, Mannion RJ, Woolf CJ
The dorsal horn: state-dependent sensory processing, plasticity and the generation of pain
In: *Textbook of Pain*, Eds. Wall PD, Melzack R.
Fourth edition, 1999
Churchill Livingstone, Edinburgh London New York Philadelphia St Louis Sydney Toronto
Pp 165 – 182

6 Craig AD, Dostrovsky JO
Medulla to thalamus
In: *Textbook of Pain*, Eds. Wall PD, Melzack R.
Fourth edition, 1999
Churchill Livingstone, Edinburgh London New York Philadelphia St Louis Sydney Toronto
Pp 183 – 214

7 Wall P
   Introduction to the fourth edition
   In: *Textbook of Pain*, Eds. Wall PD, Melzack R.
   Fourth edition, 1999
   Churchill Livingstone, Edinburgh London New York Philadelphia St Louis Sydney Toronto
   Pp 1 – 8

8 Herdegen T, Kovary K, Leah J, Bravo R
   *Specific temporal and spatial distribution of JUN, FOS and KROX-24 proteins in spinal neurons
   following noxious transsynaptic stimulation*
   J Comp Neurol 313:178-191, 1991

9 Munglani R, Hunt SP
   Molecular biology of pain
   Br J Anaesth 75:186-192, 1995

10 Hunt SP, Pini A, Evan G
    Induction of c-fos-like protein in spinal cord neurons following sensory stimulation
    Nature 328:632-634, 1987

11 Wu J, Fang L, Lin Q, Willis WD
    Fos expression is induced by increased nitric oxide release in rat spinal cord dorsal horn
    Neuroscience 96: 351-357, 2000

12 Harris JA
    Using c-fos as a neural marker of pain
    Brain Res Bull 45:1-8, 1998

13 Yashpal K, Mason P, McKenna JE, Sharma SK, Henry JL, Coderre TJ
    *Comparison of the effects of treatment with intrathecal lidocaine given before and after formalin on
    both nociception and Fos expression in the spinal cord dorsal horn*
    Anesthesiology 88:157-164, 1998

14 Hunter JC, Woodburn VL, Durieux C, Petterson EK, Post JA, Hughes J
    *c-fos antisense oligodeoxynucleotide increases formalin-induced nociception and regulates
    preprodynorphin expression*
    Neuroscience 65: 485 – 492, 1995

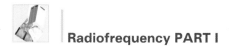
15 Sandkuhler J, Treier AC, Liu XG, Ohnimus M
The massive expression of c-fos protein in spinal dorsal horn neurons is not followed by long-term changes in spinal nociception
Neuroscience 73:657-666, 1996

16 Leah JD, Sandkuhler J, Herdegen T, Murashov A, Zimmermann M
Potentiated expression of FOS protein in the rat spinal cord following bilateral noxious cutaneous stimulation
Neuroscience 48:525-532, 1992

17 Anokhin KV, Riabinin AE, Sudakov KV
The expression of the c-fos gene in the brain of mice in the dynamic acquisition of defensive behavioral habits
Zh Vyssh Nerv Deiat Im I P Pavlova, 50:1, 88-94, 2000

18 Almeida A, St*rkson R, Lima D, Hole K, Tj*lsen A
The medullary dorsal reticular nucleus facilitates pain behaviour induced by formalin in rat
Eur J Neurosci 11:110-122, 1999

19 Abbadie C, Besson JM
c-fos expression in rat lumbar spinal cord during the development of adjuvant-induced arthritis
Neuroscience 48: 985 – 993, 1992

20 Abbadie C, Besson JM
C-fos expression in rat lumbar spinal cord following peripheral stimulation in adjuvant-induced arthritic and normal rats
Brain Research 607: 195 – 204, 1993

21 Chang VT, Tunkel RS, Pattillo BA, Lachmann EA
Increased phantom limb pain as an initial symptom of spinal neoplasia
J Pain Symptom Manage 13: 362 – 364, 1997

22 Rygh LJ, Svendsen F, Hole K, Tjolsen A
Natural noxious stimulation can induce long-term increase of spinal nociceptive responses
Pain 82:305-310, 1999

23 Lindh C, Liu Z, Lyrenas S, Ordeberg G, Nyberg F
*Elevated cerebrospinal fluid substance P-like immunoreactivity in patients with painful osteoarthritis,
but not in patients with rhizopatic pain from a herniated lumbar disc*
Scand J Rheumatol 26: 468 – 472, 1997

24 Iadarola MJ, Max MB, Berman KF, Byas-Smith MG, Coghill RC, Gracely RH, Bennett GJ
*Unilateral decrease in thalamic activity observed with positron emission tomography in patients with
chronic neuropathic pain*
Pain 63:55-64, 1995

25 Nakamura M, Doi N
Thalamic dysfunction in patients with PHN
Abstract, Worldwide Conference on Pain, San Francisco, 2000

26 Doi N
Ebara Metropolitan General Hospital, Tokyo, Japan
Personal communication, 2000

2_ 척추통증 : 기전, 진단, 신경해부학
(Spinal Pain : mechanism, diagnosis and neuroanatomy)

유명한 서적인 "The road less traveled" 라는 책은 이런 문장으로 시작된다. "인생은 어렵다" [1]. 척추통증에 대한 논의도 이와 유사하게 시작하는 것이 적당하다. 척추통증은 어렵다. 그 이유는 척추가 복잡한 구조이며 인간이 복잡한 생각을 갖고있기 때문이다.

앞으로 논의 되겠지만 척추와 이의 관련구조가 통증을 야기할 수도 있는 원인은 매우 다양하다. 우리의 진단능력이 매우 높으므로 작은 이상도 찾아낼 수 있다. 섬유륜(annulus fibrosus)의 작은 째짐(tear)이나 심지어 아주 경미한 불안정성(instability)도 지나치지 않을 것이다. 그러나 절망스러운 것은 이러한 형태학적 혹은 기능적 이상이 결론적인 통증과 관련이 없다는 것이다. 평생 요통을 경험하지 않았던 사람들의 일부도 요통의 원인으로 쉽게 해석될 수 있는 심각한 해부학적 이상을 가지고 있다[2]. 그렇다면 이러한 증상이 없는 모든 환자들을 척추에서 통각성입력을 차단해야 된다는 말인가? 이것은 믿기 어렵다. 그들은 언제건 약간의 통증이 있겠지만 현재는 아니다. 더욱이 해부학적 이상과 잠재적 통증자극 사이에는 관련이 없다는 견해가 더욱 타당하다.

이는 아무리 정교한 진단도구라도 소견의 중요성을 선별해낼 수 없다는 것을 나타낸다. 혹시 중요성을 밝힐 수 있다 하더라도 어려움이 해결되지는 않을 것이다. 통각이 양적인 단위는 아니다. 제 1과에서 논의 되었듯이, 외부자극에 반응을 하며 모든 구심성신경계는 하향성 신경로의 활성에 의해 즉각적이고 강하게 영향을 받는 양상으로 중추신경계에서 얽히고 복잡한 사건의 연속으로 이어진다. 따라서 각 개인은 척추로 부터 오는 자극에 그 자신의 독특한 방법으로 반응한다. 이러한 반응의 차이는 매우 크다. 이는 문화, 인종, 종교, 기분, 개인적 환경, 과거력, 지역사회의 전통에 따라 달리 반응한다. 저자는 다양한 나라에서 온 많은 환자를 치료한 경험이 있다. 국적에도 차이가 많으며 노르웨이와 같은 나라는 수도 오슬로에서도 오고 그 나라의 북쪽 지방에서도 온다. 따라서 우리는 척추가 통각을 일으키거나 혹은 일으키지 않는 개별단위로만 간주할 수 없다는 것을 알아차려야 한다. 우리가 요통환자를 치료할 때는 병

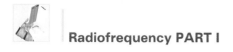

적상황을 치료하는 것이 아니라 환자를 치료해야 한다. 다음의 고안은 이런 배경을 마음에 두고 읽어야 한다.

해부학(Anatomy)

여기서 독자들은 요천추부와 관련구조 들에 대한 해부학을 잘 숙지해야 한다. 여의치 않으면 Bogduk 과 Twomey[3]가 저술한 훌륭한 교과서와 같은 이 주제에 대한 많은 책 중의 하나를 읽음으로서 지식의 재정비가 요구된다. 신경구조에 대한 해부학은 여기서 재조명되어야 하는데 해부학의 이 부분은 척추 통증의 기전 중 일부와 여러 고주파 치료기술을 이해하는데 매우 중요하기 때문이다. 단어에 관한 말이 추가되어야 한다. 상관절돌기와 하관절돌기(superior and inferior articular process)가 만나는 후측 관절을 공식적으로는 zygapophyseal joints라고 부르나 문헌에서는 종종 facet joints라고 부른다. 단어가 부적절한 것은 사실이나 흔히 쓰여왔고 읽기가 수월하기 때문에 facet joints가 선호되어 왔다. 저자는 독자들 중 원래대로 쓰기를 주장하는 사람들에게 용서를 구한다.

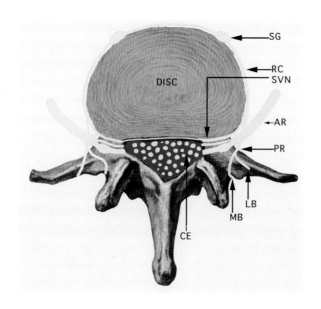

그림 2-1 출현하는 척추신경(Exiting spinal nerve)의 도해

SG: 교감신경절(sympathetic ganglion), RC: 교통지(communicating ramus), SVN: 동 척추신경(sinuvertebral nerve), AR: 전일차지(anterior primary ramus), PR: 후일차지(posterior primary ramus), LB: 측지(lateral branch), MB: 내측지(medial branch), CE: 마미(cauda equina)

척추의 신경지배(The innervation of the spine)

후관절(facet joint)의 신경지배는 신경구멍에서 출현하는 신경(exiting nerve)의 후일차지의 내측지(medial branch of posterior primary ramus)가 담당한다(그림 2-1). 후일차지는 신경구멍을 나오자 마자 척추신경으로부터 분지되며 이는 또한 즉시 내측지와 외측지(medial and lateral branch)로 나뉜다. 외측지는 등의 긴 근육과 시상 피부부위(paramedian cutaneous area)를 신경지배 한다. 내측지는 측돌기 기저의 후방에서 홈(groove)쪽으로 진행되며 측돌기와 상관돌기가 합치는 부위 위로 달린다. 이는 다시 위, 아래 후관절을 지배하게 되는 가지 신경으로 나뉘며 따라서 위, 혹은 아래에서 오는 신경과 접합(anastomosis)하게 되고 뭇갈래근(multifidus muscle)을 신경지배 하게 된다. 용어의 관점에서 일차지(primary ramus)와 이의 내측지는 약간 미측(caudal) 방향으로 달리는 것을 잘 알아야 한다. 예를 들자면 요추 4번의 내측지는 요추 5번 측돌기와 상관절돌기의 접합부위로 달려 요추 4/5 후관절의 하부와 요추 5번/천추 1번 후관절의 상부를 신경지배 한다(그림 2-2). 따라서 후관절의 신경지배는 직선적이고 상대적으로 단순하다.

전방구조의 신경분포는 좀더 복잡하다. 여기에서 신경지배를 받는 곳은 경막의 전방부와 섬유륜의 외측 1/3이다. 경막의 전방부는 동척추신경(sinuvertebral nerve)에 의해 신경지배를 받는데 이 신경은 신

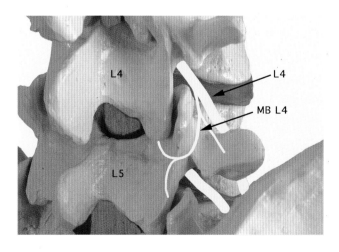

그림 2-2 내측지의 해부학
L4: 요추 4번의 전지(anterior ramus), MBL4: 요추 4번 신경의 내측지
요추 4번 신경의 내측지는 요추 5번 측돌기의 기저(base) 위에서 곡선 주행한다.

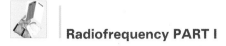

경공의 바로 외측에서 기원하고 두 신경뿌리(root)가 있다. 한 뿌리(root)는 분절신경(segmental nerve)에, 다른 뿌리는 교통지(communicating ramus)에 뿌리를 낸다(그림 2-1). 이 신경뿌리들은 만나서 신경을 구성하고 척주관(spinal canal)으로 진행도중 신경공으로 다시 되돌아 간다. 척주관을 들어가자 마자 경막의 전방부를 지배하는 신경섬유의 가는 신경총(fine plexus)으로 나눠지게 된다. 이 신경섬유들은 교감신경 사슬(symathetic chain)내에서 상방으로 이동하여 요추 1,2번 후근신경절[4]의 세포체들에 이른다.

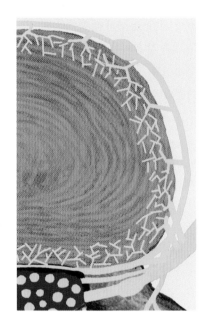

그림 2-3 디스크의 신경분포의 도해
(교과서 참조)

섬유륜의 후외측면(posterolateral aspect)은 분절신경의 직접 가지들로 부터 신경지배를 받는다. 측부는 교통지의 가지들에 의해 신경지배 받는다. 전측부와 전방부는 교감신경 사슬의 가지들에 의해 신경지배를 받는다(그림 2-3). 디스크의 신경지배의 분절 기원은 복잡하다. 디스크의 전방부의 신경지배는 주로 흉추 12번, 요추 1번, 2번 부위들로 부터 온다[5]. 후방부는 모든 요추부위로부터 다분절(multisegmentally)로 신경지배 한다[6]. 상부 요추로부터 오는 신경섬유들은 교감신경 사슬을 통해 이동하며 교통가지(communicating ramus)를 통해 동척추신경과 합류한다. 하부 요추로부터 오는 신경섬유 들은 분절신경을 통해 동척추신경과 만난다(그림 2-4).

출현하는 요추 분절신경(The exiting lumbar segmental nerve)

요추 분절신경은 추간공의 두측에서 나와 곧 후지와 전지(posterior and anterior rami)로 나뉘며 전지의 해부학은 진단적 분절신경 차단과 디스크내 시술들 때문에 관심의 대상이다. 좀더 원위부 쪽으로는 요추 교감신경차단 술기에 대해 관심의 대상이다. 전지는 추간공의 바로 외측에서 분절신경 가지를 낸 후 외측, 미측, 복측 방향으로 진행한다. 그러나 여러 면(plane)에서 그 각도는 많은 차이가 있다. 요추 1

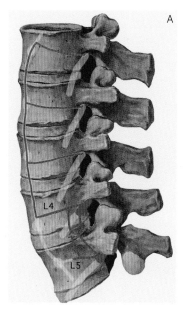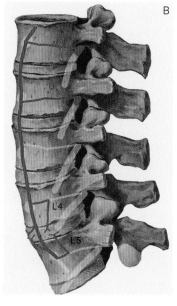

그림 2-4 디스크의 신경분포의 도해(교과서 참조)

A. 후반부는 다분절(multiseg- mentally) 신경분포를 받는다. 구심성 신경섬유는 직접 가지(direct branches)나 교통지를 통해 요추 4, 5번의 후근신경절에 이른다. 보다 상부로의 신경섬유는 교감신경을 통해 올라간다.

B. 전방부: 구심성 신경섬유는 교감성 사슬(sympathetic chain)내에서 T12, L1, L2 후근신경절을 향해 위쪽으로 올라간다.

번 위치에서는 경사가 매우 급하고 요추 5번 위치에서는 덜 경사지게 복부 쪽으로 진행한다. 그림 2-5 A 와 B에서는 정면투영과 측면투영에서 전지의 주행경로를 보여준다.

천추 분절신경(The sacral segmental nerve)

천추 후근신경절은 각 천추공의 근위부에 위치한다. 천추 1번 후근신경절은 상부 천추연(upper sacral border)과 천추 1번 신경공(S1 foramen)의 중간에 위치하며, 천추 2번 후근신경절은 천추 1번과 2번 신경공 중간에 위치하며, 천추 3-5번 후근신경절들은 천추 2번 신경공의 바로 미측에 위치한다(그림 2-6).

천추신경은 각각의 후 신경공(posterior foramen)에 접근 시 이들은 이미 전 신경공(anterior foramen)을 통해 천추강(sacral canal)을 나가기 위해 복측으로 굽어져 있다(그림 2-7).

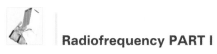

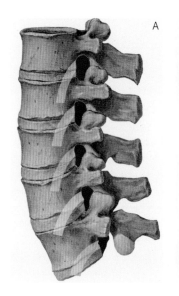

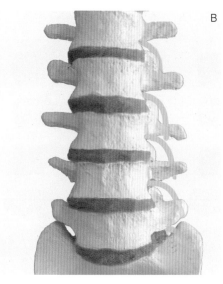

그림 2-5 전지(Anterior rami)의 해부학의 도해

A. 측면상

B. 정면상

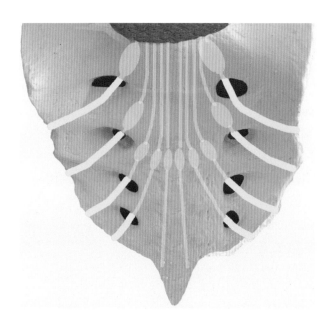

그림 2-6 천추신경과 신경절의 도해

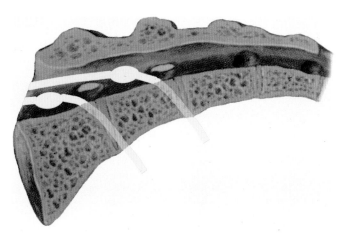

그림 2-7 천추 1번, 2번 신경의 해부학의 도해(측면상)

척추통증의 원인(Causes of spinal pain)

척추통증의 원인은 항상 알수있는 것은 아니다. 어떤 환자들에서는 단독적인 해부학적 이상이나 또한 과거의 외상, 잘못된 자세, 비정상적인 작업등의 설명이 될만한 원인이 없다. 그렇더라도 이 환자들은 통증의 분포, 신체검사, 적절한 치료에 대한 반응을 바탕으로 완전하게 정당한 척추통증을 갖을 수 있다. 정의될 수 있는 원인으로는 척추통증은 과도긴장(strain), 퇴행성 변화(degenerative change), 외상(trauma), 과거의 수술(previous surgery)에 의할 수 있다.

과도긴장(Strain)

과도긴장은 부적절한 자세, 근육계의 부적절한 사용, 척주전만증(scoliosis)에 의할 수 있다. 불편한 앉는 의자, 다리 길이의 차이, 차에 너무 오래 앉아 있는 경우, 직업상 과도긴장 등은 모두 확실한 해부학적 이상 없이 요통을 일으킬 수 있다.

퇴행성 변화(Degenerative changes)

퇴행성 변화는 대개 여러 단계로 나눈다.

1) 제 1단계: 불안정(instability)의 단계이다. 이 단계는 위에 요약된 요소들에 의해 유도되거나 악화될

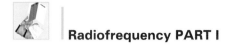

수 있으며 반복적인 미세외상(microtrauma)에 이른다. 이는 처음에는 해부학적 변화를 일으키지 않을 수 있으나 결국 요추의 가장 취약한 연결 부분인 추체의 종판(end plate)에 작은 손상(minor damage)을 초래할 수 있다[7]. 이는 주위 디스크들의 내부적 스트레스 분포에 많은 변화를 일으킬 수 있으며 결국 섬유륜의 째짐과 틈새(fissure)를 야기한다. 이는 만약 섬유륜의 손상이 후방부(posterior part)에 일어나면 또한 급성 추간판 탈출(acute disc herniation)의 시기가 된다. 디스크의 전방부가 째지는 경우에는 국소적 염증을 야기할 수 있으며[8] 이는 아마도 수핵(nucleus pulposus)으로부터 온 염증성 신경활성 물질(inflammatory neuroactive substances)들에 기인할 것이다.

2) 제 2단계: 해부학적 이상들이 매우 확연해 진다. 추간판은 점차 크기가 작아지고, 관절표면 사이의 정상적인 관계가 약화되므로 후관절들에 비정상적인 과도긴장을 갖는다. 추간판 사진(Discogram)을 보면 점차 수핵의 붕괴(disintegration)와 섬유륜의 째짐를 나타낸다. 이는 또한 빈 디스크("empty disc")의 시기인데 이때는 디스크 물질이 계속 경막 외로 나와 국소염증과 통증[9]을 야기한다.

3) 마지막 단계: 모든 이 과정들은 자연적인 융합(Natural fusion)이 일어나므로서 종료된다. 추간판은 납작해지고 척추 분절의 운동성은 감소한다. 이제 디스크성 통증이나 추간판 탈출은 덜 심하나 다른 문제들이 생긴다. 디스크 간격의 감소와 반사적인 뼈의 성장으로 측면과 혹은 척추관 중심의 좁아짐(narrowing of central body canal)이 일어난다. 이 시기가 신경병증 (neuropathy)과 신경성 파행(neurogenic claudication)의 시기이다.

즉, instability - empty disc -natural fusion의 순서로 진행된다(다음을 보라).

외상(Trauma)

외상은 척추통증의 중요한 원인이다. 외상은 종종 요추의 중부와 상부에 흔하다. 요추 5번은 천추와 엉덩뼈능선(iliac crest)으로 둘러 쌓여 상대적으로 안전하다. 외상은 통각수용성 및 신경병증성 통증을 야기할 수 있다. 기계적 손상은 후관절들, 종판들이나 섬유륜을 포함할 수 있다. 그러나 외상은 큰 신경 중 하나에 올 수 있다. 이런 손상은 기능에 손실이 없을 수 있으므로 무해하게 보일 수 있다. 임상적으로 신경학적, 방사선학적 이상 없이도 확실한 그리고 종종 지속되는 방사통이 있을 수 있다. 이 환자들은 자주 거짓말 한다고 오해받는다. 통증 분포가 정확하게 피부분절을 따르므로 이 임상 증상은 후근신경절에 의한 증가된 점화(firing)에 의한다고 볼 수 있다[10].

외과적 수술(Surgical intervention)

수술은 척추의 문제를 해결할 수도 있으나 또한 심각하게 더 악화시킬 수도 있다. 지난 수십 년간 일반적 성향은 요추수술에 대해 가능한 보존적 요법으로 전환되었다. 일반적으로 요추 수술의 적응증은 점차 신경기능의 실제적 혹은 내재적인 손실(imminent loss)로 제한되고 있다. 여하튼 디스크 수술 후에도 지속, 반복적인 요통 및/혹은 좌골신경통(sciatica)이 있는 경우가 약 10-20%로 추정되었다[11, 12]. 통증 클리닉에서 요천추부 문제로 도움을 청하는 모든 환자의 30-50%는 국소 연관양상과 국가에 따른 요추 수술의 일반적인 선호에 따라 전에 수술을 받았던 환자다. 이런 환자의 대부분은 신경기능의 손실이 있었기 때문에 수술했다고 보는 것이 낫다. 또한 나머지 환자들의 대부분에서 보존적 치료가 장기적인 결과에 있어서 더 좋다고 보는 것은 약간 의구심이 갈 수 있다고 보는것이 타당하다.

계속되는 수술을 포함한 어떤 종류의 치료결과도 이미 한번 수술을 했었다면 나빠진다. 다음의 요소들이 그 원인이 될 수 있다.

1) 경막외 섬유화 및 흉터 형성(fibrosis and scar formation in the epidural space). 경막외 섬유화의 정도와 수술결과는 관련이 없다[13]. 또한 경막외 섬유화와 술 후 통증의 양상(방사통 대 비방사통)은 관계가 없다[14].

2) 경막외강의 순환장애들(circulatory disturbances in the epidural space)

3) 통증의 중추화(centralization of pain). 이는 술 전에도 올 수 있는데, 2개월 이상 지속되는 하지통은 디스크 수술 후 안 좋은 결과와 연관되기 때문이다[15]. 만약 중추화가 술 전 중요한 역할을 했다면 지속적 통증을 가진 술 후 환자에서는 더 중요한 요소라고 가정해 볼 수 있다.

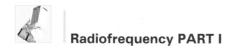
기계적 척추통증(Mechanical spinal pain)

기계적 척추통증은 운동 분절의 움직이는 부분으로부터 오는 통각수용성 통증이다. 측돌기 이후의 후방부위에서는 후관절이 책임이 있다. 이 관절들의 피막(capsule)은 신경말단(nerve ending)이 풍부하다. 퇴행성 관절들에서 이 신경섬유는 P-물질(substance P) 양성이다[16]. 후관절 통증의 유병율은 약 15-40%이다[17, 18]. 후관절 통증과 디스크성 통증이 같이 있는 경우는 드물다[19].

후관절통(Facet pain)

후관절 관절증(facet arthrosis)은 외상의 전력이 있는 경우가 더 많다[20]. 그러나 장애(disability)와 통증 점수들은 외상환자와 비 외상환자에서 차이가 없으며, 관절증의 심한 정도와 통증은 상관관계가 약하다. 후관절 통증은 진단적 차단에 확실히 반응하며, 어떠한 방사선학적 이상 없이도 다음 치료가 이뤄질 수 있다.

* 후관절통의 전형적인 환자의 특징
1) 과다 젖힘(hyperextension)에 악화되고 굽힘(flexion)때는 그렇지 않은 국소적 요통
2) 통증이 있는 관절들(painful joints)위의 국소적 압통, 그러나 이는 긴장한 긴 근육이 위에 있는 경우 확인이 어렵다.
3) 신경학적 검사는 특별한 소견이 없다.
4) 대개 상부 하지의 측면(lateral aspect of the upper leg)에 연관통이 있을 수 있다.
5) 하부 하지와 발(foot)로의 연관통은 흔치 않으나 예외적으로 일어날 수 있다[21]. 이는 후관절 뿐만 아니라 좌골신경(sciatic nerve)에 투사되는 둘로 나뉘는(dichotomizing) 축삭(axons)들의 해부학적 배경에 의한다[22]. 후관절통은 규정에 예외는 없으나 임상증상에 따른 진단은 신뢰할 수 없다.

디스크성 통증(Discogenic pain)

전방부(anterior compartment)에서 통증은 섬유륜(annulus fibrosis), 앞 세로인대(anterior longitudinal ligament), 뒤 세로인대(posterior longitudinal ligament), 경막의 전방부에서 올 수 있다. 정상적인 디스크에서 섬유륜의 외측 1/3은 신경말단 들이 존재한다. 병적 상황에서는 섬유륜의 째짐이 있을 때 혈관과

신경이 디스크로 자라 들어가 디스크의 좀더 중심부분에 신경분포가 이루어 진다[23].

  내부 디스크 파열(internal disc disruption)의 진단은 진단을 위한 유발성 추간판조영술(discography) 시 재현(provocation)되며 CT 추간판조영술상 디스크 파열이 나타난다. 최근 보고에 의하면 빈도는 요통 환자의 39% 이다[24]. 그러나 추간판조영술의 소견의 의미에 대해 의문점이 야기되었는데 이유는 섬유륜의 째진 쪽과 통증의 소재 간에는 연관관계가 없어 보이기 때문이다[25].

* 디스크성 통증을 갖는 전형적 환자의 특징은
1) 굽힘(flexion)시 악화되는 축성 혹은 편측 요통(axial or unilateral back pain)이 있다. 특징적으로 환자는 굽힌 자세로 기묘한 이중양상(odd, biphasic manner)으로 돌아온다.
2) 신체검사상 통증부위의 극돌기 위에 한정된(circumscriptive) 압통이 있다.
3) 연관통은 종종 서혜부(groin)와 상부하지의 전방부에 이뤄지는데, 이는 디스크의 많은 신경분포가 척수에 도달하는 주로 요추 1번과 2번 분절들로의 연관에 의하는것 같다.
  또한 후관절 통증의 경우와 같이, 이 증상과 징후들은 알기 어려우며 개인의 진단을 위한 일상적 임상 검사가 없다.

신경병증성 척추통증(Neuropathic spinal pain)

  신경병증성 척추통증에는 여러 종류가 있다: 급성 방사통(acute radicular pain), 신경성 파행 (neurogenic claudication), 신경병증(neuropathy), 중추성 신경병증성 통증(central neuropathic pain)이다. 분류를 잘해야 하는데 이유는 급성 방사통, 신경성 파행은 고주파 치료에 일반적으로 결과가 좋고 신경병증은 중간 정도이고, 중추성 신경병증성 통증은 효과가 없기 때문이다.

급성 방사통(Acute radicular pain)
  급성 방사통은 디스크의 탈출에 의해 발생되나 신경근 압박과의 관계는 보기와 달리 단순하지 않다. 추간판은 phospholipase A2, prostagrandins, nitric oxide, 다양한 cytokine과 같은 염증성 신경활성 물질

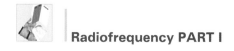

의 저장소(host) 이다[26]. 이 물질들의 생성은 추간판이 탈출 되었을 때 증가(upregulated)될 수 있다[27]. 추간판 탈출이 non-contained 형일때 그 농도가 가장 높다[28]. 이 물질들은 1) 신경근 주위에 염증을 야기할 수 있고 2) 후근 신경절의 흥분성을 증가시킬 수 있다[29, 30]. 신경근 압박이 없어도 섬유륜의 째짐을 통한 이 물질들의 누출 시 방사통이 올 수 있다[31].

수술 받은 디스크의 50%를 약간 넘는 수에서 주로 대식세포(macrophage)로 구성된 염증성 침윤물(inflammatory infiltrate)같은 것이 발견된다[32]. 나머지 환자에서는 이러한 염증이 발견되지 않았다. 따라서 두 공존하는 원인이 예상되는데 수술결과는 흥미롭게도 염증 유형이 더 결과가 좋다[33]. 감각저하(hypesthesia)와 하지직거상(SLR) 검사 감소가 비 염증군에서 더욱 흔하나 불행히도 이들 두 군을 규명해주는 술 전 지침은 없다.

탈출 된 디스크는 재흡수(resorption)에 의해 사라질 수 있다[34, 35, 36, 37]. 이는 아마도 염증부위의 대식세포들에 의해 분비되는 cytokines에 의해 조직이 붕괴(degradation)됨에 따라 일어날 것이다[38].

신경성 파행(Neurogenic claudication)

신경성 파행의 원인은 척추강의 협착이며 대개 협착증은 두 부위를 포함한다. 한 부위의 협착은 파행증상을 설명하지 못하는데 예를 들어 큰 중심성 탈출이나 종양에 의한 완전 차단은 파행을 야기하지는 않는다.

* 다층 협착증(multilevel stenosis)의 원인

1) 퇴행성 질환(degenerative process): 퇴행성 척추전이증(degenerative spondylolisthesis)을 포함하며 양측성 증상을 갖는 환자의 50%에서 발견된다.

2) 좁은 척추관(shallow vertebral canal)

3) 척추전만증(scoliosis)

* 신경성 파행(neurogenic claudication)의 두가지 유형의 증상

제 1유형 : 마미(cauda equina)의 장애에 의한 통증

　　　　　서혜부, 족부의 작열감(burning sensation)

　　　　　잔뇨(residual urine)감, 변비의 감

제 2유형 : 대개 피부분절을 따라 분포하는 하지통. 만약 이 유형이 대부분이면 신경근 파행(root claudication)이라는 말을 또한 사용할 수 있다.

통증은 특징적으로 휴식 시에는 없으나 약간의 잔류요통(residual back pain)이 있을 수는 있다. 통증의 시작은 일정 거리를 걸은 후 생기는데 증상이 매우 심해 다시 걷기 시작 전에 잠시 휴식을 취해야 한다. 결과적인 행동양상을 "window shopping" 이라 한다. 휴식 시는 통증이 없으므로 견딜 만은 하나 활동이 상당히 제한된다. 신경학적 검사는 운동 직후에 검사하지 않는 한 대개 특별한 것이 없다. 하지 직거상검사도 정상이다. 증상이 진행됨에 다라 신경기능이 손실되며 수술적 감압이 필요할 수 있으나 흔한 일은 아니다.

신경성 파행(neurogenic claudication)의 원인은 보행 중 마미 와/혹은 관련된 신경근에 혈류공급의 기능적 대상부전(functional decompensation)이다. 한층(one level) 협착증은 정맥 배출(venous drainage)이 심히 악화되지는 않으나 두 층인 경우 심각하다. 척수경 검사(myeloscopic studies)를 통해 파행이 있는 환자에서 마미의 정맥울혈(venous congestion)을 확인했다[41]. 운동 중에는 동맥이 확장되어 울혈이 심각해지며 결국 혈류와 산소공급이 감소된다. 자주 죽상(atheromatous) 혹은 다른 혈관질환이 기여요소가 될 수 있다[42].

신경병증(Neuropathy)

신경병증은 완전히 다른 상황이다. 신경병증은 신경기능의 손실(loss of nerve function)이 있다. 원인은 혈액공급의 부족 때문이 아니라 장기간의 신경압박 때문이다. 압박의 원인이 될 수 있는 것으로는 1) 추간판 탈출: 중등도의 증상이 있다. 2) 측면 협착증 3) 상관절돌기의 비후로 인한 측면 신경공 출구에서의 압박 4) 이 상황은 수술 후 지속적 재발성 통증을 보이는 경우에도 종종 보이는데 아마도 흉터형성 (scar formation)으로 인한 것으로 보인다. 신체검사상 신경기능 손상의 정도에 따라 피부분절에 감각손실이 생길 수 있다. 운동기능의 손실이 흔하며 직거상 검사는 대개 정상이다. 전기생리학적 검사가 유용하나 유일한 진단수단은 아니다[44].

신경병증 신경은 항상 통증의 원인이 되지는 않는다. 이 상황은 통증이 없는 부위에서 전기생리학적

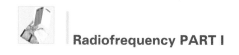

검사로 우연히 발견된다. 만약 이것이 통증이 있으면 통증은 대개 저린느낌으로부터 감각과민 (hyperesthesia)에 이르는 다양한 감각의 질을 갖는 실제적인 신경병증성 양상이다. 중추성 민감화는 아마도 중요한 역할을 할 것 이다.

마미증후군(Cauda equina syndrome) 후의 통증

마미증후군으로 인한 수술이 진행되었고 신경기능의 잔류 손실(residual loss)을 갖는 환자들은 특별한 분류의 신경병증성 척추통증을 구성한다. 이는 증상이 시작된 후 수술이 48시간 이상 지연된 경우 흔히 발생한다[45]. 그러나 수술직후 발생할 수도 있다. 이 종류의 통증은 완전히 중추화 되어 있다. 치료에 대한 반응은 고주파 치료나 척수자극술(spinal cord stimulation)에도 절망적이다[46].

척추통증의 진단(Diagnosis of spinal pain)

병력(History)

다음에 논의 되겠지만 영상매체의 기여와 신체검사의 이점은 척추통증의 진단에는 가치가 제한된다. 따라서 병력청취가 필수적이다. 병력청취에 소비된 시간은 치료 중 많은 대가로 되돌려 받을 수 있는 투자이다. 다음은 필수적으로 기억해야 할 요소들이다.

1) 통증의 시작

통증의 갑작스러운 시작이 관심의 대상이다. 만약 통증이 손상 후 일어나면 법적 문제에 주의해야 한다. 이는 또한 해부학적 증거 없이도 정당한 체성 증상을 확인 할 수 있음을 주지시켜 줄 수 있다. 사전에 손상 없이 갑자기 통증이 생긴다면 그 시작은 정신적인 문제와 사건과 일치할 수 있다. 많은 환자들이 그러한 일치의 합리성을 알아차리지 못하며 또한 정보제공자가 되지 못한다. 이런 일치가 일어나도 이 환자가 정신적으로 병들었다는 의미는 아니다. 동시에 일어나고 치료 가능한 통각은 고려 대상이나 정신적 견해를 참조하는 것이 적당할 것이다.

2) 환자의 기분

만성통증 환자는 자주 우울증에 빠진다. 이는 만성통증이 자주 또한 알기 쉽게 우울증에 이르는 것처럼 흔하다. 성공적인 체성 치료가 우울증을 반전시키는 많은 증거가 있다[47]. 그러나 우울증 환자와 슬픈 환자는 많은 차이가 있다. 슬픈 사람은 통증증후군을 야기하는데 만성 통증의 어떤 유형은 본인이 슬퍼하는 것에 대해 비난 당할까 봐 그들의 슬픔을 감출 수 있다. 이를 감춰진 우울증(masked depression)이라고 한다. 이들은 침습적 치료(interventional procedure)에 의해 잘 치료될 수 있다. 그러나 이때 슬픔이 점점 더하거나 신체의 다른 곳에 통증 증후군이 나타날 수 있다. 일단 침습적 치료를 시작하는 경우 의사는 그 환자에 매이게 된다. 즉 일단 전번의 치료가 성공적이면 치료를 거절할 수 없다. 따라서 통증이 시작되기 전 환자의 개성에 대한 정보를 얻기 위해 대화를 해야 한다.

3) 정신사회적 여건(Psychosocial circumstances)

이는 환자가 의식 혹은 무의식 적으로 통증을 완전히 제거하기를 원하지 않을 수 있으므로 중요하다. 재정적 보상이 여기에서 중요한 구실을 한다. 환자가 아직 법적인 문제가 있으면 침습적 치료는 성공할 가능성이 적어진다는 것은 잘 알려진 사실이다[47]. 이런 경우 문제는 확실하나 다른 경우는 상황이 더욱 미묘하다. 환자는 이차적 이득(secondary gain)을 찾으려고 할 수 있으며 통증을 그들의 경력부족에 대한 양해나 상대방과의 관계에서 이용할 수 있다. 이 환자들은 종종 자기 동료들에게 그들의 통증 정도를 일부러 알리려고 성공적이지 못한 침습적 치료를 지속하기를 강요한다. 만약 의사가 이 문제를 심각하다고 받아드린다면 환자의 친척들이 이를 방치하지 말도록 해야 한다.

4) 장애 정도의 측정(An estimate of disability)

환자의 활동성에 대해 물어보아야 한다. 장애와 통증 사이에는 연관성이 많지 않다. 실례로 저자의 경우 젊은 환자가 목발을 짚고와서 참을 수 없는 요통을 호소해 왔는데 통증의 원인을 발견할 수 없었다. 그는 내측지에 대해 고주파 치료를 했는데 4주 후 다시 목발을 짚고 와서 통증이 완전 소실되었다고 전했다. 이 사실은 절망적인 장애가 통증치료의 금기는 아니나 장애치료의 선택은 재활치료임을 강조한다.

5) 환자의 인지와 기대(Perception and expectations of the patient)

어떤 환자들은 세 번의 척추 수술을 받았음에도 불구하고 한번의 통증치료로 기적을 바라는 경우가

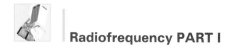

있다. 이 경우는 말할것도 없이 반드시 교정되어야 한다.

신체검사 (Physical examination)

요천추부의 신체검사는 치료 중 향상의 좋은 지표가 된다. 이는 예를 들자면 환자가 등을 치료하고 등의 기능향상이 나타날 때 도움이 된다. 신체검사가 추정진단 시 항상 도움이 되는 것은 아니다[24]. 제 2부에서는 이런 점에서 요추부가 경추부와 매우 다름이 비교될 것이다.

등의 신체검사는

1) 검사(inspection)부터 시작하는데 자세이상과 척추측만증(scoliosis)의 정도를 본다.

2) 기능적 검사(punctional examination), 즉 굽힘(flexion), 폄(extension), 측면굽힘(lateral flexion)으로 이어진다.

3) 그러나 가장 드러나는 부분은 촉진(palpation)인데 환자가 이완된 상태에서 서있는 자세가 아닌 복와위(prone position)로 시행한다. 촉진은 3가지 요소를 가지고 있다. 압력을 실제로 가하기 전 압력을 가하는 근육의 긴장도를 촉진해 보는데, 가해진 압력에 대한 반응으로서 근육의 반사적긴장도(reflex tensing)의 촉진과 압력에 대한 환자의 음성반응을 본다. 가해진 압력에 대한 반응으로서 근육의 반사성 긴장반응은 불수의적이며 따라서 음성반응(verbal response)보다 더욱 효과적이다. 만약 환자가 압력을 가할때 통증은 있으나 반사적 수축이 안 느껴지는 경우 이는 병이 없다는 것이다. 반대상황은 환자가 여러 가지 이유를 들어 부정할 수 있는 체성 병소(somatic pathology)를 나타낸다. 촉진은 전신적이어야 하고 다음의 구조가 포함되어야 한다.

   (1) 후관절(Facet joints)

   이경우 등의 긴 근육이 잘 발달되고 또한/혹은 긴장도가 높으면 아주 어려울 수 있다. 촉진 조건이 적절하더라도 결과는 특별한 도움이 되지 않는다. 후관절에 압통이 있더라도 이어지는 진단적 차단에서 후관절통으로 진단되지 않을 수 있으며, 압통이 있는 후관절은 디스크성 통증의 진단을 배제하지 못한다.

   (2) 극돌기(Spinous process)

   극돌기 위의 전반적인 압통은 비특이성 소견이나 만약 압통이 완전히 한 층에 제한되면 이는 디스크성 통증을 강하게 암시한다.

(3) 천장관절(The sacroiliac joints)

이 관절 위의 압통이 항상 천장관절에 병이 있다는 징후는 아니다. 디스크성 통증이 있는 많은 환자에서는 이 층에서 척수로 들어가는 구심성 연발사격(barrage)때문에 요추 2번 분절로의 연관이 있다. 연관통에 관련된 분절 위에 압력을 가하면 항상 통증이 있는데 이유는 그 일정한 부위에서 입력의 과도한 부과가 있기 때문이다. 진단적 요추 2번 신경차단으로 감별진단을 해야 하며 많은 경우에서 양성으로 나온다.

(4) 12번째 늑골(The twelfth rib)

이 부위는 진단 시 자주 간과되는 곳이며 진단을 놓치는 경우 매우 효과적인 치료기회를 놓치는 것이다. 소위 "12번째 늑골 증후군(12th rib syndrome)" 은 기이하지만 확실한 임상질환이다. 특징적으로 12번째 늑골 위에 한정되고 종종 격렬한 압통이 오나, 많은 경우에서 요추 분절들 위에서도 역시 방척추 압통(paravertebral tenderness)이 있다. 환자는 늑골 위에보다 요추부위의 통증을 지적할 수도 있고 단지 고관절 부위의 통증만 호소할 수도 있다. 진단은 매우 쉬우며 가능성을 항상 알아차려야 하는 유일한 경우이다. 흉추 12번 후근신경절의 박동성 고주파(pulsed radiofrequency) 치료가 매우 성공적이므로 진단이 매우 중요하다.

(5) 출현하는 좌골신경(The exiting sciatic nerve)

이곳의 압통은 확실한 방사성향(clear radicular involvement)을 갖는 환자에서는 유용한 정보를 제공하지 못하나, 가끔은 요통이 주된 증상이면서 하지로의 방사가 그렇게 확실하지 않은 경우가 있다. 이 경우 좌골신경 위의 압통은 방사되는 자극(radicular irritation)이 최소한 문제의 일부임을 나타낼 수 있다.

신체검사는 물론 감각의 질, 근 강도, 하지직거상 검사, 교감신경 활성도의 차이를 항상 포함해야 한다.

영상(Imaging)

영상검사가 척추의 해부학적인 아주 작은 것도 나타내기는 하나, 논의 되었듯이 해부학적 이상이 항상 의미가 있는 것은 아니다. 우측 다리에 통증이 있는 환자가 좌측으로 탈출 된 디스크가 있는 경우가 흔하다. 섬유륜의 째진 위치가 요통 장소와의 연관성은 없다[25]. 영상검사는 악성종양과 감염 등을 제외시키는데 유용하다. 그러나 척추통증에서 이 영상의 유용성은 확실한 해부학적 이상이 있어 통증상황을 충

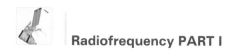

분히 설명할 수 있는 경우에 국한된다.

만약 확실한 요추 5번 방사통 증상이 있는 환자에서 커다란 요추 4/5 디스크 탈출이 발견된다면 의미가 있으며 이때 확진을 위한 진단적 차단은 필요 없다. 이런 확실한 연관성이 없는 어떤 경우라도 의심을 가지고 대해야 하며 진단을 확정하기 위해 진단적 신경차단이 필요하다. 디스크성 통증의 경우에도 같다. 디스크는 비통각성인 경우에도 MRI상 확실히 병적으로 보일 수 있다. 반대의 경우도 성립되는데 통각성 디스크도 MRI 스캔에서 완전히 정상으로 보일 수도 있다. 통각성 후관절이 영상에서 완전히 정상으로 보일 수 있으며 반대도 성립된다. 천장관절의 경화(sclerosis)는 항상 증상이 있지는 않다.

전기생리학적 검사(Electrophysiological studies)

똑 같은 것이 근전도나 전도속도의 측정 같은 전기생리학적 연구에도 일반적으로 적용될 수 있다. 이 검사는 일정한 층에서 신경의 병리를 추정하는데 가장 도움이 된다. 이것이 병적 진행이 통증을 야기하는가를 나타내지는 않는다.

양적 감각검사(Quantitative sensory testing)

양적 신경검사는 근전도와 달리 구심신경계의 기능상태에 대한 실제적인 정보를 제공하므로 주목할 필요가 있다. 이를 위해 여러 방법이 있다. 온도 차이에 대한 민감도는 주로 작은 신경섬유의 기능상태를 나타낸다. 또 다른 방법으로 전류인지 역치(current perception threshold)가 소, 중, 대섬유에 각각 해당되는 서로 다른 주파수로 측정될 수 있다[48, 49].

이 방법은 당뇨병성 신경염과 같은 질환의 진행을 감시하는데 널리 사용되어 왔으나 잘 알지 못하는 이유로 척추통증의 진단에는 널리 사용되지 않는다. 여러 유형의 신경섬유에 대한 특이성은 아직 불명하나 여하튼 이 방법은 합리적인 임상정보를 얻는데 간단하고 신속하다. 전류인지역치 절대값은 나날이 달라질 수 있으나 큰 또한 작은 신경섬유에 대한 상관관계는 매우 일정하다. 즉 작은/큰 신경섬유 지수가 낮은 경우 통각수용성 분절(nociceptive segment)을 나타내며 그림 2-8에 예제가 있다.

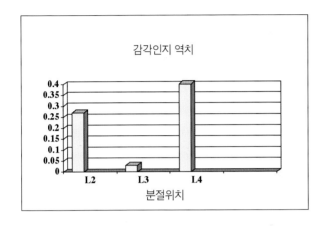

감각인지 역치

분절위치

그림 2-8 양적 감각검사(Quantitative sensory testing)로 통각수용성 분절을 발견하는 예
Y축은 5 Hz/2000 Hz 감각 인지 역치(sensory perception threshold)의 지수를 나타낸다. 0.10 미만의 지수는 병적이다.

진단적 신경차단(Diagnostic nerve blocks)

병력청취, 신체검사, 영상진단, 전기생리학적 검사에 기초하여 추정적인 진단이 내려진다. 이 진단은 확인되어야 하는데 흔히 진단적 신경차단에 의한다. 일견 이것은 완전한 방법처럼 보이나 사실은 다르다. 신경계는 복잡하여 복잡한 방법으로 진단적 신경차단에 반응한다. 이 주제는 제 4과에서 논의된다.

척추통증의 치료(Treatment of spinal pain)

자연적 치유는 많은 상처를 남긴다. 대부분의 사람들은 사는 동안 대개 요통을 경험하는데 대부분 4주 이내에 특별한 치료 없이도 통증이 사라지며 8-12% 에서는 통증이 지속된다[15]. 그러므로 초기에는 마미증후군 같은 응급상황이 아니면 침습적 치료는 적응증이 되지 않으며, 치료는 침상안정과 물리치료 같은 보존적 요법으로 제한되야 한다.

만약 통증이 계속되면 악성종양이나 감염 같은 조건들을 완전히 제외시키기 위해, 또한 통증의 유형 및 위치와 일치하는 해부학적 이상을 찾기위해 통증의 영상검사가 완료되어야 한다. 이런 이상은 지속적 통증을 갖는 사람의 소수에서만 발견된다. 이때 과연 계획된 수술적 교정을 해야만 하는가에 의구심을 갖게 된다.

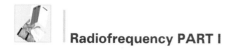

수술(Surgery)

다른 유형의 침습적 치료와 마찬가지로 수술이 성공을 보장하지는 않는다. 추간판 탈출증 수술의 경우 수술 후 10-20%에서 통증이 재발되거나 지속된다. 수술 후에는 다른 유형의 치료 성공률이 심각하게 감소하는 것을 감안하면 이는 매우 높은 %이다. 또한 보존적 치료의 경우 신경근 압박이 경하거나 중등도인 경우[51] 많은 환자가 만족할 만한 결과를 얻는다. 따라서 보존적 치료나 덜 침습적인 치료가 우선 고려 되어야 한다. 그러나 하지통이 2개월 이상 지속되면 수술을 해도 성공률이 낮아지므로 이런 시도는 기간이 제한 되어야 한다.

요통에 대한 수술에 대해서는 논란이 많은데 예를 들어 추간판 조영상(discogram)에서 양성이면서 수술 안한 사람의 경우, 특히 요통의 병력이 짧으면 보존적 요법만으로 향상되는 경향이 있다[52].

그외의 치료: 논리 체계 (Further treatment: Algorithms)

만약 수술이 연기되거나 취소되는 경우 무엇을 해야 하나? 척추통증은 복잡하며 각각의 성공율을 주장하는 여러 치료유형이 소개되었다. 따라서 논리체계를 고수하는 것이 중요하다. 논리체계의 목차는 순차적으로 이뤄질 치료선택의 목차는 아니다. 논리체계는 고려되야 될 치료형태의 순서를 나타낸다. 여하튼 각 환자의 각 상황에 알맞은 실제적인 치료가 진행되어야 한다.

논리체계는 경험과 상식의 혼합된 결과이다. 간단한 방법이 우선 고려되야 하고 좀더 복잡한 방법은 나중에 고려되는 것이 상식이다. 또한 덜 복잡한 유형의 치료가 선호되는 것이 상식이다. 경험은 다음번 기준을 위한 것이다. 만약 어떤 유형의 치료가 간단하고 합병증이 없으면 그것이 좋다. 그러나 만약 성공률이 매우 낮으면 실제적으로는 시간낭비다. 마지막으로 환자의 장기추적 결과가 중요한 역할을 한다. 일정한 유형의 치료 후에는 환자는 병원 책임으로 남는다. 다른 유형의 치료 후에는 더이상 병원을 찾을 특별한 이유는 없다.

이 모든 요소가 작용하므로 논리체계가 설마는 아니다. 이제 상당한 합리성이 있다. 그러나 이 논리체계가 영원하지는 않다. 일정한 방법에 대해 경험이 쌓이고 약품의 전반적인 향상은 미래의 변화를 시작할 수 있다. 바라는 것은 원칙이다. 척추통증은 복잡하므로 우리는 명확하고 질서정연하게 연구해야 한다. 남는 것은 원칙뿐이다. 척추통증의 문제는 종종 복잡하므로 우리는 확실하고 질서정연한 방법으로 일해야만 한다. 우리가 이런 원칙을 지키지 않는 다면 불필요한 치료가 되고 불필요한 비용이 들며 환자에게 불필요한 고통이 따를 뿐이다. 예를 들어 척수내 모르핀 펌프가 합병증이 있는 경우 고주파 치료를 요구하면 안 된다. 이는 바로 잘못된 투약이다.

수술을 제외한 척추통증의 침습적 치료로서의 일반적 논리체계는 다음과 같다.

1) 고주파 치료(Radiofrequency)

2) 경막외 시술(Epidural procedures)

3) 경막외 전기자극(Epidural electrostimulation)

4) 이식된 펌프를 통한 척수 내 투약(Intraspinal medication through implanted pump)

고주파 치료(Radiofrequency)

고주파 치료는 기술적으로 간단하다는 장점이 있다. 이는 합병증이 매우 적은 상대적으로 안전한 방법이다. 내측지의 경우 보고된 성공률은 40-65%이다[53, 54, 55]. 이 방법의 가치는 조절된 이중맹검연구[53, 54, 56] 에서 입증되었다. 하지통에 대한 후근신경절 치료의 성공률은 60%이고 평균 제통기간은 3.7년이다[57].

여하튼 고주파는 주로 신경파괴적 양상으로 수년간 의문스러운 방법으로 생각되었다. 확실한 안전성에도 불구하고 그 이유로 여전히 사용을 망설인다. 제 3과에서 논쟁이 되겠지만 소구경 전극(small diameter electrode)이 1980년에 소개된 후로 고주파가 신경파괴적 시술로 사용되어 오지는 않았다. 이는 안전성과 신경파괴적인 성격 사이에서 의문시되는 첫 인상을 설명해 줄 수 있을 것이다. 고주파의 작용양상과 이의 여러 시술에서의 의미가 다음 여러과에서 논의 될 것이다.

다른 방법과 마찬 가지로 고주파도 역시 단점이 있는데 효과가 일시적이라고 기대될 수 있는 것이다. 제통은 수년이 갈수도 있어 이때는 매우 바람직하며 수개월 갈 수도 있어 이때는 기대 이하이다. 반면 대부분의 시술은 일정시간 내에 가능하고, 필요 시 치과 치료시의 일상적인 점검보다도 환자에게 덜 불편하게 쉽게 반복할 수 있다. 반복시도의 예후는 처음 것만큼 좋다. 따라서 고주파 치료 후의 통증의 재발은 극적인 사건은 아니다.

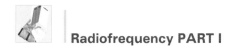

경막외 유착박리(Epidural adhesiolysis)

경막외 유착박리는 주로 수술 후 실패증후군 환자에 사용한다. 일반적으로 경막외 섬유화(epidural fibrosis)의 정도와 환자의 통증은 상관관계는 없으나 많은 보고가 매우 신뢰할만 하다. 섬유화의 전체적인 구성보다는 신경 주위의 국소적 조건에 달려있다는 것을 알아야 한다. 유착박리는 천골열공(sacral hiatus)을 통해 삽입된 16-17SWG 안내(guide) 바늘을 따라 카테터를 넣는다. 유착은 카테터를 조작하고 수액을 주사함으로서 경감되거나 사라진다. 다음 스테로이드를 주입하고 카테터를 약물의 반복 투여를 위해 수일간 놔둔다. 히알루론산분해효소(hyaluronidase)를 용액에 추가하면 결과가 향상된다는 보고가 있다[58]. 고장성 생리식염용액(hypertonic saline solution)을 탈수를 위해, 또한 부분적으로 신경박리 효과(neurolytic effect)를 위해 사용할 수 있다. 이 방법은 합병증이 없지는 않다.

합병증은 카테터의 꼬임 혹은 부러짐이 있을 수 있다. 어떤경우 카테터를 그 자리에 남겨둠으로 감염이 보고되어 왔고, 만약 고장성 생리식염수(hypertonic saline) 사용시 이곳에서는 매우 독성인 지주막 하강으로의 부주의한 주사가 있을 수 있다. 이 방법이 많이 사용되었으나 유용성을 보고한 결과는 드물다[58, 59, 60]. 제통은 2-4개월 정도여서 자주 반복되어야 했다. 2회, 3회차에는 작용시간이 길어졌다[60]. 몇몇 보고는 이와는 반대되는데 이는 아마도 기술이 너무 까다롭기 때문일 것이다. 다시 얘기하지만 아주 심한 환자에서 극적인 향상이 있었다는 보고가 있어 여기에 보고하는 것이다.

경막외강 내시경(Epiduroscopy)

비교적 새로운 방법이다. 경막외강 내시경을 통해 신경을 위협하는 유착이 있는지 알 수 있다. 현재로서 이 방법의 가치는 거기서 끝나는데, 이유는 이상이 발견되면 그곳에 용액 즉 스테로이드를 정확한 장소에 주입하는 것 뿐이기 때문이다. 아직 해부학적 이상을 교정하는 방법은 없다. 반면 아주 심각한 합병증이 보고되었다[61]. 따라서 더욱 개발되고 발달될 때까지 연구가 더 되어야 한다.

척수자극(Spinal cord stimulation)

경막외 척수자극술은 문 조절이론(gate control theory)에 의한다. 경막외 척수자극술시 큰 신경섬유가 자극 받으면 후각의 문(gate)은 닫히며 통증은 제거된다. 이방법은 복합부위 통증증후군 제1형(CRPS type I)의 난치성 앙기나(intractable angina)와 다른 유형의 치료가 성공적이지 못한 신경병증성 통증에 적용되는 치료법이다. 다극전극(multipolar electrode)의 발명으로 이 방법이 난치성 요통에 알려졌다. 경막외 자극은 비 파괴적인 방법이므로 방법에 따른 부작용은 없다. 그러나 이물질(foreign body)을 심어야 하고 전극이 전이될 수 있으며 하드웨어 실패(hardware failure)의 합병증이 있을 수 있다.

주 합병증은 감염인데 경막외강에서 심각한 양상을 나타낼 수 있다. 빈도는 약 5%이다. 성공적으로 기계를 위치시킨 후에 환자는 자극에 대한 저항을 보일 수 있다. 척수자극(spinal cord stimulation)은 다른 방법으로 통증제거에 실패한 사람에게 추천된다. 반면 남용될 수 있는데 예를 들어 비특이성 요통이 있는 젊은 환자에게 두개의 전극을 경막 외에 심은 경우 중재 자체로 인한 문제가 생긴다(intervention raising question). 예외적인 환자를 위해 이 방법을 남겨 놓는 것이 한 방법인데 통상적으로 사용하게되면 무엇이 기술적으로 가능하고 또한 무엇이 환자의 관점상 바람직한가의 경지를 넘는 것이다.

수막공간내 아편양 제제 (Intrathecal opioid) 투여

마지막 방법은 수막공간내 투약(intrathecal medication)이다. 이는 암성질환(malignant disease) 환자와 경직(spasticity)의 치료에 가장 가치있는 방법이다. 그러나 비 암성질환 환자에게 중등도의 이점이 있고 심각한 합병증의 빈도가 있다. 3년 후를 추적해 보면 통증의 정도는 중등도로 감소하고, 육체적 기능의 장애(impairment of physical function)가 있으며, 전신적 가려움증, 발기부전(impotence), 생식샘저하증(hypogonadism)[64]과 같은 부작용이 흔하다. 또한 반복시술을 요하는 경우, 20% 빈도의 기구와 관련된 합병증들이 있다[65].

References

1 Scott Peck M
The road less travelled
Arrow Books, London, 1990

2 Jensen MC, Brant-Zawadski MN, Obuchoski N et al
Magnetic resonance imaging of the lumbar spine in people without back pain
N Engl J Med 331:69-73, 1994

3 Bogduk N, Twomey LT
Clinical anatomy of the lumbar spine
Churchill Livingstone, Melbourne Edinburgh London New York and Tokyo, 1991

4 Konnai Y, Honda T, Sekiguchi Y, Kikuchi S, Sugiura Y
Sensory innervation of the lumbar dura mater passing through the sympathetic trunk in rats
Spine 25: 776 – 782, 2000

5 Morinaga T, Takahashi K, Yamagata M et al.
Sensory innervation to the anterior portion of lumbar intervertebral disc
Spine 21: 1848 – 1851, 1996

6 Ohtori S, Takahashi K, Chiba T, Yamagata M, Sameda H, Moriya H
Sensory innervation of the dorsal portion of the lumbar intervertebral discs in rats
Spine 26:946 – 950, 2001

7 Adams MA, Freeman BJ, Morrison HP, Nelson IW, Dolan P
Mechanical initiation of intervertebral disc degeneration
Spine 25: 1625-1636, 2000

8 O'Brien JP
Anterior spinal tenderness in low back pain
Spine 4:441-446, 1979

9 Jaffray D, O'Brien JP
Isolated intervertebral disc resorption. A source of mechanical and inflammatory back pain?
Spine 11:397-401, 1986

10 Wall PD, Devor M
Sensory afferent impulses originate from dorsal root ganglia as well as from the periphery in normal and nerve-injured rats£
Pain 17:321 – 339, 1983

11 Ebeling U, Reichenberg W, Reulen HJ
Results of microsurgical lumbar discectomy. Review of 485 patients
Acta Neurochir 81: 45 – 52, 1986

12 Davis RA
A long-term outcome analysis of 984 surgically treated herniated lumbar discs
J Neurosurg 80: 415 – 421, 1994

13 Nygaard OP, Kloster R, Dullerud R, Jacobsen EA, Mellgren SI
No association between peridural scar and outcome after lumbar discectomy
Acta Neurochir (Wien) 139: 1095 – 1100, 1997

14 Vogelsang JP, Finkenstaedt M, Vogelsang M, Markakis E
Recurrent pain after lumbar discectomy: the diagnostic value of peridural scar on MRI
Eur Spine J 8:475-479, 1999

15 Nygaard OP, Kloster R, Solberg T
Duration of leg pain as a predictor of outcome after surgery for lumbar disc herniation: a prospective cohort study with 1-year follow up
J Neurosurg 92 (2 Suppl): 131-134, 2000

16 Beaman DN, Graziano GP, Glover RA, Wojtys EM, Chang V
Substance P innervation of lumbar spine facet joints
Spine 18: 1044 – 1049, 1993

17 Schwarzer A, Wang S, Bogduk N, McNaught P, Laurent P
Prevalence and clinical features of lumbar zygoapophyseal joint pain: A study in an Australian population with chronic low back pain
Ann Rheum Dis 54: 100 – 106, 1995

18 Schwartzer AC, Aprill CN, Derby R, Kine J, Bogduk N
The false-positive rate of uncontrolled diagnostic blocks of the lumbar zygoapophyseal joints
Pain 58: 195 – 200, 1995

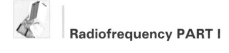
19 Schwarzer AC, Aprill CN, Derby R, Fortin J, Kine G, Bogduk N
The relative contributions of the disc and the zygapophyseal joint in chronic low back pain
Spine 19: 801 – 806, 1994

20 Peterson CK, Bolton JE, Wood AR
A cross-sectional study correlating lumbar spine degeneration with disability and pain
Spine 25: 218-223, 2000

21 Fukui S, Ohseto K, Shiotani M, Ohno K, Karasawa H, Naganuma Y
Distribution of referred pain from the lumbar zygoapophyseal joints and dorsal rami
Clin J Pain 13:303-307, 1997

22 Sameda H, Takahashi Y, Takahashi K, Chiba T, Ohtori S, Moriya H
Primary sensory neurons with dichotomizing axons projecting to the facet joint and the sciatic nerve in rats
Spine 26: 1105 – 1109, 2001

23 Coppes MH, Marani E, Thomeer RT, Groen GJ
Innervation of "painful" lumbar discs
Spine 22: 2342-2349, 1997

24 Schwarzer AC, Aprill CN, Derby R, Fortin J, Kine G, Bogduk N
The prevalence and clinical features of internal disc disruption in patients with chronic low back pain
Spine 20: 1878-1883, 1995

25 Slipman CW, Patel RK, Zhang L, Vresilovic E, Lenrow D, Shin C, Herzog R
Side of symptomatic annular tear and site of low back pain. Is there a correlation?
Spine 26: E165 – E169, 2001

26 Piperno M, le Graverand MPH, Reboul P, Mathieu P, Tron AM, Perrin G, Peschard MJ, Richard M, Vignon E
Phospholipase A2 activity in herniated lumbar discs
Spine 22: 2061 – 2065, 1997

27 Kang JD, Georgescu HI, McIntyre-Larkin I, Stefanovic-Racic M, Evans CH
Herniated cervical intervertebral discs spontaneously produce matrix metalloproteinases, nitric oxide, interleukin-6 and prostaglandin E2
Spine 20: 2373 – 2378, 1995

28 Nygaard OP, Mellgren SI, Osterud B
    The inflammatory properties of contained and noncontained lumbar disc herniation
    Spine 22: 2484-2488, 1997

29 Takebayashi T, Cavanaugh JM, Ozaktay AC, Kallakuri S, Chen C
    Effect of nucleus pulposus on the neural activity of dorsal root ganglion
    Spine 26: 940 – 945, 2001

30 Harrington JF, Messier AA, Bereiter D, Barnes B, Epstein MH
    Herniated lumbar disc material as a source of free glutamate available to affect pain signals through the dorsal root ganglion
    Spine 25:929-936, 2000

31 Saifuddin A, Mitchell R, Taylor AA
    Extradural inflammation associated with annular tears: demonstration with gadolinium-enhanced lumbar spine MRI
    Eur Spine J 8: 34 – 39, 1999

32 Rothoerl RD, Woertgen C, Holzschuh M, Rueschoff J, Brawanski A
    Is there a clinical correlate to the histological evidence of inflammation in herniated lumbar disc tissue?
    Spine 23: 1197-1200, 1998

33 Woertgen C, Rothoerl RD, Brawanski A
    Influence of macrophage infiltration of herniated lumbar disc tissue on outcome after lumbar disc surgery
    Spine 25: 871-875, 2000

34 Mochida K, Komori H, Okawa A, Muneta T, Haro H, Shinomiya K
    Regression of cervical disc herniation observed on magnetic resonance images
    Spine 23:990-995, 1998

35 Morandi X, Crovetto N, Carsin-Nicol B, Carsin M, Brassier G
    Spontaneous disappearance of a thoracic disc hernia
    Neurochirurgie 45: 155 – 159, 1999

36 Song JH, Park HK, Shin KM
    Spontaneous regression of a herniated cervical disc in a patient with myelopathy
    J.Neurosurg 90 (1 Suppl): 138 – 140, 1999

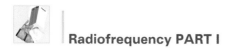

37 Miller S, Casden AM
    Spontaneous regression of a herniated disc. A case report with a four-year follow-up
    Bull Hosp Jt Dis 57: 99 – 101, 1998

38 Haro H, Shinomiya K, Komori H, Okawa A, Saito I, Miyasaka N, Furuya K
    Upregulation expression of chemokines in herniated nucleus pulposus resorption
    Spine 21: 1647 – 1652, 1996

39 Porter RW
    Spinal stenosis and neurogenic claudication
    Spine 21: 2046 – 2052, 1996

40 Sato K, Kikuchi S
    Clinical analysis of two-level compression of the cauda equina and the nerve roots in lumbar spinal canal stenosis
    Spine 22: 1898 – 1903, 1997

41 Ooi Y, Mita F, Satoh Y
    Myeloscopic study on lumbar spinal canal stenosis with special reference to intermittent claudication
    Spine 15: 544 – 549, 1990

42 Kauppila LI, Karhunen PJ, Lahdenranta U
    Intermittent medullary claudication: postmortem spinal angiographic findings in two cases and six controls
    J Spinal Disord 7: 242 – 247, 1994

43 Maher CO, Henderson FC
    Lateral exit-zone stenosis and lumbar radiculopathy
    J Neurosurg 90(1 suppl): 52 – 58, 1999

44 Albeck MJ, Taher G, Lauritzen M, Trojaborg W
    Diagnostic value of electrophysiological tests in patients with sciatica
    Acta Neurol Scand 101: 249 – 254, 2000

45 Ahn UM, Ahn NU, Buchowski JM, Garrett ES, Sieber AN, Kostuik JP
    Cauda equina syndrome secondary to lumbar disc herniation: a meta-analysis of surgical outcomes
    Spine 25: 1515 – 1522, 2000

46 Kumar K, Toth C, Nath RK, Laing P
    Epidural spinal cord stimulation for treatment of chronic pain – some predictors of success.
    A 15-year experience
    Surg Neurol 50: 110 – 120, 1998

47 McDonald GJ, Lord SM, Bogduk N
    Long-term follow-up of patients treated with cervical radiofrequency neurotomy for chronic neck pain
    Neurosurgery 45:61-67, 1999

48 Chado H
    The current perception threshold evaluation of sensory nerve function in pain management
    Pain Digest 5: 127 – 134, 1995

49 Katims JJ
    Electrodiagnostic functional sensory evaluation of the patient with pain: a review of the neuroselective current perception threshold and pain tolerance threshold
    Pain Digest 8:219-230, 1998

50 Valkenburg HA, Haanen HCM
    The epidemiology of low back pain. In: III White AA, Gordon SL eds. Symposium on idiopathic low back pain. St Louis: CV Mosby Company, 1982: 9 – 22

51 Postacchini F
    Results of surgery compared with conservative management for lumbar disc herniations
    Spine 21: 1383-1387, 1996

52 Smith SE, Darden BV, Rhyne AL, Wood KE
    Outcome of unoperated discogram-positive low back pain
    Spine 20: 1997-2000, 1995

53 Van Kleef M, Barendse GA, Kessels A, Voets HM, Weber WE, de Lange S
    Randomized trial of radiofequency lumbar facet denervation for chronic low back pain
    Spine 24:1937-1942, 1999

54 Dreyfuss P, Halbrook B, Pauza K, Joshi A, McLarty J, Bogduk N
    Efficacy and validity of radiofrequency neurotomy for chronic lumbar zygoapophyseal joint pain
    Spine 25:1270-1277, 2000

55 Tzaan WC, Tasker RR
Percutaneous radiofrequency facet rhizotomy – experience with 118 procedures and reappraisal of its value
Can J Neurol Sci 27:125-130, 2000

56 Gallagher J, Vadi PLPD, Wedley JR et al.
Radiofrequency facet joint denervation in the treatment of low back pain: A prospective controlled double-blind study to assess its efficacy
The Pain Clinic 7: 193 – 198, 1994

57 Van Wuk RM, Geurts JW, Wynne HJ
Long lasting analgesic effect of radiofrequency treatment of the lumbosacral dorsal root ganglion
J Neurosurg 94 (2 Suppl): 227-231

58 Heavner JE, Racz GB, Raj P
Percutaneous epidural neuroplasty: prospective evaluation og 0.9% NaCl versus 10% NaCl with or without hyaluronidase
Reg Anesth Pain Med 24: 202 – 207, 1999

59 Devulder J, Bogaert L, Castille F, Moerman A, Rolly G
Relevance of epidurography and epidural adhesiolysis in chronic failed back surgery patients
Clin J Pain 11: 147 – 150, 1995

60 Manchikant L, Pampati V, Fellows B, Rivera J, Beyer CD, Damron KS
Role of one day epidural adhesiolysis in management of chronic low back pain: a randomised clinical trial
Pain Physician 1: 153 – 166, 2001

61 Amerikia A, Scott IU, Murray TG, Halperin LS
Acute bilateral visual loss associated with retinal hemorrhages following epiduroscopy
Arch Ophthalmol 118: 287 – 289, 2000

62 Hautvast RW, DeJongste MJ, Staal MJ, van Gilst WH, Lie KI
Spinal cord stimulation in chronic intractable angina pectoris: a randomized, controlled efficacy study
Am Heart J 136: 1114 – 1120, 1998

63 Kemler MA, Barendse GA, van Kleef M, Egbrink MG
Pain relief in complex regional pain syndrome due to spinal cord stimulation does not depend on vasodilatation
Anesthesiology 92: 1653 – 1660, 2000

64 Brown J, Klapow J, Doleys D, Lowery D, Tutak U
Disease-specific and generic health outcomes: a model for the evaluation of long-term intrathecal opioid therapy in noncancer low back pain patients
Clin J Pain 15: 122 – 131, 1999

65 Anderson VC, Burchiel KJ
A prospective study of long-term intrathecal morphine in the management of chronic nonmalignant pain
Neurosurgery 44: 289 – 300, 1999

3_ 고주파
(Radiofrequency)

고주파 병소화(RF lesioning)의 역사

통증치료를 위한 고주파의 사용은 처음 편측 악성 통증(unilateral malignant pain)을 위한 경피적 척추 시상로 절단술(percutaneous cordotomy)로 시작되었다. 처음 Mullan이 이것을 직류(direct current)로 시도 하였으나[1] 나중 Rosomoff가 고주파 전류(RF current)[2]로 변형시켰는데 이것이 더욱 예견할 수 있는 한계가 명확한 병소(lesion)를 만들 수 있었기 때문이다[2]. 수년 후 Sweet가 삼차신경통을 위해 갓세르(Gasserian) 신경절에 고주파 병소를 만들면서 그의 술기를 기록하였다[3].

척추통증의 고주파 치료는 Shealy[4]가 시작하였다. 그는 요추와 경추부 후관절통의 치료를 위한 내측지의 병소화를 기술하였다. 그는 12 SWG 안내(guide) 바늘을 통해 14 SWG 서미스터(온도에 따라 전기저항치가 달라지는 반도체 회로 소자, thermistor) 전극을 삽입하였는데 이는 현재 사용되는 기구에 비해 방대한 것이었다. 이 방법은 수년간 인기가 있었으나 곧 시들해 졌다. 그 이유는 몇가지가 있을 수 있는데 첫째로 이 방법을 과 사용하는 경향이 있었다. 우리는 요통환자 중 순수한 후관절통의 빈도가 20-30%임을 알고있는데 당시에는 모든 요통을 치료하기 위해 고주파를 사용하는 외에 다른 방법들이 없었다. 만약 당신이 여러모로 못과 모든 면이 닮은 망치를 가지고 있다해도 적응증이 같지는 않다는 의심이 약간 들 것이다.

이러한 치료에 다른 적응증을 찾던 차에 Uematsu[5]는 후근신경절에 고주파 병소 만드는 법을 기술하였다. Uematsu는 Shealy가 고안한 기구를 사용했는데 당시에는 이것이 사용 가능한 유일한 기구였기 때문이었다. 사용된 전극 끝의 온도는 75℃로 큰 구경의 전극을 사용하여 큰 병소를 만들었는데 이로 인해 후근신경절에 심각한 손상을 주게 되었고 많은 구심로차단(deafferentation) 후유증을 야기했다. 이 기술에 적응하여 사용했던 다른 사람들이 곧 실망하게 되었고, 이 방법은 결국 더 이상 쓰이지 않게 되었다.

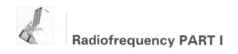
70년대 말경에 척추통증에서의 고주파의 사용은 일반적으로 이단적으로 간주되는 고주파 신봉자들에 의해서만 시술되었다. 기구는 오래되고 방법은 자체적으로 합병증들이 있었다. 이 시기는 또한 문조절 이론(gate control theory)이 각광을 받고 있어서 신경파괴적 기술을 점차 싫어하게 되었다. 결국 70년대 말에 척추통증을 위한 고주파는 대부분의 신경외과의사 들이 점차 사용하지 않게 되었다[6].

1980년 척추통증을 위해 소 구경의 전극이 소개 됨으로서 전환기를 맞이하게 되었다[7]. SMK 장치는 가는 열전대(thermocouple)가 안에 들어있는 22SWG 일회용 캐뉼라로 구성되어 있다. 이 장치는 시술 시 불편함을 매우 많이 줄였으나 이것이 장점의 모두는 아니었다. 이제 주요 신경(major nerve)의 기계적 손상이나 혹은 큰 병소를 만들므로서 야기되는 구심로차단 통증(deafferentation pain)이 생기지 않으면서도 척추의 전방부의 목표들을 선정할 수 있게 되었다.

이리하여 척추통증에 대한 고주파는 정상적인 궤도를 가게 되었다. 즉 최소 침습적이고 확실히 안전한 방법으로 복귀하게 되었다. 그러나 아직도 논쟁이 있다.
1) 근거중심 의학의 영향으로 1994년에야 척추통증에 대한 고주파의 이중맹검연구가 가능하게 되었다[8, 9, 10, 11, 12].
2) 고주파가 결국 파괴적이고 또한 신경파괴적인 방법이므로 많은 사람들이 이 새로운 고주파 방법을 양의 옷을 입은 여우로 생각하였다. 돌이켜보면 앞으로 상의 되겠지만 상황은 아주 달랐는데 당시에는 이 방법의 대변자들이나 비평가들도 이 사실들을 증명하지 못했다.

고주파의 이중 맹검연구로 인해 빠른 속도로 인기를 얻게 되고[13, 14, 15, 16, 17, 18, 19, 20, 21] 간단하고 확실히 안전하다는 이유로 파괴적인 단점이 점차 소실되었다. 고주파의 기전이 의문 시 될 때까지 안정적인 인기를 누리게 되었다[22]. 그러나 고주파의 이점이 열 형성(heat formation)에 의한 것이 아닐 것이라는 것이 확연하게 되었다. 이는 고주파를 비 파괴적인 방법으로 전환시키는 계기가 되었다. 장점은 확실한데 동시에 이 사실은 안정성을 다시 찾을 때까지 수많은 시간이 소요될 많은 문제점들을 노출시켰다.

고주파의 물리적 효과(Physical effects of Radiofrequency)

고주파는 가장 원위부(distal part)만 제외하고 절연(insulated)된 전극으로 시도한다. 이 원위부의 절연되지 않은 금속부분(distal blank metal part)을 활성종단(active tip)이라고 부르고 2-15 mm 정도 된다. 환자는 전파성 접지판(dispersive ground plate)에 연결되어 고주파 전류를 고주파 병소 발생기(RF lesion generator)로 되돌려 보내게 된다. 전극을 통해 몸에 들어온 총 전류는 종판(end plate)을 통해 몸 밖으로 나가는 전류와 같아야 한다. 종판의 표면은 활성종단(active tip)의 표면적보다 크므로 접지판에서의 상황은 관심의 대상이 아니다. 실제로 중요한 것은 전극의 끝에서 일어나는 일이다. 전극의 종단 주위의 두 가지 상황은 열 형성(heat formation)[23]과 전기장(electric field)에 조직을 노출시키는 것이다.

열의 형성과 소실(The formation and washout of heat)

열은 고주파 전류가 조직을 흐를 때 형성된다. 조직은 저항기(resistor)로 작용하고 이 저항기로 작용하는 조직을 전류가 흐를 때 열이 발생한다. 높은 주파수를 갖는 교류(alternating current)에 대한 전기적 저항을 교류저항(impedance) 이라고 부른다. 다음 토론들에서는 계산을 마치 직류가 저항성 매체(resistive medium)를 흐르는 것처럼 하게 된다. 이것이 옳지는 않지만 야기되는 오차가 상대적으로 적으므로 기본 원칙에 문제가 되지 않으면서 계산이 매우 간단해진다.

열의 형성은 전기밀도(electrical density)가 가장 클때 가장 크며 이는 전극의 종단(electrode tip) 주위이다. 이것이 전극의 종단 주위의 조직이 고주파 치료 시 가열되는 이유이다. 조직은 이때 전극의 종단을 가열한다. 반대는 성립되지 않는다. 전류는 활성화된 종단의 측면으로 균일하게 전파된다.

전류밀도(Current density)는 활성종단의 근위부 끝이 아주 약간만 높은데 이유는 전류가 비절연부가 시작되자 마자 나갈 곳을 찾는 곳이 이곳이기 때문이다. 반면 전극의 끝에서 밀도는 낮은데 전류가 이곳으로 나가는 표면적이 상대적으로 적기 때문이다. 이는 실험에서도 입증된다. 고주파 병소는 활성 종단의 근위부의 끝 주위가 기저(base)가 된 약간 서양 배 모양으로 응고가 생기며 전극종단의 앞쪽으로는 열의 전방돌진(propulsion)이 매우 적다(그림 3-1).

조직으로 전달되는 열 생산에너지(heat producing energy)의 속도는 조직에 축적되는 힘(power)에 의

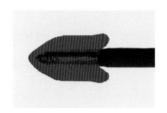

그림 3-1 열 병소화의 모양
열 병소화는 활성종단의 근위부에 기저가 있는 서양배 모양이다.
바늘전방의 열 형성은 미미하다.

하는데 Watts로 나타낸다. 여기서는 간편하게 힘을 "Wattage" 로 나타내었다.

따라서,

W = V x I (W=전력(wattage), V =전압(voltage), I =전류밀도(current density) 이므로 V와 I의 관계는 저항 R에 의해 결정된다. 즉 V =IR

전압, 전류, 저항의 세 요소가 전극종단 주위의 열을 정량적으로 결정한다. 저항은 전극종단 주위의 조직 구성에 따라 정해지며, 전압과 전류는 발생기 출력(generator output)에 의해 항상 서로 비례하여 변화된다.

그러나 열의 형성은 결과적인 종단 온도를 고려해 보면 이야기의 일부에 지나지 않는데 열은 생기기도 하지만 전극종단으로부터 사라지기도 하기 때문이다. 이는 주위 조직의 열전도율(heat conductivity)과 혈액순환에 의한 열의 제거에 의한다. 두 요인에 의한 합을 열 유실(heat washout) 이라고 하고 Watts/℃ 로 표시한다. 예를 들어 전극종단이 42℃ 로 항정상태가 되면 종단으로 전달되는 열과 손실되는 열이 같아지는데 이때 열 유실(heat washout)은 전달되는 열을 온도증가(℃)로 나눈 값이다.

열 유실에 관여하는 두 요소는 변화가 많다. 예를 들어 뼈는 매우 효과적인 열 절연체(heat insulator)로서 매우 많은 고주파 병소가 뼈에 인접하여 행해지므로 이는 중요하다. 열전도율(Heat conductivity)의 나머지는 조직의 알지 못하는 수분함량(water content)에 따른다. 혈액순환도 매우 중요하다. 박동성 고주파 시 항정 상태에서 열 유실의 계산은 매우 변화가 심하다(63쪽 참조).

따라서 전극 종단온도를 좌우하는 요소는 열전도율(heat conductivity)과 혈액순환(circulation)이 추가된다. 결국 전기적 지수들(electrical parameters)로 종단온도의 계산이나 예견은 어려우므로 전통적으로 종단온도를 측정하여 왔다. 이 방법의 유일한 변수는 온도 증가에 따라 다양하게 변하는 저항의 감소를 이론적으로 측정하는 것이다. 이 관계도 변화가 크다. 더욱이 온도증가에 따라 임상적 결과들이 변했다고 생각 되었으므로 온도측정은 확실하게 해야할 정당한 일이었다. 전압과 전류를 위한 출력(output)은 병소발생기(lesion generator)에서 다소간에 장식품에 불과하다. 전기지수(electrical parameter)들과 실제로 관계없는 것은 온도이다.

전기장(Electric field)

전기장[24]은 전류나 결과적인 열 형성과는 관계가 없다. 자장은 예를 들자면 중력장(gravitational field)이나 자장에 비견되는 벡터장(vector field)의 일례이다. 전류와의 차이는 중력장과 비교하면 잘 설명된다. 즉 돌을 들고 있으면 중력이 작용하나 땅에 떨어 뜨리면 떨어지는 돌은 전류와 동의어가 되며 중력장에 전혀 영향을 주지 않는다. 우리의 전기장의 예를 보면 전기장은 전극의 전하(charge)가 조직의 입자에 미치는 힘이다.

전기장의 분포는 상기된 전류 양상과는 아주 다르다. 전기장의 방향이나 정도는 충전된 전도체 (charged conductor)의 유형과 관계 있다. 전도체의 모양이 납작하면 전기장은 상대적으로 약하다. 전도체가 원형이면 전하 밀도(charge density)는 원의 반지름에 반비례 한다. 따라서 매우 강한 전기장의 절정은 날카로운 종단으로부터 나온다. 이는 번개불(Lightning rod)의 원리와 같은데 여기에서는 전기장이 매우 강해 번개 방전(lightning discharge)에 따라 이온화가 일어나는 것이다. 따라서 고주파 전극의 경우 원통형의 활성화 종단 주위의 전기장은 상대적으로 약하나 전극의 종단으로부터 강한 전기장이 전방으로 나간다(그림 3-2). 전극종단이 뾰족할수록 전기장은 더욱 강하게 형성될 것이다. 적절한 바늘의 모양은 제 5과에서 논의될 것이다.

전기장은 입자들의 분극(polarization)을 만든다. 만약 전기장이 매우 빨리 변화하는 고주파장과 같이 균일하지 않으면 전기장의 입자는 유전력(dielectrophoretic force)이라는 힘을 경험한다. 고주파장의 생물학적 영향은 이 힘에 의해 중재된다고 보는 것이 타당하다. 유전력(dielctrophoretic force)은 주로 전기장의 각속도(angular velocity)와 강도(intensity)에 의해 조절되며 또한 입자의 반지름과 Clasius-Mossotti 요소에 의해 결정된다. 이 요소가 전기장의 방향과 크기를 결정한다. 이는 입자와 매체(medium)의 전기

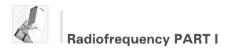

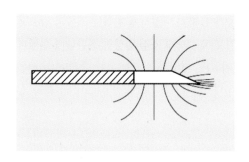

그림 3-2
전극의 활성종단에 연관된 전기장의 강도는 종단의 유형에 따라 다르다.

적 지수들과 적용되는 부위의 진동수(oscillating frequency)에 좌우된다.

이 과의 결론은 고주파는 매우 다른 공간분포를 갖는 두 효과를 지닌다는 것이다. 열 형성은 측면으로 전파되며 활성종단의 축과 평행하게 전파되고 전극종단의 앞으로는 최소로 전파되는 반면, 전기장은 전극종단으로 부터 앞으로 투사되며 활성종단의 축을 따라서는 약하다. 이는 목표구조에 대한 전극의 적당한 위치선정과 관련된다. Bogduk[25]은 전극의 위치는 목표물을 열에 최대로 노출시키기 위해서는 신경에 평행하게, 그러나 열대신 전기장에 노출시키기 위해서는 신경에 직각으로 놓아야 한다고 지적했다.

고주파의 작용양상(Mode of action of Radiofrequency)

고주파 사용 초기에는 그 목적이 확실히 신경파괴(neuroablation)였다. 이는 경피적 척추시상로 절단술(percutaneous cordotomy)에는 사실이었고, 좋은 임상효과를 얻기 위해 약간의 감각저하(hypesthesia)가 요구 되었으므로 삼차신경통의 치료에도 사실이며 내측지의 치료에도 마찬 가지이다. 목적이 변경된 것은 후근신경절 때문이었는데 이 장소에서의 완전한 신경파괴(neuroablation)는 구심로차단 후유증(deafferentation sequele)이 야기되므로 선택적으로 C-섬유만 신경파괴하고 큰 유수섬유는 그대로 남겨두어 구심로차단을 방지하는 조건을 찾았기 때문이다[26]. 열이 이런 목적으로 적합하다고 여겼는데 그 이유는 열이 어느 정도 가는 유수섬유에 선택적인 효과가 있다고 보고되었기 때문이었다. 이 가설은 고양이의 신경에서 열의 효과에 대한 유일한 보고에 기초한다[26]. 많은 사람들이 고주파 병소 주위에서 그러한 선택적인 효과에 대한 조직학적 변화를 발견하려고 노력하였으나 찾지 못했다[27, 28, 29].

아직도 이 가설은 여전히 존재하고 있으니 그 이유는 매우 매력적이고 임상경험과 일치하기 때문이다. 후근신경절 차단 후 해당되는 피부분절에 매우 일시적으로 큰 섬유의 감각소실이 있었던 반면에 임상적 결과는 만족스러웠다.

고주파의 장점을 설명하는 열의 구실에 대해 의구심을 갖은 적은 없었으나, 아직 해결되지 않은 의문점이 많다. 즉 고주파 시술 후 이로운 임상효과를 얻기 전에 장시간 불편함(discomfort)이 왜 그렇게 자주 동반되는지에 대해 잘 알려져 있지 않다. 온도의 변화 같은 후근신경절 차단 후 C-섬유를 파괴하는 징후를 찾았으나 발견되지 않았다. 고주파가 왜 유일한 성공적인 신경파괴 방법인지는 설명되지 않았다. 따라서 열의 역할에 대해서만 의구심이 없었다. 약간의 대답할 수 없는 사실에도 불구하고 고주파는 높은 수준의 안전성과 더불어 합리적으로 효과적인 방법으로 판단되었다. 그 이상의 임상적인 가능성에 관심이 고조되었다.

1990년대 들어서 대답하기 어려운 새로운 문제에 부딪혔을 때 전환기를 맞이하게 되었다. 요추 교감신경절 차단시 고주파 병소의 작용양상이 혈관질환과 달리 잘못 이해되고 있었다. 성공률은 납득할만 했으나 결과는 교감신경 차단의 정도와 전혀 일치하지 않았다. 많은 환자들이 교감신경 차단의 징후 없이도 훌륭한 제통을 이루었으며 그 반대의 경우도 성립되었다. 더욱이 디스크성 통증이 있는경우 추간판의 중앙에서 고주파 병소를 만들었을 때[30] 이 병소가 열 교환(heat exchange)에 관해 매우 특별한 환경인 것은 사실이나, 결과적인 섬유륜 온도의 중등도 상승이 수용체와 신경말단들을 파괴시키기에 충분했을지는 이해하기 어려웠다.

결국 모든 이런 의심스러운 결과들로 인해 우리의 가정은 틀렸을 가능성이 있었고, 고주파의 임상효과를 나타내는 것은 고주파의 열이 아니라고 볼 수도 있다. 후향적으로 볼 때 고주파가 신경파괴 이외에 전혀 다른 양상을 갖고있지 않다는 것에 대해서는 논란의 소지가 있다. 만약 고주파를 파괴하는 방법으로 사용 시 다른 신경파괴 방법과 유사하게 위험하다. 이것이 왜 Uematsu의 방법이 중단되고 Van Kleef[31]가 주장한 후근신경절 주위의 고주파 병소형성 시 최소 50 Hz 자극역치가 설득력이 있는지를 말해준다.

고주파가 다른 방법과 마찬가지로 파괴적 방법이지만, 요추내측지의 가능한 예외를 제외하고는 1980

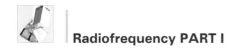

년대 소 구경 전극 발명 이후에는 파괴 용도로 사용되지 않았다. 다만 요추 내측지에 사용시 전극을 신경에 수평하게 놓고 높은 말단온도로 사용하였다. 흔히 이뤄지는 다음과 같은 다른 시술을 보면 열을 이용한 신경파괴의 사용은 찬성될 수 없다.

1) 경추내측지의 고주파는 수년간 성공적으로 시행되어 왔다. 흔한 방법은 신경에 전극을 직각으로 놓는 측면접근법이며 이는 거의 열 효과가 불가능하다.
2) 경추 후근신경절은 평행위치(parallel positioning)이지만 신경파괴를 방지하기 위해 후근신경절과 열병소(heat lesion)의 중앙과는 안전한 거리가 필요하므로 50Hz 자극역치의 최소수치가 요구된다.
3) 흉추, 요추, 천추 후근신경절은 접근시 직각접근법 이었으며 필요 시 Kirschner wire로 천두공(burr hole)을 만들었다.

박동성 고주파(Pulsed radiofrequency, PRF)

확실한 다음 단계는 전극 종단의 온도를 신경파괴 수준까지 올리지 않고 충분한 강도로 고주파를 하는 것과, 고주파가 다른 어떤 작용양상이 있는지 재 고려해 보는 것이었다. 고주파가 적용되는 동안 온도를 낮은 상태로 유지시키는 방법에는 일반적으로 3가지가 있다.

1) 차가운 생리식염수로 전극종단을 식히는 것인데 이는 조직절제 방법으로부터 알게 된 기술이다. 이는 실용적인 방법은 아닌데 이유는 조직절제의 경우와 같이 전극종단이 신경파괴온도에 도달할 수 있기 때문이다.
2) 병소발생기(lesion generator)의 출력수준을 감소시키는 방법이다. 이는 방법이 될 수는 있으나 출력 감소 시 이러한 저 강도에서 바람직한 임상효과가 나올지 의문이다.
3) 일상적인 열 병소 만들때와 똑같이 병소발생기의 출력을 설치하고 출력을 차단하는 방법으로, 발생된 열이 온도 전도도와 혈액순환에 의해 제거되는 충분한 시간을 허용하는 방법이다.

마지막 3번 방법이 박동성 고주파(PRF)로 명명되어져 왔다. 컴퓨터 모델에서의 예견으로 20 msec 씩

2 활성주기/초 가 가능한 시작방법(starting point)이 될 것이다(그림 3-3). 예비실험에서 저 강도의 지속적인 발생기 출력(generator output) 보다는 박동성 고주파가 더욱 효과적임이 확인되었다. 전향적 예비실험에서 편측성 통증을 갖고 있는 수술 후 실패증후군 환자에서 만족할만한 결과를 보였다[32, 33]. 이러한 초기시절 이후로 저자는 1996년 2월 1일 박동성 고주파술을 처음 시행하였고 많은 다른 의사들이 이 방법을 적용하였는데 현재 어림잡아도 전세계적으로 20,000례 이상 시행되었으며 이에 대한 경험들에 대한 몇 편의 논문도 있다[34, 35, 36, 37]. 이 보고는 긍정적이기는 하나 전향적인 이중맹검 연구를 기다려야 하며, 이 연구들이 현재 진행되고는 있으나 많은 시간이 소요될 것이다.

박동성 고주파는 비 신경파괴적(non-destructive method) 방법인 것 같다. 감각이나 운동소실의 보고가 없으며 큰 섬유의 감각인지 역치(sensory perception threshold)가 영향받지 않는다. 작은 섬유에 대한 역치도 초기 수치(initial value)가 정상인 경우, 같은 정도로 영향을 받지 않는다. 처음 수치가 병적(너무 낮은)인 경우 박동성 고주파 후 자주 정상으로 회복되나 병적으로 높은 수준으로 증가되는 것은 관측되지 않았다. 시술과 관련된 합병증도 보고되지 않았다. 박동성 고주파가 비 파괴적이고 손해가 없는 방법인 것 같다. 그러나 열 고주파의 모든 합병증이 열 형성으로 인한 것은 아니다. 바늘의 삽입 자체로 혈종 형성, 신경 및 혈관 손상이 있을 수 있다[38]. 저자는 여러 번 이런 경험을 했다.

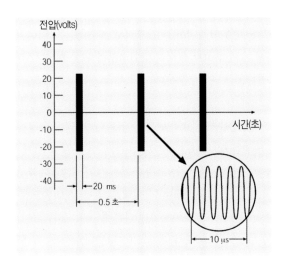

그림 3-3 박동성고주파 도중 duty cycle의 모양
각 20 msec의 2 활성주기/초이다. 활성 기간 도중 고주파는 500,000 Hz(삽입됨)의 정상 주파수로 전달된다.

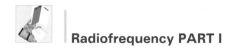

이러한 발달의 결과는 좋은 소식이며 동시에 나쁜 소식이다. 좋은 소식은 고주파를 비 파괴적인 방법으로 전향시키고 많은 새로운 가능성을 열어놓고 더욱이 합병증 비율을 더욱 감소시킬 수 있다는 것이다. 나쁜 소식은 지속성이 확실하지 않다는 것이다. 우리는 고주파가 어떻게 작용하는지 알기 때문에 우리가 시도한 전부는 전기지수와 관계 없이 온도를 관찰하고 60초 동안 유지하는 것이었고 그것이 옳은 것이라 알았다. 박동성 고주파는 하드디스크를 지워버리는 것과 같은 것이었다. 우리는 이 방법이 어떻게 작용하는지 몰랐고 온도계는 유용성을 상실했으며 요구되는 환경은 인위적이었고 이중 맹검연구는 최소 2년 내에는 요원하다.

좋은 소식에 대한 균형을 유지하는것이 확실히 지배적이다. 기대는 높고 전망은 좋게 보인다. 아울러 1980년 이래 행해진 고주파 열의 임상적 효과는 기대하기 어렵다. 어찌되었든 우리는 과거부터 사용되어온 열로 조직파괴를 만들어 고주파 병소를 만드는 방법을 사용하고 있는데 어떠한 파괴도 환자의 이득에 기여하지는 않는 것 같다. 아마도 이 방법은 끝나가는 것 같으며 약간의 불확실성을 갖는 기간은 궁극적 목표를 얻기 위해서는 크지 않은 대가이다.

박동성 고주파의 작용양상(The mode of action of PRF)

이 제목은 혼란을 야기할 수 있으므로 규명되야 한다. 박동성 고주파는 고주파를 적용하는 방법이며 박동적 방법에 특별한 작용양상은 없다. 여기에 논의될 것은 따라서 단순히 파괴수준의 열이 더 이상 부산물로 생산되지 않는 고주파의 작용양상이다.

우선 대답이 되어져야 하는 질문은 고주파의 전기장은 생물학적 효과가 있는가 이다. 대답은 긍정적이나 1996년 박동성 고주파에 대한 연구가 시작될 때 까지는 잘 몰랐다. 1999년 Archer[39] 등은 세포배양에서 세포에 대한 고주파 분야의 영향에 대한 결과를 발표하였는데, 이는 고주파 분야가 세포생물학에서 여러 유형의 세포를 분리하는데 사용되므로 관심대상 이었다. 연구에 의하면 형태, 호흡수, 분열속도 같은 생물학적 효과들은 영향이 없고 조기 유전자 발현(early gene expression)을 나타내는 c-fos의 형성이 있었다. 또한 아직 규명되지 않은 유전자의 중기 표현(intermediate expression)이 있었다. 온도는 실험

중 일정하게 유지되었다.

또한 쥐의 후근신경절에 박동성 고주파를 사용한 결과 후각의 제 I, II층에서 c-fos 표현을 발견했는데
[40] 이는 두 가지 중요점을 시사한다. 즉 1) 고주파장으로의 노출 효과는 좀더 중추 신경세포(central
neuron)로 전달되며 2) 효과는 작은 무수섬유에 특징적이다. 큰 섬유는 절연말이집(insulating myelin
sheath)으로 인해 고주파장(RF fields)의 영향으로부터 보호된다는 제안이 있을 수 있다. 이는 1968 례의
실험 후 섬유 특이성(fiber specificity)에 대한 처음 증거이다.

이 결과는 매우 초보적이어서 기전이 완전히 규명되려면 많은 추가적 연구가 필요한데 여하튼 이는
매우 훌륭한 시작인 것 같으며 기전 설명의 방향을 제시한다. 연구에 의하면 고주파장은 후각의 작은 섬
유 신경세포들의 양상의 변화를 시냅스를 경유하여(transsynaptically) 유도하며, 아마도 신경세포 사슬
(neuronal chain)의 좀더 중추부도 가능하다고 제언할 수 있다.

조기 유전자표현(early gene expression)의 효과는 제 1과에서 설명되었는데 구심성 신경사슬의 양상
이 단기 혹은 장기 변화가 있고 각각은 고유의 시간상수(time constant)를 갖는다. 이 가설은 쉽게 고주파
의 임상효과의 관측을 설명하는데 항상 여러 기전이 각각의 시간상수를 갖고 작용한다는 생각이 든다.
이는 열 병소 후 관측되었고 현재 박동성 고주파 후에도 역시 관측된다. 박동성 고주파의 개념에 있어서,
통증은 결국 재발되는데 이는 우리가 전에 생각해왔던 것처럼 신경이 재생되어서가 아니라 고주파 전기
장에 또 다시 노출 되지 않으면 신경세포가 원래의 특성을 되찾기 때문이다.

박동성 고주파의 적절한 전기지수 들(electrical parameters)

박동성 고주파에 대한 연구가 시작되었을 때 사용되는 지수는 제멋대로였다. 전압의 경우 고주파 열
병소의 초기 가열기간 동안의 전압범위 내에서 수치를 선택하였다. 이는 수년간 열병소를 효과적으로
사용해 왔으므로 당분간 이 범위 밖으로 나갈 이유가 없었다. 열병소의 초기 가열기간 동안의 전압은 국
소조건(local condition)에 따라 매우 달라진다. 후근신경절 같은 경우 25V, 디스크의 중심같이 저항이 적

거나 접형구개 신경절(sphenopalatine ganglion) 같이 혈관분포가 많은 경우 60V 이다. 저항이 적은 경우 wattage는 저항에 영향을 받으므로 온도를 올리기 위해 높은 발생기 출력이 요구된다. 박동성 고주파시 초기에는 인위적으로 30V를 사용했으나 점차 상향 되어 현재 45V가 일반적으로 사용된다. 2×20 msec 가 열 고주파 시 열 유실(heat washout)에 적합하므로 이를 선택하였다. 시술기간 120초는 완전히 인위 적이었으며 처음 시도해보는 것이었다.

이 경우 다음의 여러 의문점이 제기된다. 즉 이 지수들이 적정한가? 충분히 사용하는 것인가 또한 결 과를 약화시키지 않고 더 적은 지수에서 가능하지 않은지? 종단 온도를 베이컨 구울때 처럼 유지해야 하 나? 전기지수를 볼 때 전압을 보아야 하나 혹은 전류도 역시 고려해야 하나?

저자는 이에 대해 많은 예비실험을 하고 결과가 모든 것을 만족시키지는 않으나 최소한 약간의 유용 한 정보를 얻었다. 두 군의 환자를 연구했다. 이 환자들은 척추통증을 위해 T12-S2 중의 한 부위에서 후 근신경절 차단을 시행했으며 수술한 환자는 대상에서 제외시켰다. 첫번째 군은 일상적인 방법인 2×20 msec의 활성기간(active phase), 45volts, 120초를 사용하였다. 이 기술은 전류밀도(current density)가 저 항에 반비례하고 따라서 저항이 높을 때 낮다는 것을 따랐다. 두번째 군은 100 mAmp의 고정 전류로 시 행하였다. 이 경우는 저항이 높은 경우 더 높은 전압이 요구되었다. 저 전류를 보상하기 위해 높은 저항 의 경우 전압을 올려주는 것이 합리적인가를 보는 것이 목적이었다. 측정된 수치는 50Hz 역치, 저항, 전 극종단 온도, 전압, 전류였으며 4주 후에 7-point Likert scale로 측정하였다. 평균결과와 결과 수치는 양 군이 차이가 없었다.

	1군 (45 Volts)		2군 (100 mA)	
	평균	범위	평균	범위
50Hz 역치	.34	.06-.89	.38	.05-.90
저항	484	268-940	526	291-862
전압	45		47.6	23-84
전류	114.0	39-215	100	
전극온도	40.9	38-43	40.5	38-43
결과	1.80	0-3	1.79	0-3
열유실	.060	.021-.164	.067	.027-.139

결과

1) 50Hz 역치가 낮을수록 일반적으로 결과는 더 좋았다. 이는 전극의 위치잡기에 있어 기술적인 자세함에 주의를 기울이라는 의미였으나 두 측정치(50Hz 역치, 결과) 간의 상관관계는 통계적으로 유의하지는 않았다(r=0.24, 그림 3-4).

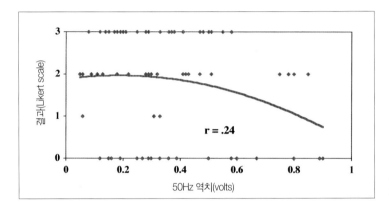

그림 3-4 단기결과와 50Hz 자극역치(threshold)간의 관계

2) 결과는 궁극적인 종단온도와 무관하였다. 이는 고주파의 결과는 온도와 무관하다는 가설과 일치한다(r=0.18, 그림 3-5).

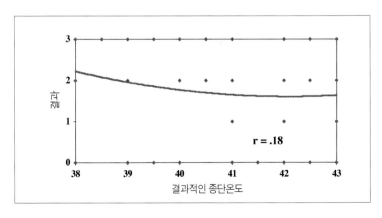

그림 3-5 궁극적인 전극 종단 온도와 단기결과의 관계

3) 가장 중요한 결과는 초기 저항과 시술의 결과는 통계적으로 의의 있는 역비례 관계에 있다는 것이

다(r=0.32, 그림 3-6). 즉 높은 저항은 Clausius-Mossoti 요소의 크기에 부정적인 영향을 주어 유전력 (dielectrophoretic forces)을 적게 하며 결국 고주파장에 대한 생물학적 효과가 감소된다.

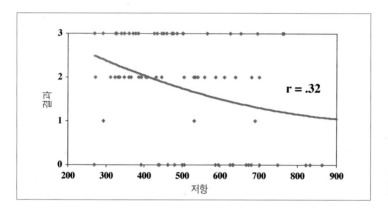

그림 3-6 초기 저항과 단기결과의 관계

결과는 열 교환 면에서도 흥미롭다. 열 유실에는 큰 편차가 있다. 표에서 보듯 수치는 고저가 8배나 차이 나며 그림 3-7은 Watts로 표시된 발생기 출력과 종단 온도의 관계를 보여준다. 즉 발생기 출력 이 클수록 궁극적인 종단온도는 증가하는 경향을 보이나 같은 종단온도에도 전기지수들은 매우 다 양하다는 것을 나타낸다(r=0.46, 그림 3-7).

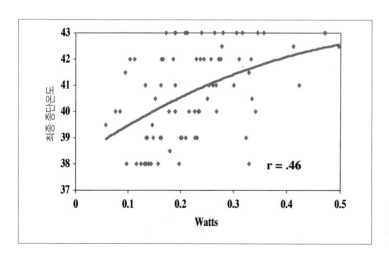

그림 3-7 궁극적인 전극 종단온도 와 병소 발생기에 의해 전달되는 Wattage와의 관계

4) 열 유실(heat washout)은 저항과 반비례하는 경향이 있는데 이는 두 군에서 모두 관찰된다(그림 3-8, 9).

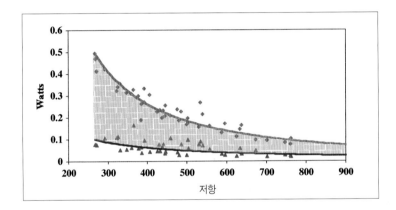

그림 3-8 병소 발생기(적색)와 열 유실(Watts/℃, 녹색)에 의해 전달되는 Wattage와 초기 저항의 관계 I군(45 volts)

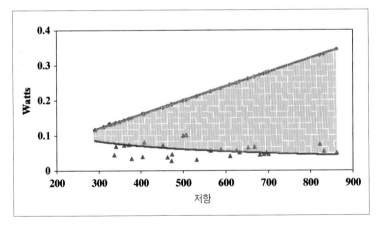

그림 3-9 병소 발생기(적색)와 열 유실(Watts/℃, 녹색)에 의해 전달되는 Wattage와 초기 저항의 관계 II군(100 mA)

이는 임상에서 무엇을 시사하는가? 저항이 높은 경우 전압을 높이라는 얘기는 아니다. 이때 높은 저항을 낮추는 것이 의미가 있는지 관찰하였다. 소량의 이온화 용액 즉 국소마취제나 생리식염수, 수용성 조영제를 넣어서 실행할 수 있다. 이론적으로는 국소마취제 사용 시 목표구조를 마취시키게 되면 경시냅스 효과가 확실히 저하될 수 있으므로[41] 생리식염수가 더 좋을것이다. 그러나 인위적인 저항의 감소가 결과를 향상시킨다는 증거는 없으며, 있다면 가장 훌륭한 방법이 무엇인가를 찾고있다. 이 가설을 검증

할 연구가 진행되고 있다.

다음에 거론할 문제는 표준화다. 박동성 고주파시 발생기의 출력을 결정하기 위해 많은 방법이 현재 사용되고 있다. 처음이자 불행히도 현재 유일하게 사용되고 있는 방법은 시술 중 종단온도를 정하는 것이다. 이는 결코 아무 의미도 없다. 우리가 보아온 이 온도범위에서는 어떠한 생물학적 효과도 없다. 온도에 관해 얘기하려면 온도가 전기지수 들을 위한 완전한 일정한 수치를 나타낼 때만 의의가 있다. 이것은 사실이 아니다. 따라서 박동성고주파 시술 시 전압(voltage)과 교류저항(impedance)을 이야기 하는 것이 좋다.

열 교환(heat exchange)에 관한 한, 일정한 전압 사용 시 저항이 낮을수록 발생기에 의해 전달되는 wattage가 크다. 이 효과는 높은 열 유실로 부분적으로 상쇄된다. 만약 일정한 전류가 전달된다면 양상은 달라진다. 이제 높은 wattage가 높은 저항 범위에서 전달되며 온도에 대한 영향은 저하된 열 유실에 의해 강화된다. 이것이 일정한 전압이 박동성고주파를 전달하는 더욱 간편한 방법이라는 또 다른 이유이다.

박동성 고주파의 요건들(Recommendations for PRF procedures)

어느 정도 진전이 있었음에도 불구하고 아직 풀리지 않는 문제가 있다. 오늘날까지 다음의 문제점들이 있다.
  1) 시술시간의 적절한 기간을 모른다. 아마도 길어야 될 것 같은데 최근에는 120초를 표준으로 한다.
  2) 시술 직전 저항을 감소시키는 것이 실제로 효과적일 수 있을지는 모른다. 이것이 만약 효과적이면 이 목적으로 어떤 해결책을 쓰는 것이 좋은지 모른다.
  3) 적절한 전압을 모른다. 현재로는 전극종단의 온도를 비파괴적 온도 중 가장 높은 온도인 45V로 적용하는 것이 가장 좋아 보인다.
  4) 고주파장의 적절한 주파수를 모른다. 이는 Clausius-Mossotti 요소의 징후와 정도를 결정하는 한 요

소이므로 더 연구되어야 한다.

결국 박동성 고주파에 대한 최적조건은 잘 모른다. 일부분에서 발전은 있으나 아직 요원하다. 현재까지의 최적의 조건은 인위적으로 다음과 같으며 일부는 장래에 바뀔 수 있다.

현재 최적조건은 종래의 방법대로인 것처럼 보이나 교류저항에 유의해야 한다. 이는 결론적으로 다음 사항이 요구된다.

1) 발생기를 박동양상으로 하고 2 × 20 msec/sec로 지정한다.
2) 전극을 목표구조물에 가능한 가깝게 위치시킨다. 열 고주파 적용 시에는 관습적이었던 50Hz 역치에 대한 최소 제한은 없다. 2Hz에서의 운동신경 자극은 안전하게 생략할 수 있는데, 그 이유는 이 자극이 더 이상 유익한 정보를 주지 않으며 박동성고주파는 유수 운동신경 섬유들에 영향을 주지 않기 때문이다.
3) 교류저항을 관측한다. 22G SMK C5, C10 전극에서 400 Ohm 이상이면 생리식염수나 1% lidocaine 1 ml를 캐뉼라 속으로 주사한다.
4) 45 Volts로 120초 동안 시행한다.
5) 시술 중 전극종단의 온도가 43℃ 이상 올라가면 전압을 40Volts로 낮춘다. 이는 시술이 잘 진행되고 있을 때 항상 일어나는 예외적인 상황이다. 온도 문제들로 전압을 더 낮추는 것은 거론하기 어렵다.

박동성 고주파 시술 시 약간의 임상적 견해들 (Some clinical aspects of PRF procedures)

경험으로부터 우리는 더 많이 알게 되고 이는 박동성 고주파 시에도 마찬가지이다. 이 경험으로부터 익혀야 될 교훈이 있으며 이는 박동성 고주파 시 기술적 가능성과 작용기전에 적합하다.

박동성 고주파 후의 임상경과(The clinical course following PRF procedures)
박동성고주파 후의 임상경과는 확실한 네 단계가 있다.

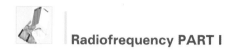

1) 1 단계 : 신경을 기절시키는 시기(the stunning phase).

대부분의 환자는 시술 종료 즈음에 통증이 없어지며 이는 적절한 적응증에 시술이 이루어 졌음을 시사한다. 이는 고주파 열병소 후에도 역시 관찰되었으나 고주파 열 병소 전에는 국소마취제를 주입해야 한다. 박동성 고주파는 통증이 없으므로 국소마취제 사용 과정은 대개 생략한다.

2) 2 단계 : 시술 후 불편한 시기(the phase of postoperative discomfort)

이 기간은 3주 까지 갈 수 있다. 이 기간은 열 병소 경험으로부터 너무 익숙해져 있는데 열 병소 후에는 많은 환자에서 신경염과 유사한 반응(neuritis like reaction)이 있는 반면 박동성 고주파 후에는 신경염 유사반응은 일어나지 않는 많은 차이점이 있다. 후향적으로 볼 때 열 병소화 후의 이 불편함은 두 가지 구성요소를 갖는데 1) 목표 구조물에 열로 인한 손상으로 생기는 신경염 효과 2) 박동성고주파 후에도 역시 발생하므로 알 수 있듯이 확실히 전기장에 노출된 후 생기는 전신적 불쾌감 효과(general discomfort effect) 이다.

3) 3 단계 : 이로운 임상효과 기간(the phase of the beneficial clinical effect)

이 기간의 지속기간에 대한 정설은 아직 없다. 열병소시와 차이가 없다는 것이 저자의 느낌이다. 이 느낌은 부분적으로 후근신경절을 한 부위 고주파 병소화로 치료 받았던 일단의 환자들을 치료하면서 생긴 저자의 경험에 기초하는데, 이 환자들은 똑같은 좋은 임상결과를 가지고 항상 일정한 간격으로 다시 치료 받으려고 내원하였다. 1996년 이후 이 환자들을 열 병소화가 아닌 박동성 고주파로 치료했는데 제통 기간에는 약간의 차이도 없었다. 어떤 연구자들은 열보다 박동성 고주파가 치료기간이 짧다는 보고도 했는데, 이 경우 열이 부가적인 이점이 있다고 간주할 수 있다. 이것이 진실이라면 기전을 설명하기가 매우 어려울 것이다. 열은 의논 되었듯이 다른 방향으로 가고 있는데, 즉 제안된 기전은 전기장으로 유도되는 유전자 표현에 반대되는 신경파괴로서 거의 완전히 반대 입장이다. 이 문제의 해결을 위해서는 정확한 결과가 필요할 것이다.

4) 4 단계 : 통증재발 기간(recurrence of pain phase)

박동성 고주파의 경우 통증의 재발은 더 이상의 전기장 노출이 없어서 생기는 것으로 해석되나 열 병소화의 경우 신경조직의 재생의 결과로 간주된다. 여기서 우리는 열의 구실에 대해 의구심이 드는데 이는 시간적 연계가 맞지 않기 때문이다. 만약 열로 신경세포가 파괴되면 재생될 것이 없다. 만약 내측지 시술과 같이 축색이 열에 의해 파괴되는 경우 재생이 일어날 수 있으나 전신적으로 볼 때 이 기간이 왜 이렇게 비상식적으로 오래 걸리는가? 성공적인 내측지 시술의 경우 50%의 환자에서 12개월 후에도 여전히 통증이 없다.

신경세포와 관련하여 박동성 고주파의 적용장소(The site of application of PRF in relation to the neuron)

열병소화 시 운동섬유들의 손상을 피하는 것이 매우 중요하다. 그러므로 출현하는 분절신경 치료 시 전극은 해부학적으로 감각신경 섬유와 운동신경 섬유들이 구분되어 있는 후근신경절 바로 가까이에 위치하는 것이 중요하다. 상부 흉부나 천추부와 같이 직선형 바늘로 직접 후근신경절에 도달하지 않는 경우 전극 설치는 덮고있는 뼈 위에 천두공(burrhole)을 뚫고 시도되었다. 더욱이 말초신경의 경우 열응고는 확실한 이유로 항상 금기사항 이었다.

박동성 고주파의 경우는 상황이 다르다. 운동신경 섬유의 손상이 없고 이 방법의 초기경험으로 볼때 후근신경절 뒤에있는 분절신경에 노출 시에도 임상적으로 동일한 효과가 있는것 같다. 따라서 박동성 고주파시 천두공은 만들 필요가 없다. 상부 흉추부에서는 전극을 좀더 말초에 위치시켜도 되며, 천추부의 경우 해당되는 천추공을 통해 전극을 위치시켜도 최상의 효과를 나타내었다. 그림 3-10은 등 수술 후

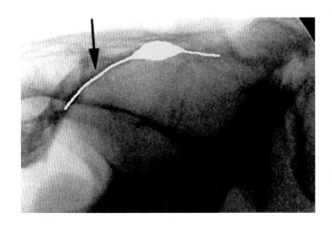

그림 3-10 박동성 고주파 시술동안 천추 2번 신경과 전극위치의 도해

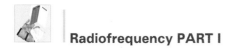

잔여통증을 천추 2번 위치에서 행하는 시술이다. 노출부위에서 신경은 천추관으로 부터 복측 방향으로 나오는 중이고 확실히 후근신경절 보다 훨씬 원위부에 위치한다. 전극은 신경과의 사이에 약간의 거리를 두고 신경에 직각으로 위치함을 알 수 있다. 이 마지막 관측의 결과를 놓고 볼 때 결국 신경파괴적 열효과(neuroablatory heat effect)는 제외될 수 있다. 처음 관측으로 부터의 결과는 흥미로운데 박동성 고주파는 신경세포의 세포체보다는 축삭(axon)에 적용하는 것이 더욱 효과적인 것 같다는 것이다.

박동성 고주파의 말초적용과 관련된 보고도 가능한데 어깨 통증에 대해 견갑상신경(suprascapular nerve)이라던지[42], 절단부 통증(stump pain)[43]에 대해서 슬와신경(popliteal nerve)에 대한 박동성 고주파의 말초지 적용에 대한 적응증이 보고되고 있다. 심지어 완전히 말초 위치라도 효과가 있는것 같다. 저자는 흉터(scar)조직의 통증 유발부위들(painful trigger areas)에 대한 우수하고 지속되는 치료효과에 대해 약간의 경험이 있다.

축삭, 수용체들, 신경종단은 물론 모두 일차신경세포의 부분이다. 이 보고들로부터 볼때 박동성 고주파는 신경세포가 노출된 곳은 어디던지 신경세포의 변화(neuronal changes)들을 시작시킬 수 있다는 생각이 든다. 이 가정을 증명하기 위해 더 많은 임상적, 실험적 뒷받침이 필요하다.

박동성 고주파치료술의 장점들(Advantages of PRF)

1) 비 파괴적인 방법이다.
2) 비 파괴적이므로 경추 8번 피부분절, 천추근(sacral roots) 같이 고주파 열 병소화 시에 금기인 분절 부위 들도 자유로이 접근 가능하다.
3) 박동성 고주파는 통증이 없다. 온도는 통각수용성 수준으로 증가되지 않고, 활성기의 500,000 Hz의 주파수는 충분히 생리학적 범위 이상이다.
4) 박동성 고주파는 신경세포 사슬이 해부학적으로 정상이고 중추화가 너무 많이 심하지 않은 경우의 신경병증성 통증 치료에 사용가능 하다.
5) 박동성 고주파는 말초신경들에 사용 가능하다.
6) 통증 유발부위의 치료에 사용 가능할 것이다.

References

1 Mullan S, Hekmatpanah J, Dobbin G, Beckman F
Percutaneous intramedullary cordotomy utilizing the unipolar anodal electrolytic lesion
J Neurosurg 22:548 – 553, 1965

2 Rosomoff HL, Carroll F, Brown J, Sheptak P
Percutaneous radiofrequency cervical cordotomy technique
J Neurosurg 23: 639 – 644, 1965

3 Sweet WH, Wepsic JG
Controlled thermocoagulation of trigeminal ganglion and rootlets for differential destruction of pain fibres
J Neurosurg 40: 143 – 156, 1974

4 Shealy CN
Percutaneous radiofrequency denervation of the lumbar facets
J.Neurosurg 43: 448 – 451, 1975

5 Uematsu S
Percutaneous electrothermocoagulation of spinal nerve trunk, ganglion and rootlets
In: *Current technique in operative neurosurgery*, Eds Schmidel HH, Sweet WS. Grune and Stratton, New York, 1977

6 Cosman E, Radionics, Burlington, Mass.
Personal communication, 1996

7 Sluijter ME, Mehta M
Treatment of chronic back and neck pain by percutaneous thermal lesions
In: *Persistent pain, modern methods of treatment.* Eds Lipton S, Miles J. Vol 3, 141-179
Academic Press, London, Toronto, Sydney, 1981

8 Gallagher J, Vadi PLPD, Wedley JR et al.
Radiofrequency facet joint denervation in the treatment of low back pain: A prospective controlled double-blind study to assess its efficacy
The Pain Clinic 7: 193 – 198, 1994

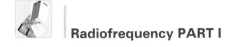

9 Van Kleef M, Liem L, Lousberg R, Barendse G, Kessels F, Sluijter M
Radiofrequency lesion adjacent to the dorsal root ganglion for cervicobrachial pain:
a prospective double blind randomized study
Neurosurgery 38:1127-1131, 1996

10 Lord SM, Barnsley L, Wallis BJ, McDonald GJ, Bogduk N
Percutaneous radio-frequency neurotomy for chronic cervical zygapophyseal-joint pain
N Engl J Med 335:1721-1726, 1996

11 Van Kleef M, Barendse GA, Kessels A, Voets HM, Weber WE, de Lange S
Randomized trial of radiofrequency lumbar facet denervation for chronic low back pain
Spine 24:1937-1942, 1999

12 Dreyfuss P, Halbrook B, Pauza K, Joshi A, McLarty J, Bogduk N
Efficacy and validity of radiofrequency neurotomy for chronic lumbar zygoapophyseal joint pain
Spine 25:1270-1277, 2000

13 Savitz MH
Percutaneous radiofrequency rhizotomy of the lumbar facets: ten years' experience
Mt Sinai J Med 58:177-178, 1991

14 Stolker RJ, Vervest AC, Groen GJ
Percutaneous facet denervation in chronic thoracic spinal pain
Acta Neurochir (Wien) 122:82-90, 1993

15 Stolker RJ, Vervest AC, Groen GJ
The treatment of chronic thoracic segmental pain by radiofrequency persutaneous partial rhizotomy
J Neurosurg 80:986-992, 1994

16 Goupille P, Cotty P, Fouquet B, Alison D, Laffont J, Valat JP
Denervation of the posterior lumbar vertebral apophyses by thermocoagulation in chronic low back
pain. Results of the treatment of 103 patients
Rev Rhum Ed Fr 60:791-796, 1993

17 North RB, Han M, Zahurak M, Kidd DH
Radiofrequency lumbar facet denervation: analysis of prognostic factors
Pain 57:77-83, 1994

18 Cho J, Park YG, Chung SS
Percutaneous radiofrequency lumbar facet rhizotomy in mechanical low back pain syndrome
Stereotactic Funct Neurosurg 68:212-217, 1997

19 Gocer AI, Cetinalp E, Tuna M, Ildan F, Bagdatoglu H, Haciyakupoglu S
Percutaneous radiofrequency rhizotomy of lumbar spinal facets: the results of 46 cases
Neurosurg Rev 20_114-116, 1997

20 Tzaan WC, Tasker RR
Percutaneous radiofrequency facet rhizotomy – experience with 118 procedures and reappraisal of its value
Can J Neurol Sci 27:125-130, 2000

21 Van Wuk RM, Geurts JW, Wynne HJ
Long lasting analgesic effect of radiofrequency treatment of the lumbosacral dorsal root ganglion
J Neurosurg 94 (2 Suppl): 227-231

22 Slappendel R, Crul BJ, Braak GJ, Geurts JW, Booij LH, Voerman VF, de Roo T
The efficacy of radiofrequency lesioning of the cervical spinal dorsal root ganglion in a double blind randomized study: no difference between 40 degrees C and 67 degrees C treatments
Pain 73:159-163, 1997

23 Cosman ER, Nashold BS, Ovelmann-Levitt J
Theoretical aspects of radiofrequency lesions in the dorsal root entry zone
Neurosurg 15: 945 – 950, 1984

24 Halliday D, Resnick R
The electric field. In: *Physics, Part 2, 3rd edition* pp 580 – 600
John Wiley and sons, New York Santa Barbara Chicester Brisbane Toronto, 1978

25 Bogduk N, MacIntosh J, Marsland A
Technical limitations to the efficacy of radiofrequency neurotomy for spinal pain
Neurosurgery 20:529-535, 1987

26 Letcher F, Goldring S
The effect of radiofrequency current and heat on peripheral nerve action in the cat
J Neurosurg 29:42-47, 1968

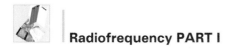

27 Smith HP, McWorther JM, Challa VR
Radiofrequency neurolysis in a clinical model
J Neurosurg. 55:246-253, 1981

28 Van Kleef M
Radiofrequency lesions adjacent to the dorsal root ganglion
Thesis. Datawyse, Maastricht, 1996

29 De Louw AJA, Vles HSH, Freling G, Herpers MJHM, Arends JW, Van Kleef M
The morphological effects of a radiofrequency lesion adjacent to the dorsal root ganglion (RF-DRG)
– an experimental study in the goat
European Journal of Pain 5: 1 – 6, 2001

30 Van Kleef, M, Barendse GAM, Wilmink JT et al
Percutaneous intradiscal radiofrequency thermocoagulation in chronic non-specific low back pain
Pain Clin 9:259-268, 1996

31 Van Kleef, M, Spaans F, Dingemans WAAM et al
Effects and side effects of a radiofrequency lesion of the dorsal root ganglion (RF-DRG) in patients
with cervical pain syndrome
Pain 52:49-53, 1993

32 Sluijter ME, Cosman E, Rittman W, van Kleef M
The effect of pulsed radiofrequency fields applied to the dorsal root ganglion – a preliminary report
Pain. Clin. 11:109-117, 1998

33 Sluijter ME, Van Kleef M
Characterictics and mode of action of radiofrequency lesions
Current Review of Pain 2:143-150, 1998

34 Munglani R
The longer term effect of pulsed radiofrequency for neuropathic pain
Pain 80:437-439, 1999

35 Erdine S, Talu GK
Percutaneous rhizotomy application with pulsed-RFTC in FBSS: case report
Abstract, Worldwide Conference on Pain, San Francisco, 2000

36 Brabant S, van Zundert J, van Buyter JP, Vueghs P, Smet I, Vanduffel L
Pulsed radiofrequency (RF) treatment of the Gasserian ganglion in patients with essential trigeminal neuralgia: a retrospective study
Abstract, Worldwide Conference on Pain, San Francisco, 2000

37 Van Zundert J, Jansen J, Sluijter M, Kessels F, Van Kleef M
Pulsed radiofrequency (PRF) treatment of th cervical dorsal root ganglion in chronic cervical pain syndromes
Abstract, 2nd World Congress of World Institue of Pain, Istanbul, June 2001

38 Koning HM, Koster HG, Niemeijer RF
Ischemic spinal cord lesion following percutaneous radiofrequency spinal rhizotomy
Pain 45:161-166, 1991

39 Archer S, Li TT, Evans AT, Britland ST, Morgan H
Cell Reactions to dielectrophoretic manipulation
Biochem Biophys Res Comm 257:687-698, 1999

40 Higuchi Y, Nashold BS, Sluijter M, Cosman E, Pearlstein RD
Exposure of the dorsal root ganglion in rats to pulsed radiofrequency currents activates dorsal horn lamina I and II neurons
Submitted for publication

41 Yashpal K, Mason P, McKenna JE, Sharma SK, Henry JL, Coderre TJ
Comparison of the effects of treatment with intrathecal lidocaine given before and after formalin on both nociception and Fos expression in the spinal cord dorsal horn
Anesthesiology 88:157-164, 1998

42 Rohof O, Van Dongen V
Pulsed radiofrequency of the suprascapular nerve in the treatment of chronic intractable shoulder pain
Abstract, 2nd World Congress of World Institue of Pain, Istanbul, June 2001

43 Cohen WE
Northern Plains Pain Relief Institute, Yankton, SD
Personal communication, 2001

4_ 고주파 치료
(Radiofrequency treatment)

적응증과 금기사항(Indications and contraindications)

다른 어떤 치료와 마찬가지로 적응증과 금기가 있다. 고주파 치료 전 다음 지적한 사항들은 고려해야 한다.

1) 진단(Diagnosis)

진단이 분명치 않은 경우 치료를 시행하지 않는다. 최소한 암, 감염은 제외해야 한다. 만약 신경기능이 손실(loss of nerve function)된 경우 수술을 고려해야 한다.

2) 보존적 치료 및 통증의 기간(Conservative treatment and duration of pain)

38쪽의 일반적 치료원칙을 잘 관찰해야 한다. 고주파는 침습적 유형의 치료이므로 보존적 치료가 실패한 경우에만 시행해야 한다. 야드를 측정하는 자처럼 엄격한 규칙은 없으며 일반적 상식이 적용된다. 만약 중등도 통증이 있고 보존적 치료가 시작된 경우에는 적응증이 안된다. 반면 만약에 급성 방사증후군(acute radicular syndrome) 같이 강한 통증이 급발 하는 경우 장기적인 보존적 치료 보다는 즉각적 고주파 치료가 요망된다.

3) 시간양상(Time pattern)

만약 일정기간 내에 자연 치유되는 통증이 재발기간에 있는 경우 침습적 치료의 적응증이 되지 않는다.

4) 위치 선정(Localization)

고주파는 제한된 범위로 일정한 위치를 갖는 통증이 있으면 매우 도움이 된다. 위치가 확실치 않으면 치료효과는 절망적일 수 있다. 한곳을 성공적으로 치료하면 통증은 다른 곳에 나타날 수 있고 다음 부위

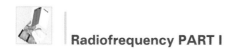

를 치료하는 경우 통증은 처음 자리에서 재발 할 수 있다. 통증부위는 제한적이어야 한다. 척추 전체를 따라 생기는 통증은 대상이 아니다. 반면 두곳 혹은 세곳 정도의 잘 규명된 통증이 있을 수 있다. 이런경우 환자와 의사가 참을성만 있다면 성공의 가능성은 높다. 따라서 이런 논란의 견지 하에서는 치료에서 제외시키기 전에 환자를 주의 깊게 관찰할 필요가 있다.

5) 통증의 유형(Type of pain)

고주파 치료는 중추성 통증(예, 마미증후군)은 적응증이 되지 않는다. 다발성 경화증(multiple sclerosis)은 고주파 치료에 좋은 적응증이 되지는 않는데 간혹 성공하는 경우도 있으나 대개 부정적이며 예후도 일반적으로 희망적이지 않다. 보존적 치료가 우선 최대한 선행되어야 한다.

6) 정신사회적 요인(Psychosocial factors)

법적절차의 포함은 치료의 결과에 중요한 의미가 있다. 만약 가능하다면 연기가 바람직하다. 한편 이러한 법적과정은 장기간 지속될 수 있으므로 치료의 연기가 항상 지켜져야 되는것은 아니다.

7) 정신과적 요소(Psychological factor)

난이도가 높은 환자의 경우 정신과 의사의 견해가 적합한 치료에 가장 도움을 줄 수 있다. 이는 임상 정신과의가 비교 평가하는 것과는 다른 것이다. 환자가 비정형안면통(atypical facial pain), 깊숙한 항문통(deep anal pain)같은 우울증과 연관된 통증을 보이면 매우 주의해야 한다. 이런 우울증이 항상 치료의 금기는 아니며 성공적인 치료 후 우울증은 성공적으로 사라질 수 있다. 확실히 규명되는 증상이 있으면 도움을 받을 수 있다. 저자는 이러한 이루 말할 수 없는 음성기록을 경험해왔다. 여하튼 좋은 결과가 가능하며 이는 환자를 매우 이상하게 변하게 할 수는 있으나 비정상적으로 행동하는 사람을 만들지는 않는다.

8) 연령(Age)

연령은 결코 금기가 아니다. 골다공증으로 급성 분절성 통증을 호소하는 95세 노인도 적절한 치료에 큰 도움을 받을 것이다. 부가적으로 이 환자들은 조영술 상 거의 투명하게 보이고 기술적으로 매우 어려운 술기이므로 정말 그렇다. 노인도 일상적인 치료원리의 적응이 요구될 수 있다. 많은 노인들은 진단적 신경차단을 이해하지 못하고 결과의 해석에도 어려움이 있다. 그러나 편차가 커서 어떤 노인들은 경이 적으로 정신상태가 정상적이다.

점검사항(Checklist)

- **진단**
- **보존요법**
- **통증의 종류**
- **시간 관계(Time relations)**
- **통증의 분포**
- **정신적인 요소(Psychological factors)**

준비(Preparations)

고주파 치료의 적응증이 설정되면 우선 최초의 진찰결과를 기록하는 것이 중요하다. 물론 완전한 신경학적 검사를 포함하는 것이 필요하나 고주파 치료를 위해서는 압통(tenderness)을 가능한대로 정확하게 기술하는 것이 중요하다. 압통(tenderness)은 매우 주관적이어서 객관적으로 정량화 할 수 없다. 그러므로 같은 시술자가 진단적 신경차단(diagnostic nerve block) 이나 치료 후 재 진료 시 유용한 정보를 얻을 수 있다.

저자는 압통점(tender point)에 압력을 주어 1) 음성반응(verbal response) 유발 2) 근육의 반사적 수축 3) 회피동작(evasive movements)에 1점씩 점수를 주어 최대 압통점점수(tender spot score)에 3점을 주는 방식으로 평가하는데 과학적 방법은 아니나 임상적으로 유용하다.

다음으로 환자는 고주파 치료에 대한 정보를 얻어야 하는데 이는 환자가 알아야할 점이 많고 환자의 협조가 필요하므로 필요한 사항이다. 화가 나 있는 환자는 치료 중 도움을 기대하기 어렵다. 모든 것을 다 말해주기는 충분한 시간이 없으므로 주의점을 문서화 하는 것이 필요하다. 이런 문서에 대한 제안을 이 과의 마지막에 부록으로 두었다.

치료계획(Algorithm for back pain)

이제 치료의 계획을 만들어야 한다. 척추통증에도 여러 치료방법이 있듯이 고주파 치료에도 논리체계 (algorithm)가 있다. 이러한 논리체계는 합리성, 경험, 일반 상식을 혼합한 것에 기초를 둔다.

요통의 논리체계는 다음과 같다.

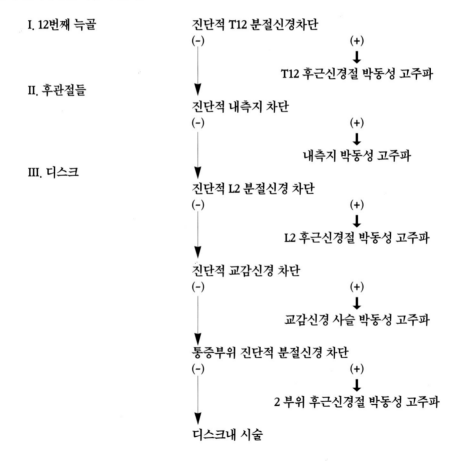

 이는 복잡한 논리체계이며 약간의 설명이 필요하다. 12번째 늑골 위에 압통이 없으면 흉추12번 차단은 생략이 가능하다. 그러나 간단하고 효과가 좋으므로 우선적으로 고려해야 하고 진단이 간과되었다면 좋지않은 결과를 나타내는 필요없는 다른 시술들을 시행할 수 도 있기 때문이다.

 신체검사상 가능성이 희박하고 순수한 후관절 통증 자체가 자주 발생하는 것이 아니라도 이 목차에서 진단적 내측지차단(diagnostic medial branch block)을 생략하는 것은 현명하지 못하다. 신체검사상 후관절 통증과 디스크성 통증의 표지자는 확실치 않다. 따라서 어떤 의사는 모든 고주파 방법 중 가장 단순한 방법으로 치료되어왔던 환자를 추간관염(diskitis)의 위험성이 증가되는 디스크내 시술로 종결지으려 할 수 있다. 일단 진단적 내측지 차단에서 음성이면 좀더 복잡한 시술을 진행시키는 확실한 근거가 된다.

 다음 주의할 점의 초점은 추간판의 신경분포이다. 신경분포는 복잡하여 다음 세 과정이 요구된다.
1) 대부분의 디스크성 통증 환자는 진단적 요추 2번 분절신경차단에 긍정적 반응을 보이며 여기에 박동성 고주파치료로 계속해서 치료하면 대개 50% 성공이다. 이는 간단한 방법이므로 시행할 가치가 있고 이것이 디스크성 통증의 논리체계에서 우선 시행하는 이유가 된다. 신경차단에 음성이거나 박동성 고주파치료가 효과가 없는 경우 다음 단계로 교감신경 차단을 시행한다.
2) 교감신경 차단(Sympathetic block) : 이는 통증부위의 바로 두측에서 시행하여야 한다. 너무 미측에서 시행하면 상행 신경섬유의 일부가 차단되지 않을 수 있으며, 너무 두측(cephalad) 이면 일부 신경섬유들이 이미 척추강으로 들어갔을 수 있다. 이는 그림 4-2에서 설명된다.
3) 디스크성 통증의 마지막 단계는 통증이 있는 디스크의 위, 아래의 분절신경 차단이다. 반응이 양성인 경우 양쪽에서 후근신경절의 박동성 고주파치료를 시행한다.

 디스크내 치료는 매우 심각한 합병증을 야기할 수 있으므로 목차의 마지막에 있다. 빈도가 적고 항생제 예방이 매우 효과적이긴 하나 합병증이 심각하고 빈도가 없는 것은 아니다. 부가적으로 여기에 논의되고 있는 것은 고주파 치료인데 향후 고주파 치료는 반복되어야 될 수도 있다. 이는 내측지 차단이나 후근신경절 차단에는 좋으나 디스크에는 매번 위험도를 고려해야 한다는 의미이다. 따라서 디스크내 시술은 최후의 수단으로 여겨진다.

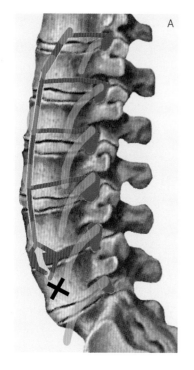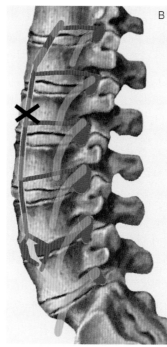

그림 4-2 요추 4/5의 디스크성 통
증을 위한 교감신경 차단(전방부의
신경분포)
A. 요추 5번 위치에서의 차단은 너무
   미측(caudal)인데 이유는 요추4번
   에서 교감신경 사슬로부터 나오
   는 가지들을 차단하지 못하기 때
   문이다.
B. 요추2번 위치에서의 차단은 너무 두
   측(cephalad)인데 이는 신경섬유가
   이미 요추 2,3번 위치에서 척추강으
   로 들어갈 수 있기 때문이다.

하지통의 논리체계(Algorithm for leg pain)

하지통의 논리체계는 훨씬 단순하다. 하지통을 위한 교감신경 차단은 통증부위에 혹은 가장 가깝게 시행하는 것이 가장 좋다. 만약 요통과 하지통이 동시에 있다면 고려해야될 순서는 하지통이 어느 정도까지 연장되느냐에 달려있다.

1) 만약 통증이 모두 피부분절을 따라 느껴졌다면 분절통증(segmental pain)을 우선 치료한다. 일부 환자는 이렇게 해서 완전히 문제가 해결되었다. 묘하게도 L5에 문제가 있는 경우 보다는 L4나 S1이 더 자주 관여되었다. 만약 하지통은 없어졌으나 요통은 안 없어진 경우 요통은 별개로 치료해야 하며 이 경우 대개 예후는 좋다. 이 경우 내측지 차단으로 대개 충분하며 논리체계 모두를 시행해야 하는 경우는 드물다.

2) 통증의 연장이 부분적으로만 피부분절(dermatome)을 따르거나 하지통이 가방사 분포

(pseudoradicular distribution)를 하면 요통의 논리체계(back pain algorithm)를 따른다. 이는 대개 L4나 L5 피부분절에 있는 후관절로부터, 혹은 L2 피부분절에 있는 디스크로부터 오는 연관통 (referred pain)이다.

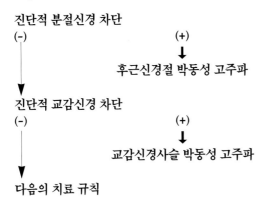

천장부위 통증의 논리체계
(Algorithm for pain in the sacroiliac region)

천장관절(sacroiliac joint)은 인체에서 가장 강한 관절 중의 하나이다. 통증의 제공자로서 천장관절은 그럴수도 있으나 그렇지 않을 수도 있다 천장관절 통증은 흔히 행해지는 국소마취제의 맹목적주사 (blind injection)로 진단되지는 않는다. 또한 다량을 사용하는 경우 주위 어디던지 확산될 수 있다. 천장 부위로의 연관통은 후관절들 혹은 L2 분절을 경유한 디스크들로 부터 올 수 있다는 것이 모두 자명하다. 따라서 상기 논리체계는 진단을 위해 관절자체에 주사하기 전에 우선 연관통을 감별하거나 치료해야 됨 을 나타낸다. 관절의 신경분포는 복잡하나 만약 천장관절이 실제로 통각수용적이면 처음 두개의 천장신 경(S1, S2)의 후지(posterior branch)는 관절을 향해 측방향으로 향하므로 이를 치료하는 것이 종종 효과 적이다. 만약 이 치료가 효과가 없는 경우 S2 분절신경 차단을 해본다. 열 고주파를 하던 시절에는 시술 을 위해 천두공을 뚫어야하고, S2는 방광에 중요한 신경분포를 하므로 좋은 방법이 아니었다. S2 신경공 을 통한 박동성 고주파치료 시에는 이 문제가 더 이상 없다.

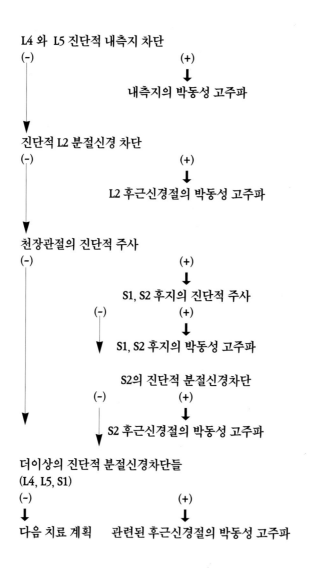

L4 와 L5 진단적 내측지 차단
(-)　　　　　　　　　　　　　　(+)
　　　　　　　　　　　　　내측지의 박동성 고주파

진단적 L2 분절신경 차단
(-)　　　　　　　　　　　　　　(+)
　　　　　　　　　　　L2 후근신경절의 박동성 고주파

천장관절의 진단적 주사
(-)　　　　　　　　　　　　　　(+)
　　　　　　　　　　　S1, S2 후지의 진단적 주사
　　　　　　　　(-)　　　　　　(+)
　　　　　　　　　　S1, S2 후지의 박동성 고주파

　　　　　　　　　S2의 진단적 분절신경차단
　　　　　　　　(-)　　　　　　(+)
　　　　　　　　　　S2 후근신경절의 박동성 고주파

더이상의 진단적 분절신경차단들
(L4, L5, S1)
(-)　　　　　　　　　　　　　　(+)
다음 치료 계획　　관련된 후근신경절의 박동성 고주파

　어떤 환자들은 통증이 등에 있는 것이 아니라 확실히 천추부위에 있는데 가끔 하지가 아니라 엉덩이로 방사한다. 이는 주로 실패한 수술(주로 융합) 후 일어난다. 신체검사 시 천추신경공 중 하나의 주위에 둥글게 압통점이 나타날 수 있는데 이곳이 주로 관여되었음을 나타낸다. 이런 종류의 통증에 유일한 가능한 고주파 방법은 후근신경절 시술이며 필요 시 여러 부위와 양측으로 한다.

미골통(coccydynia)시 천장관(sacral canal)의 S4 신경공 위치에서 다수의 박동성 고주파치료가 이뤄질 수 있다. 이는 성공률이 높은 유용한 방법이다. 만약 미골이 외과적으로 제거된 경우는 결과가 덜 확실하다.

진단적 신경차단(Diagnostic nerve block)

모든 논리체계 중 진단적 신경차단은 추정적 임상진단을 확진하기 위해 포함된다. 일견 이는 확진을 위해 이상적인 방법으로 보이나 실제는 다르다. 우선 명심해야 할 몇 가지 임상적 지적사항이 있다.

1) 기술적인 실패가 정기적으로 일어난다.
   혈관 주위 혹은 내로 주입시 위음성 차단에 이른다. 또한 국소마취제 용액이 주위 조직, 특히 경막외 강으로 흐르면 위양성 차단에 이를 수 있다.
2) 질문에 답을 해야할 의문이 있다면 진단적 신경차단이 적응증이 된다. 그러나 진단이 확실하면 이 차단은 필요 없다. 만약 예를 들어 L4/5 위치에 탈출된 디스크가 있고 L5 통증분포가 확실하거나 삼 차신경통의 전형적인 경우라면 진단적 차단은 필요 없다. 결과가 양성이면 우리가 이미 알고 있는 무엇을 알려주며 만약 결과가 음성이면 이것은 아마도 위 음성이며 결국 혼동이 온다.
3) 진단적 차단은 흔히 생각하는 것과 반대로 예후적인 중요성을 가지지는 못한다. 신경차단은 차단 원위부의 구조물 들을 일시적으로 완전히 탈신경(denervation) 한다. 만약 통각수용성 초점이 차단 장소에 혹은 그 이후에 있으면 어느 정도 예후적 중요성은 결과에 기여할 수 있다. 그러나 많은 분 절신경 차단처럼(그림 4-1) 통각 수용성 초점이 차단보다 중추쪽으로 있으면 결과는 단순히 통각의 위치를 나타내고 예후적 중요성은 없다.

그러나 이것이 다는 아니다. 신경계는 복잡하며 진단적 차단에 대한 반응도 역시 복잡하다고 말할 수 있다. 첫번째 문제는 양성의 진단적 신경차단으로 통각수용성 입력이 차단되었다고 보지는 않는다. 예를 들어 심앙기나(cardiac angina) 환자는 척골측 상완통(ulnar brachialgia)을 보이는데 C8 분절신경 차 단시 이 증상이 소실된다. 이는 척추의 과부하된 분절신경으로의 정상적인 구심성 입력이 차단되면 통증은 사라지는 것을 설명한다. 이제 디스크성 요통환자를 상상해 보자. 이는 또한 척수의 해당되는 위치를 과부하 시킬 것이다. 만약 이 환자가 다시 진단적 내측지차단을 하면 다량의 구심성 입력이 차단되는데 이 입력은 완전히 정상적일 수 있다. 통증은 제거될 것이라는 확실한 가능성은 있다.

사실은 이는 흔히 일어날수 있다. 문헌에 많은 내측지차단이 기술되어 있는데, 환자는 진단적 내측지차단, 가끔은 위약(placebo) 투여 시나 국소마취제의 작용기간을 비교함으로써 선별되어 왔다. 여하튼 추가적인 고주파 치료는 대개 70% 이상의 환자에서 결과가 향상되지는 않았다. 이 차이가 고주파 기술이 부적합 했다고 보기는 어렵다.

따라서 통각수용성 입력과 정상적인 입력을 구별하는 방법이 없으므로 진단적 신경차단은 내재적인 불합리성이 있다. 그러나 이것이 모두는 아닌데 이유는 우리는 이제 해석에 관한 문제를 의논해야 하기 때문이다. 말초신경은 어찌하던 구심성 신경원 사슬의 일부이므로 말초에서 일어난 일들은 필연적으로 사슬의 좀더 중추부위에 영향 준다. 말초신경 차단은 외상처럼 급성 사건으로 간주된다. 급성 사건은 우

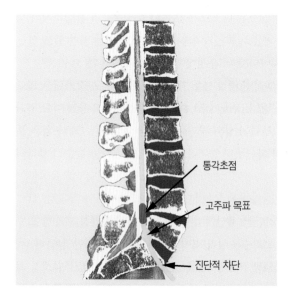

통각초점
고주파 목표
진단적 차단

그림 4-1 방사통에서 통각의 초점, 고주파 목표점, 진단적 신경차단.
고주파의 목표점은 통각의 초점 보다 원위부(distal)이다. 진단적 신경차단은 더욱 원위부를 차단한다.

리가 알다시피 후각의 기능상태에 심각한 효과를 준다. 이 효과의 크기와 방향은 환자의 정신적 과정 (mental process)에 의해 강하게 영향 받는다. 이 정신적 과정은 예견키 어려우며 관련된 일부 요소들을 거론 하자면 제안, 기대, 염려, 분위기(suggestion, expectation, apprehension, mood) 등이다.

이러한 이유로 환자가 차단의 결과에 대해 거짓 정보를 주었다고 비난 받아서는 안 된다. 다수의 환자가 건전한 정보를 준다는 것은 사실 작은 기적이다. 여기에서의 교훈은 환자의 반응을 환자의 음성보고 혹은 문서작성에 의하는 것은 가치가 없다는 것이다. 이는 위 양성 혹은 위 음성 가능성이 높다. 이 위양성을 위해 위약이라는 단어를 사용하는 것은 부적절한 용어인데 이유는 우리가 완전히 정상적인 기전을 주시하고 있기 때문이다.

진단적 신경차단의 결과 평가는 항상 신체검사와 동반되야 한다. 환자는 신경차단 전 통증이 있었던 일이나 운동을 해보도록 요구해야 하며 압통점을 재 조사해야 한다. 이는 후각만이 사실을 말해줄 때만 시행한다. 이는 제 1과에서 논의되었던 외상 후와 비교될 수 있다. 여기에서 환자는 마음의 혼란이 가시면 갑자기 통증을 느낄 수 있다. 이는 진단적 차단 후와 동일하다. 환자가 여전히 움직일 때 아프거나 혹은 예외적으로 더 이상 통증이 없는 동작에 직면하는 경우 후각의 상황과 환자의 의견은 즉시 달라질 수 있다.

신체검사는 주관성을 띄게 되는데 정량적 자료가 없기 때문이다. 환자에게 문서작성을 시키는 것은 고정된 성적를 얻을 수 있는 장점이 있다. 이는 불행스러운 일이나 원칙을 변화시키지는 않는다. 진단적 차단을 하고 신체검사를 포함하여 결과를 적절히 분석하는 것이 반복시술 하면서 어찌하였던 더 이상 믿지 못할 자료를 수집하는 것보다 낫다.

추적과 다음 단계의 결정
(Follow up and deciding on the next step)

논리체계를 확실히 정하면 치료의 시작은 의사결정에 관한한 대개 어려운 부분이 아니다. 다음에 무

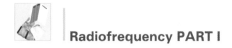

엇을 해야할지 결정하기 어려울 수 있을때가 박동성 고주파치료를 한 다음 4주 후 환자가 추적을 위해 재방문 할 때이다. 이는 결과가 완전히 위 음성 혹은 위 양성인 경우는 아니다. 단지 단기간이라도 결과가 없는 상황에서 논리체계의 다음 단계를 실행해야 할 때거나, 논리체계는 고갈되어 있는데 다음 치료 단계를 진행해야 될 때다. 환자가 통증이 없는 경우 더 이상의 추적검사 약속은 필요 없고 통증이 재발되는 경우 다시 알려달라고 지시한다.

그러나 치료결과가 불확실 할 때가 있으며 다음과 같은 여러 경우가 있다.
1) 결과는 좋았으나 통증의 일부만 사라진 경우; 예를 들어 L5 혹은 S1 후근신경절 차단으로 하지통은 없어 졌으나 요통이 진전이 없는 경우로서 이 경우 결정 내리기는 어렵지 않다. 즉 요통의 논리체계를 다시 시작한다.
2) 결과는 아주 좋으나 단기간에(예를 들어 1-2주 내) 다시 통증이 나타나는 경우: 결정 내리기가 좀더 어려운데 이는 모두 이것을 어떻게 해석하느냐에 달려있기 때문이다. 이때는 박동성 고주파치료의 시간이나 강도(intensity)가 부족한 경우나 통증의 양상이 생각보다 복잡한 경우로 가상할 수 있는데, 첫째 경우는 시술을 반복하는 것이 좋고 둘째 경우는 논리체계의 다음 단계를 행한다. 여기에 주관적인 지침은 없다. 다음의 행동이 제안된다. 만약 이것이 아직 논리체계의 초기 상태이면 다음 단계의 진단적 차단을 시행하라. 만약 이것이 확실히 양성 반응이면 이 다음 단계를 박동성 고주파치료로 시행한다. 만약 진단적 차단이 음성이거나 확실치 않으면 처음의 치료를 반복한다. 만약 이것이 논리체계의 끝에서 일어나면 박동성 고주파치료를 반복한다. 같은 일이 이 두번째 시도 후에 일어나면 한번의 기회를 더 갖는다. 종단온도가 허용하는 가장 높은 고온(그러나 60 volts를 초과하지 않는다)를 사용하고 노출시간을 10분으로 증가시킨다.

시술 후에는 많은 불편함(discomfort)이 따른다. 추적조사 전 지난 주에 걸쳐 점차적이지만 불완전한 증세호전이 있어왔다. 이럴 경우 의사결정은 쉽다. 아무것도 하지말고 환자에게 2-3주 후 보고 하라고 한다. 이 불편함은 박동성 고주파치료 후 정기적으로 관찰되는 반응들 중의 하나이다. 박동성 고주파치료 후 다양한 반응들은 고주파의 강도와 시간주기에 따라 매우 심하게 변할 수 있다(또한 제 3과를 보라). 좋아지는 중인데 반복하여 침습적인 시술을 하는 것은 좋아지기 보다 악영향을 준다. 한번 좋아지기 시작하면 더 이상의 다른 방법을 실시하지 않더라도 계속 좋아진다. 일단 증세 호전이 있으면 다른 방법보다 이 방법을 계속한다. 만약 이런 희망이 헛된 것으로 판명되면 치료를 계속하기에는 너무 이르다. 이런 경우는 환자에게 잘 설명해 줘야 한다.

결론(The end of the road)

다른 치료와 마찬가지로 모든 환자에게 고주파가 능사는 아니다. 훌륭한 초기 적응증이라도 기술적으로 문제가 없고 완벽한 논리체계를 갖더라도 어떤 환자들은 제통이 안 된다. 다음 단계로의 이동은 특성상 더 복잡하므로 어려운 결정이 된다. 환자기록지를 재검하여 기술적 문제가 없었는지 간과된 것은 없었는지 확인하고 이것을 해왔다면 고주파 치료는 끝내야 한다. 이유를 잘 모르더라도 이 개별적인 경우에서 명백히 치료에 실패한 경우 한 종류의 치료를 영원히 계속해야 될 이유는 없다.

부록(Appendix)

환자에게 박동성 고주파치료에 대한 안내편지

친애하는 OO씨

박동성 고주파치료를 이용한 치료가 당신에게 제안 되었는데 이 편지는 당신에게 좀더 치료에 대한 자세한 정보를 주기위해서 입니다.

고주파 시술은 특별한 종류의 전기입니다. 환자 분이 집에서 가전용으로 쓰시는 전기는 주파수가 50회/초로 변화되는 반면 고주파는 500,000/초로 훨씬 주파수가 높습니다. 고주파 시술은 30년 이상 통증치료에 쓰여져 왔습니다. 방사선 영상을 이용하여 특수한 바늘을 통증을 일으키는 신경 옆에 위치시켜 놓고 바늘을 통해 고주파를 보내게 되면 바늘 끝은 가열되어 통증을 제거하기에 충분할 정도로 신경에 약간의 손상을 초래하게 됩니다.

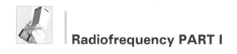

박동성 고주파치료는 다릅니다. 이는 같은 종류의 전류를 쓰기는 하나 지속적으로 사용하는 것이 아니라 짧은 돌발파(short bursts)로 사용하는데 이렇게 하면 바늘 끝이 가열되지 않고 신경파괴도 전혀 없습니다. 신경은 전기로 인해 고유의 성질이 바뀌게 되어 통증을 충분히 제거하게 됩니다. 이제 우리가 보듯이 이는 과거에도 고주파의 작용기전 이었습니다.

치료 전 어느 신경을 가장 잘 치료해야 하는지를 결정해야 합니다. 이를 위해 소위 진단적 신경차단 (diagnostic nerve block)을 하게 되는데 소량의 국소마취제를 주입하게 됩니다. 통증을 일으키는 신경에 해당되면 몇 시간 동안 통증이 사라집니다. 당신의 통증과 관계없는 신경이면 효과가 없습니다. 이런 주사는 당신의 다리 혹은 팔에 저림증 혹은 힘이 약해질(weakness) 수 있는데 국소마취제의 작용시간이 중단되면 사라지게 됩니다. 이때 통증이 다시 나타나게 되며 하루 이틀은 더 악화될 수도 있습니다.

진단적 신경차단 후 환자 분의 협조가 매우 중요합니다. 환자 분은 통증이 사라졌는지 알려줄 수 있는 유일한 사람이므로 평소에는 아팠던 움직임을 해보거나 아팠던 곳을 눌러보아 결과를 얘기해 주셔야 합니다. 또한 우리가 아픈 곳이 남아 있는지 진찰할 수 있습니다. 환자 분은 진단적 차단이 통증을 일으키는 척추의 구조나 신경에 대한 정보를 얻을 수 있다는 것을 인식해야 합니다. 신경차단으로 치료의 결과를 예견할 수는 없습니다. 상기했듯이 고주파의 기전은 국소마취제의 기전과는 완전히 다릅니다.

우리는 만족할 만한 진단 후 실제적인 치료를 진행합니다. 치료는 다른 날 시작하게 되는데 이유는 신경이 진단적 신경차단 후 아직 저림증이 있으면 불가능하기 때문이다. 이는 우리가 치료를 위해 더욱 간편하게 바늘을 위치시키기 때문입니다. 대부분 방사선 만으로 완전한 위치를 잡을 수는 없으며 적절한 자극을 주어 결정합니다. 바늘에 소량의 전류를 흘리면 저린감(tingling sensation)을 야기할 수 있으며 환자 분은 이때 처음으로 이런 것을 느끼는 순간을 얘기해 주어야 합니다. 우리는 이 감각으로 환자분이 처음 느낄 때의 전류의 세기를 알아야 하며 이를 통해 바늘이 얼마나 신경에 가깝게 접근했는지 알 수 있습니다.

박동성 고주파치료의 실제 치료 시 드물게 매우 힘없는 감각(very faint sensation)이나 약간의 근육수축을 야기할 수 있습니다. 어떤 불쾌한 경험도 우리에게 알려주어야 합니다. 대부분의 경우에 치료를 전혀 눈치채지 못합니다. 국소마취제 주사는 일반적으로 필요 없으므로 진단적 차단 후에 처럼 팔이나 다리의 저림증이 오는 경우는 없습니다.

당신이 기대할 수 있는 몇 가지 얘기가 있습니다. 얘기한 대로 박동성 고주파치료는 신경의 성질을 바꾸는데 이는 시간이 걸립니다. 치료 후 처음 4주간은 어떤 일도 일어날 수 있습니다. 치료 후 즉시 통증이 소실되어 계속 통증이 없을 수도 있고, 치료효과를 얻기 전 수주간 점점 더 아플 수도 있습니다. 이 차이에 대한 설명은 하기가 어렵습니다. 또한 이는 예후적인 의미도 없습니다. 당신은 처음에 좋고 나중에 나쁠 수도 있으며 그 반대인 경우도 있습니다.

이런 이유로 치료 후 첫 약속은 4주 후에 하며 다음에 무엇을 해야할 지는 완전히 당신의 치료결과에 달려있습니다. 척추는 매우 복잡한 구조를 가지므로 추가적인 치료가 필요할 수 있으며 이런 경우 마지막 결과를 얻기 위해 4주를 더 기다려야 한다. 따라서 고주파 치료는 수개월에 걸쳐 연장될 수 있습니다. 우리도 빨리 결과를 얻기를 원하지만 서두른다고 빨리 되는 일은 없습니다.

치료 후 좋은 결과를 얻을 수도 있지만 시간이 지나면 통증이 다시 나타날 수 있습니다. 이는 박동성 고주파치료의 기전 때문인데 신경의 변성이 영구적이지 않기 때문이다. 신경에 더 이상의 전기를 적용하지 않으면 신경은 점차 원래대로 돌아가며 따라서 반복 시술이 필요합니다. 작용시간은 개인적으로 매우 다르나 대부분의 경우 4개월-수년입니다.

치료 시 아프지 않습니까? 대개 그렇지 않으며 당신 스스로 안락하게 만들수 있습니다. 처음 바늘은 매우 표면에 위치하므로 통증이 없고, 바늘이 신경에 전진되는 시기가 오는데 가능한 바늘방향을 적게 바꾸고 도달해야 합니다. 이를 위해 환자 분은 근육의 긴장을 풀어야 이런 변화가 적고 통증이 적습니다. 1) 근육이 경직되면 가는 바늘이 완전히 다른 곳으로 가므로 우리는 처음부터 다시 시작해야 합니다. 우리는 이 일이 언제 일어날지 알며 어떤 통증도 피하기 위해서 이때는 바늘을 매우 느리게 움직입니다. 2) 다음으로는 우리가 신경을 향해 바늘을 점차 진행시킬 때 약간의 감각이라도 느끼게 되면 즉시 알려 불편함을 없애야 합니다.

합병증은 없습니까? 우리의 상식으로는 박동성 고주파치료는 합병증이 없습니다. 이 방법은 해가 없고 비 파괴적인 방법입니다. 합병증이 전혀 없다는 얘기는 아닙니다. 예를 들자면, 즉 바늘을 신체에 삽입하게 되면 드물게 바늘 주위에 출혈이 나타날 수 있습니다. 임상에서 이는 매우 드물지만 그렇더라도 우리는 얘기를 해주어야 합니다. 따라서 항 응고요법을 받고 있거나 아스피린을 정기적으로 먹고 있는 경우 미리 우리에게 알려주어야 합니다.

5_ 시술의 원칙
(Principles of Procedures)

경고 : 이 책에 기술된 술기는 열 병소를 만드는 데는 적합하지 않을 수 있다.

추정진단이 내려지고 고주파 치료가능성이 있고 치료계획이 세워진 후 시술을 시행해야 한다. 본 과에서는 환자의 불편을 최소화하고 시술자에게 많은 도움을 주는 일반적인 원칙에 대한 목록들이 제시되고 있다.

기구(Instrumentation)

소독된 기구와 수술장갑은 기본이며 고주파 탐색자(probes)는 가스소독을 하는 것이 좋다. 고주파 시술의 나머지 대부분에서도 근육주사에서와 같이 멸균이 요구된다. 수술 시야의 한쪽만 간단하게 소독포를 덮는데 대개 시술 시야의 미측(caudal side)에 한다. 소독포를 더 많이 덮는 것은 의미가 없으며 시술 시야를 가릴 뿐 아니라 환자의 해부학적 구조를 알기 어렵게 한다.

일반적으로 고주파 시술 후 감염이 문제가 된 적은 없었으나, 삼차신경통 시술 시에만 구강내 점막이 천공되는 예외가 있는데 이는 멸균과 관계없는 전혀 다른 상황이다. 디스크내 시술 시는 이 요구들이 적용되지 않는데 이때는 완벽한 소독포 사용과 모자 및 마스크를 쓰는 완전멸균 상황이 요구된다.

흔히 쓰이는 고주파 바늘은 두 가지이다(그림 5-1).
1) SMK-바늘 : 바늘 모양이 일직선이고 끝이 날카롭다(straight and sharp).
2) Racz-Finch 바늘 : 바늘 모양이 굽어져 있고 끝이 무디다(curved and blunt).

두 바늘 중 선택은 바늘 사용 시 위치시키는 기술(positioning technique), 해야 될 시술의 종류, 가장

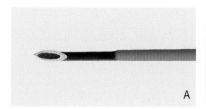 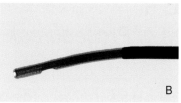

그림 5-1 고주파에 사용되는
바늘의 종류
A. SMK 바늘
B. Racz-Finch 바늘

가능성이 적으나 술자의 숙련도에 따른다. 이 책에서는 SMK-바늘의 방법을 기술하는데 이에 따른 일직선이고 끝이 날카로운 바늘에 대한 논란은 다음과 같다.

1) 바늘을 위치시키는 과정 중 목표는 조직손상을 최소로 하는 것이다. 적절한 방향설정을 위해 소위 터널시야 기법(tunnel vision techniques)을 사용한다. 바늘이 곡선으로 되어 있으면 이 방법을 적절히 사용하지 못한다. 만약 목표에 도달하기 위해 바늘이 굽어야 한다면 기본적인 터널시야 기법은 사용하지 못한다.

2) 큰 구경의 끝이 무딘 바늘이 작은 구경의 날카로운 바늘보다 조직손상이 더 많다는 것을 예견할 수 있다.

3) 끝이 무딘 바늘은 신경손상을 방지한다고 가상된다. 그러나 끝이 날카로운 바늘에 의한 신경손상은 여러 기술을 상세히 기록한 처방을 따라 시행하면 방지할 수 있다. 반면 끝이 무딘 바늘로 신경이 돌발적으로 손상되면 손상이 더 크게 될 수 있다.

4) 끝이 굽은 바늘은 일정한 목표구조물과의 접촉이 더 많을 것으로 생각된다. 고주파 열 응고술시에는 이런 사실이 논란거리가 되나 박동성 고주파의 임상효과는 활성종단과 목표물과의 측면접촉에 좌우되지 않는다.

이 모든 논란은 모두 바늘의 위치에 관계되어 있다. 그러나 마지막 4)번 논란은 위치가 아니라 효과와 관련이 있다. 만약 고주파 열 병소가 이뤄지면 바늘 끝의 유형은 중요하지 않다. 그러나 박동성 고주파 치료의 경우는 상황이 다르다. 제 2과에서 지적 했듯이 전기장의 강도는 충전된 전도체(conductor)의 반지름에 반비례한다. 그림 5-2는 두 바늘 끝의 확대사진이다. 즉 굽고 끝이 무딘 바늘의 끝은 반지름이 상대적으로 크므로 상대적으로 약한 전기장을 보인다. 끝으로 전기장은 바늘 끝으로부터 전방으로 확장된다. 일직선 형태의 바늘에서 방향은 바늘의 축(axis)이지만 굽은바늘 사용시 전기장은 옆으로 향한다. 이는굽은 바늘 사용시 바늘을 돌려 목표물을 바늘의 굽은 쪽의 축 쪽으로 오게 하면 극복이 되나 시술자가 이를 잘 인지하고 있어야 한다. 이는 다만 너무 이론적인 고려이며, 실제로는 Racz-Finch 바늘로도 성공적으로 박동성 고주파치료를 시행해 왔다[1].

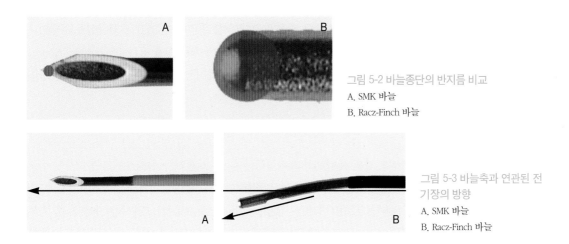

그림 5-2 바늘종단의 반지름 비교
A. SMK 바늘
B. Racz-Finch 바늘

그림 5-3 바늘축과 연관된 전기장의 방향
A. SMK 바늘
B. Racz-Finch 바늘

　진단적 신경차단에 쓰이는 바늘은 합리적인 길이의 연결관(tubing)이 부착되어 있어야 한다. 모든 진단적 신경차단 시 국소마취제를 주사하기 전에 수용성 조영제(contrast media)를 주사하여 바늘로부터 약제의 퍼짐을 감시해야 한다. 이는 지속적인 조영술(fluoroscopy)로 감시할 수 있는데 부주의한 혈관 내 주사나 부정확한 구조물(incorrect structure)로의 퍼짐을 알기 위해서이다. 연결관은 시술자의 손을 방사선 노출로부터 보호하기 위해 필수적이다. 더욱이 연결관이 없는 바늘은 주사기를 붙이거나 떼는 동안 위치가 변할 수 있다.

환자의 위치잡기(Positioning the patient)

　요천추부의 모든 시술은 복와위(prone position)에서 한다. 시술 전 복부 밑에 베개를 받쳐서 환자를 안락하게 하고 시술 전에 긴장을 풀도록 한다. 환자의 근육이 긴장되어 있거나 계속 움직이는 경우 바늘

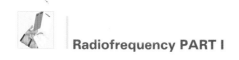

의 위치잡기가 매우 어렵다. 이는 시술시간을 불필요하게 연장시키고 환자에게 불편을 증가시킨다.

　상업적으로 가용한 수술용 침대는 가격과 사양이 매우 다양하다. 선택할 때는 두 가지 중요한 고려사항이 있다.

　1) C-arm이 치료대 밑과 주위(두-미측 이동 포함)에서 자유롭게 움직여야 한다.

　2) 치료대는 C-arm의 반대 편에 길이로 된 금속막대가 없어야 한다. 이것이 있으면 교감신경 차단이나 디스크 내 시술시 사용되는 극단적 비스듬 투영(far oblique projections)에서 시야를 방해한다.

진정(sedation)

　일반적으로 고주파 치료 시 진정은 불필요하고 바람직하지 않다. 환자가 협조적이고 시술자가 시술 방법을 알면 고주파 치료가 그렇게 통증이 심할 이유가 없다. 환자에 따라 인내에는 많은 차이가 있으며 수술대에서 움직이거나 근육이 긴장된 환자는 진정을 안하는것 보다는 하는것이 낫다. 소량의 midazolam을 정주하면 대개 해결된다. 전신마취는 요구되지 않는데 대부분의 경우 시술 시 환자의 협조가 요구되기 때문이다. 시술 중간에 환자가 전신마취로부터 깨어야 되는 경우, 환자는 잠시 안절부절 해질 수 있고 바늘의 위치가 바뀔 수 있다.

C-arm의 위치잡기(Positioning the C-arm)

　즉시 C-arm의 손잡이를 눌러 시작 하려고 하지 말라. 다음 법칙을 따르면 많은 불필요한 방사선 노출을 줄일 수 있다. 우선 C-arm을 바라보고 위치가 대강 맞는다고 생각할 때까지 C-arm을 위치시킨다 : 방사선 튜브는 침대 밑에, 영상 강화장치(image intensifier)는 위에서 전후위치(AP-position)으로 시작하며 척추의 예상 위치에서 직각으로 맞추면 노출을 시작하기 전에 많은 것을 할 수 있다.

　이제 손잡이를 누를 준비가 된 것이며 조절을 시작해야 할 것이다. 이를 아래와 같은 순서에 입각해서 한다.

1) 우선 방사선 기계의 설치를 척추의 우측이 화면의 우측에 투영되도록 한다. 이렇게 해야 바늘의 방향 전환이 화면의 방향전환과 일치한다.
2) 다음 척추의 적합한 위치를 확인하고 예상되는 목표위치를 화면의 중앙에 오도록 한다(그림 5-4).
3) 이렇게 한 후 측면이동을 하는 손잡이를 고정한다. 이렇게 하지 않으면 당신이 다음 단계를 맞추고 있을 동안 C-arm이 적절한 위치로부터 움직일 것이다.
4) 마지막으로 C-arm의 축성회전(axial rotation, 그림 5-5)과 경사의 정도(degree of obliqueness, 그림 5-6)를 맞춘다.

축성회전은 척추의 종판들(vertebral endplates), 경사의 정도는 극돌기(spinous process)와 반대편 후관절 기둥(facetal column)과의 관계를 관찰해야 한다. 각 시술방법마다 맞추는 방법이 다르고 이는 관련된 과에서 충분히 검토될 것이다.

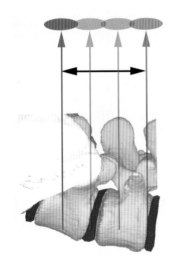 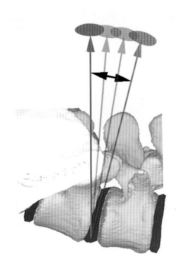 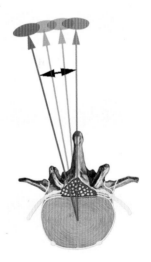

그림 5-4
C-arm 위치의 측면 맞춤

그림 5-5
C-arm의 축성회전(axial rotation)

그림 5-6
C-arm의 경사도(obliqueness)의 변동

바늘의 진입과 위치잡기(Entering and positioning the needle)

터널시야 기법(Tunnel vision technique)

천추강 내의 미골통을 제외한 요천추 부위의 모든 시술은 "터널시야 기법(Tunnel Vision technique)"을 사용한다. 이는 고주파 전극이나 바늘을 방사선 방향대로 진입하는 기술이다. 이를 적절히 사용하는 경우 바늘은 화면에서 점(dot)으로 보이며, 보이는 범위는 이론적으로 터널과 유사하게 점차 좁아지므로 이런 명명을 했다. 방사선 보호는 따라서 아주 적절하며 부가적인 이점으로 방사선 영상은 "바늘이 보는 것(what the needle see)"으로 바늘의 위치교정을 잘 할 수 있다.

이 방법 사용 시 몇 가지의 명백한 사실을 명심해야 한다. 바늘 끝의 위치는 다음 요소에 의해 결정된다.
1) 진입점(Entry point)
2) 시상 단면(Sagittal palne)에서의 방향(미측 대 두측)
3) 횡 단면(Transverse plane)에서의 방향(내측 대 외측)
4) 관통위치(Penetration level)

이는 그림 5-7에서 잘 설명되며 바늘의 위치를 잡는 도중, 두개의 단면을 항상 명심해야 한다.

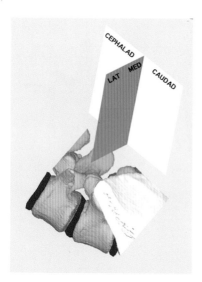

그림 5-7
바늘의 방향을 결정하는 두 평면

진입점의 선정(Choosing the entry point)

1) 목표점 위에 존재하는 진입점(entry point)을 이제 피부 위에 표시한다. 이 방법이 진입점을 선택하는데 있어 유일한 가치있는 방법이다. 중앙선으로 부터의 거리라든지 외부의 해부학적 표식과의 관계는 고려하지 않는다. 예를 들어 요부 교감신경 차단(lumbar sympathetic block)시 요추 전만증이 심한 비만환자는 전만증이 덜 심한 마른 사람보다 훨씬 외측에 진입점이 있다.

2) 진입점을 표시할 때 주의를 기울여야 할 다른점이 있다. 모든 목표점에 접근 시 접근이 약간 부정확하면 뼈 구조물(bony structure)을 만나게 된다. 예를 들어 내측지 차단(medial branch)시 상관절 돌기(superior articular process), 요추 후근신경절 차단시 측돌기와 후관절(transverse process and facet joint), 천추공 시술시 천추공의 상연(superior border), 교감신경사슬 시 측돌기와 추체의 측면이다. 만약 장애가 일어나면 바늘은 방해하는 뼈에 의해 밀려나며 덜 적절한 위치로 가게 된다. 이를 피하기 위해 장애를 일으키는 뼈에서 약 1 mm 정도 떨어져서 진입점을 정한다.

3) 피부바늘(cutaneous needle)로 피부팽진을 만든다. 이렇게 한 후 주사기를 떼어내고 진입점의 적절한 장소를 재 검토하는 것은 좋은 방법이다.

바늘의 진입(Entering the needle)

이제 실행에 옮길 준비가 되었다. 바늘삽입 전에 진입 후의 교정을 최소화 하기 위해 C-arm의 위치를 다시 한번 점검한다. 바늘삽입 전 술자를 놀라게 할 수 있는 모든 요건을 제거한다. 바늘에 대해 저항이 많은 피부가 있는 반면 별로 저항이 없는 피부가 있다. 피하조직이 단단한 사람도 있고 연한 경우도 있다. 결론적으로 진입점은 바늘 진입 시 약간 이동할 수 있으며 이는 여태까지의 적절한 진입점을 위한 모든 노력을 허사로 만들 수 있다. 만약 이런 일이 가상되면 한쪽 손의 엄지와 검지로 진입점을 고정하고 다른 손으로 바늘을 다룬다. 바늘을 진입할 때 바늘 끝 부위(hub)를 잡지 않는 것이 좋은 데 사용되는 바늘들은 구경이 적으므로 진입 시 약간 구부러질 수 있기 때문이다. 따라서 사용하지 않는 손으로 바늘의 축(shaft)을 지지하거나(그림 5-8), 만약 사용하지 않는 손을 피부를 고정하는데 사용한다면 바늘을 다트(dart)처럼 잡도록 한다(그림 5-9). 이때 빠르게 찌르는 듯한 동작으로 진입하며 당신은 아직 바늘이 표피조직(superficial tissues)에 머무름을 확인해야 한다.

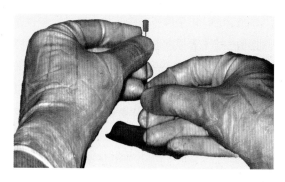

그림 5-8
바늘은 두 손을 환자의 등에 올려놓은 채로 잡는다.

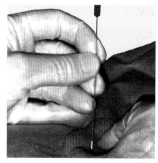

그림 5-9
피하조직이 헐거울 때 바늘을 진입한다. 바늘은 사용하지 않는 손의 엄지와 검지가 피부를 고정하는 동안 다트(dart)처럼 잡는다.

바늘 위치의 해석(Interpretation of the needle position)

이제 조영술로 위치를 감시한다. 드물게, 이때 바늘의 방향이 정확했다면 바늘은 화면에 점(dot)로 보인다. 대부분의 경우 바늘은 방향이 약간 벗어나 화면에 선(line)으로 나타난다. 이는 주의함에도 불구하고 바늘 진입 중 피부가 움직이거나 방사선의 방향이 잘못 맞추어졌기 때문이다. 이때 조영술 영상의 해석을 위해 시간이 필요하다. 그림 5-10에서 13은 후근신경절 차단시 부정확한 바늘 위치의 예를 나타내며 가능성은 다음과 같다.

1) 진입점 부정확 : 바늘 방향이 정확하여 점으로 보이나 목표를 벗어날 경우(그림 5-10).
2) 한 평면의 부정확한 방향 : 진입점은 어느 정도 정확하나, 바늘의 방향은 한 평면에서 부정확할 경우(그림 5-11).
3) 두 평면의 부정확한 방향 : 진입점은 어느 정도 정확하나, 바늘의 방향은 두 평면에서 부정확할 경우(그림 5-12).
4) 방향과 진입점이 모두 부정확한 경우 : 진입점과 바늘의 방향이 모두 부정확할 경우(그림 5-13).

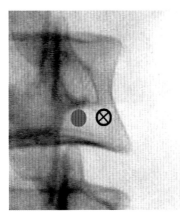

그림 5-10 부정확한 위치선정 I
바늘방향은 완전하나 위치가 부정확하다.

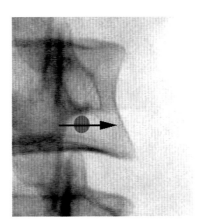

그림 5-11 부정확한 위치선정 II
진입점은 좋으나 바늘방향이 한 평면에서 부정
확하다.

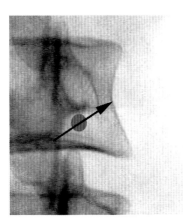

그림 5-12 부정확한 위치선정 III
진입점은 좋으나 바늘방향이 두 평면에서 부정
확하다

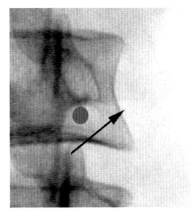

그림 5-13 부정확한 위치선정 IV
진입점이 나쁘고 바늘방향이 두 평면에서 부정
확하다

바늘 위치의 교정(Correction of the needle position)

교정이 이뤄져야 하며 이렇게 함으로써 바늘 축에 힘이 가해질 때 어떤 효과가 나타나는가를 깨달아

101

야 한다. SMK 캐뉼라는 구경이 적어 휘어지기 쉬우므로 다룰 때 축을 지지해야 한다. 이는 대개 사용하지 않는 손과 시술하는 손의 중지(middle finger)로 한다(그림 5-14). 이 지지는 축이 힘을 받음으로써 방향전환을 쉽게할수 있다. 이 힘의 효과는 바늘 끝의 상황(어느 위치에 있는가)에 따라 다르다.

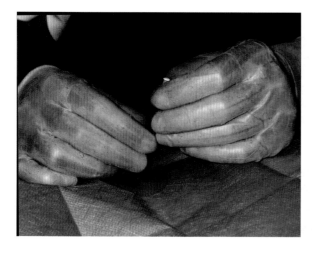

그림 5-14 목표에 접근하는 동안 바늘잡기.
바늘은 환자의 등에 두 손을 놓은 채로 잡는다

1) 만약 바늘 끝이 아직 표재성이고 여전히 조직에 있는 경우 : 바늘을 움직임으로써 쉽게 위치가 바뀌며, 바늘 끝의 위치와 바늘의 방향은 가해지는 힘의 방향대로 바뀔 것이다(그림 5-15).
2) 바늘 끝이 단단하고 움직이지 않는 근막층(fascia layer)을 뚫은 경우 : 바늘 끝이 움직일 수 없으므로 바늘은 가해지는 힘에 의해 약간 구부러 진다. 바늘 끝은 그 위치에 머무르게 되고 바늘을 더 진입시키면 결과적인 방향전환은 가해지는 힘과 반대 방향이 된다(그림 5-16).

다음은 몇 가지 간단한 규칙을 간추려 보았다.
1) 방향이 아직 올바르지 않으면 더 이상 바늘을 진입하지 말라. 바늘이 깊을수록 방향전환이 어렵다.
2) 방향이 정확하지 않은 경우 즉각적인 행동을 취하지 말라. 우선 취할 행동의 최선책을 생각하라. 결국 이것이 시간을 절약하는 방법이다. 이는 골프게임을 시작하는 것과 유사하다. 가능한 수정을 최소화하면서 목표에 도달하는 것이다. 먼저 생각을 하지 않은 채로 바늘을 잡은 경우 시도 회수를 최소화 할 수 없다.

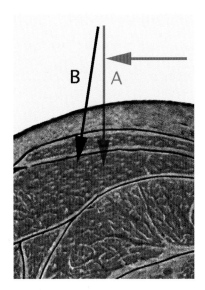
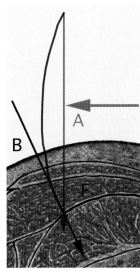

◀ ◀ 그림 5-15 축에 나타나는 힘의 효과-I.
바늘이 표재성이고 방향과 위치의 변화는 힘의 방향에 따라 변한다.

◀ 그림 5-16 축에 나타나는 힘의 효과-II.
바늘이 단단한 근막층에 있으면 위치는 힘에 의해 영향 받지 않으나 바늘의 방향은 힘과 반대 방향으로 변한다.

3) 바늘의 방향은 두 평면(two plane)에서의 위치에 의해 변한다는 것을 명심한다. 바늘의 위치는 목표를 벗어날 수 있으나 잘 관찰하면 이는 한 평면에서만 그렇고 다른 평면은 완벽할 수 있다. 기술은 의식적으로 한 평면을 일정하게 유지하고 다른 한 평면을 교정하는 것이다.

4) 방향 교정시 바늘 축을 부드럽게 지지한다. 만약 바늘이 여전히 피하조직에 있지 않다면 바늘 끝(hub)을 잡는 것만으로는 효과가 없다. 바늘 축은 휘고 바늘은 이의 원래 방향대로 움직일 것이다.

5) 바늘의 조절은 두 손으로 바늘을 잡고 두 손을 가볍게 환자의 등에 놓아 안정 시킴으로서 좋아진다. 이런 식으로 하여 방향이나 바늘의 침투위치가 완전한 정위적 조절(stereotactic control)이 된다.

첫 번째 시도의 결과를 평가하지 아니한 채로 바늘의 방향을 수정하기 위해 반복 시행하지 않는다. 이는 불필요한 불편을 초래하고 시도를 더 많이 해야 할 가능성이 크다.

6) 만약 바늘 방향이 노력에도 불구하고 변하지 않으면, 침투위치가 너무 깊으므로 빼내서 더 얕은 곳으로 위치시킨다. 방향이 만족스러울 때까지 얕은 위치를 고수한다.

7) 뼈 접촉을 겨냥하지 마라. 뼈 접촉은 바늘 침투 시 깊이를 아는데 도움을 준다. 반면 두 가지 단점이

있다. 즉 바늘이 골막(periosteum)을 접촉하면 환자가 불편해 하고, 뼈를 접촉하는 경우 바늘이 깊게 삽입된 상태에서 바늘의 방향을 재 조절해야 한다. 이는 바늘이 표재성인 경우 보다 더욱 어려움이 따른다.

부정확한 바늘위치의 특수한 유형은 다음과 같이 수정한다.
1) 부정확한 진입점 : 바늘을 피하조직으로 뺀 후 바늘의 방향을 유지하면서 새로운 위치설정을 한다. 이를 시행 시 바늘 축을 확실히 지지한다. 만약 목표점까지의 거리가 먼 경우 바늘은 새로 삽입한다.
2) 한 평면에서 부정확한 위치 : 바늘을 얕게 위치시키면서 필요한 수정을 한다. 정확한 평면이 손상되지 않게 확인한다. 이를 지키지 않으면 수정을 위해 이 평면에서 저 평면으로 왔다갔다 하게 된다.
3) 두 평면에서 부정확한 위치 : 충분히 경험이 없으면 한번에 한 평면을 수정하기 위해 노력한다.
4) 부정확한 방향과 진입점 : 우선 바늘을 피하조직으로 뽑아낸 뒤 진입점을 수정한다. 다음 방향을 수정한다. 당신은 모든 것을 다시 시작하는 것이 좋을 수도 있다. 이는 부정확한 정도에 달려있으나 또한 목표까지의 거리에 달려있다. 예를 들어 교감신경 차단 같이 목표가 깊은 경우 원래 정한 접근방법을 약간만 수정해도 대개 가능하다. 만약 S3 시술과 같이 목표가 매우 표재성이면 어떤 교정도 숙명적인 접근각도에 이르므로, 모든 적절하지 않은 것은 받아들이기 어렵고, 바늘을 재 삽입하는 것이 좋다.
바늘방향이 대략 올바른 경우 이 상황에서 특별한 부언이 필요하다. 예를 들어 그림 5-17의 경우이다. 즉 바늘이 깊어질수록 오차는 점차 커진다는 것을 명심해야 한다. 이 경우 바늘은 측돌기와 접촉하면서 끝나게 된다. 이렇게 되면 바늘은 매우 깊은 위치에 있고 바늘 방향은 교정이 매우 어렵다. 따라서 오차가 사소하더라도 삽입 직후에 위치를 교정하는 것이 좋다.

목표로의 접근(Approaching the target)
방향이 만족스러우면 목표 구조물로의 접근을 시도한다. 다음 규칙을 관찰하라.
1) 측면 투영(lateral projection)으로 자주 침투 깊이를 측정한다. 피부와 목표 구조물간의 거리는 많은 오차가 있다. 이는 피하 지방층의 두께뿐 아니라 요추 전만증(lumbar lordosis)의 정도에 기인할 수 있다. 자연스러운 시술을 위해 주요 신경들과 접촉할 수 있는 곳을 부주의하게 들어가지 말라.
2) 각 단계 후 조금씩 전진하면서 적절한 방향을 점검하라. 바늘이 진행하고 있을때 부주의 하게 방향

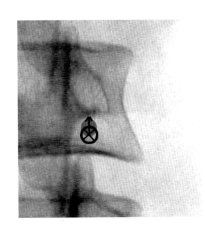

그림 5-17 적절한 방향에서 의도적인 방향전환.
의도적 방향 전환은 바늘이 아직 표피층에 있다면 중요하다. 바늘이 더욱 진입할 때 바늘 끝과 목표점 사이의 간격은 멀어질 것이다. 위치가 깊게 되면 교정은 더욱 어려워 진다.

을 더 바꾸는 것은 흔한 실수이다. 이렇게 되면 바늘을 더 이상 깊게 넣지 말고 교정을 해야 한다.

3) 주요신경(major nerve) 근처를 접근 시 환자에게 이상감각(paresthesia)을 느끼는지를 알려달라고 부탁한다. 이곳에서는 바늘을 매우 서서히 움직인다. 짧은 거리에서는 바늘을 빠르게 움직이는 것이 바늘을 느리게 움직이는 것과 다름을 주목하라. 천천히 움직이는 바늘은 신경에 닿더라도 통증을 유발하지 않는다. 빠르게 움직이는 바늘은 움직임이 짧더라도 심각한 통증이 온다.

4) 궁극적 목표보다 약간 표재성이라고 기대할 때의 위치에서 멈추어라. 이상감각을 얻도록 노력하지 말라.

마지막 단계들(Final steps)

진단적 차단(Diagnostic blocks)

진단목적의 바늘이 목표위치에 도달하면 약간의(0.2-0.4 ml) 수용성 조영제를 주사하는데 이는 두 가지 목적이 있다. 1) 부주의한 혈관내 주사를 알아낸다. 혈관내 확산을 확인하기 위해 혈액을 흡인(aspiration) 해 보는 것은 부적합한 방법이다. 2) 조영제의 확산은 정확한 위치를 확인해주고 어느 방향으로 약제가 확산될지를 나타낼 것이다.

처음에는 바늘의 위치가 만족스럽지 않을 수 있다. 불만족스러운 위치로 조영제가 퍼지는 경우 두번째 심지어는 세번째 위치에서 추가로 주입된 조영제의 확산을 방해할 수 있다. 이렇게 되면 국소마취제가 적절히 확산될 수 있는지를 알기 어려울 수 있다. 이 경우 감산(subtraction)을 사용하는 것이 좋다. 조영제 영상이 복잡하면 감산영상(subtraction image)에서 국소마취제 용액은 흰 부분으로 나온다. 조영제를 주사하는 것은 적절한 위치를 나타내는 유일한 방법이다. 이상감각을 찾는 것은 매우 나쁜 대체방법이다. 이는 환자를 불필요하게 다치게 하고 일단 이상감각이 일어나면 어디로 국소마취제 용액이 갈지알 방법이 없다.

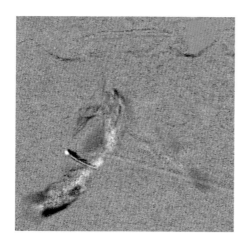

그림 5-18 조영제 주입 후 국소마취제 용액의 확산을 감시하기 위해 감산(subtraction)을 이용한다.

주사해야 할 국소마취제의 양은 주사 시 확산에 달려있다. 표준은 2% lidocaine 1ml가 기본이나 경막외 확산(epidural spread)이 보이면 용량을 줄이고, 만약 주위 조직으로 국소적 확산(local spread)만 되면더 많은 용량이 필요하다. 국소마취제의 종류와 농도는 특별한 요구에 따라 달라질 수 있다. 예를 들자면 환자는 걸을 때만 통증이 있을 수 있는데, 이때는 운동신경 차단(motor block)을 피하기 위해 확실히더 낮은 농도가 요구된다.

박동성 고주파(Pulsed Radiofrequency) 기술
이제 탐침(stylet)을 캐뉼라에서 빼고 고주파 탐색자(probe)를 넣어야 한다. 이런 일을 할 때는 항상 바늘을 한 손으로 고정한다(그림 5-19). 또한 이 일을 진행중일 때 환자의 등에 손을 놓는다. 만약 어떤 의심이라도 있으면 전극의 위치로 조영술을 점검한다. 고주파 탐색자는 병소 발생기의 활성 출구에 꽂고 접지판을 부착해야 한다. 다음 전기회로(electrical circuit)의 적절성을 평가한다. 회로가 안되면 이는 병소 발생기의 전면 패널(panel)에 표시된다.

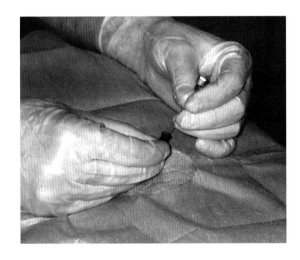

그림 5-19 탐침(Stylet) 빼내기.
항상 손을 환자의 등에 놓은 채로 바늘의 축을 고정한다.

다음의 네 가지 가능한 원인이 있다.

1) Radionics 3C plus 발생기에는 많은 활성 출력소켓(active output socket)이 있으므로 소켓을 잘못 선택했을 수 있다.

2) 오작동 연결케이블(malfunctioning connecting cable). 이 가능성을 점검하기 위해 다른 연결 케이블로 대체 사용해 본다.

3) 오작동 고주파 탐색자(malfunctioning RF probe). 고주파 탐색자는 소독 중 망가질 수 있거나, 먼저 번 사용 시 기계적 손상을 받았을 수 있다.

4) 접지문제(grounding problems). 거의 안 일어나나 점검해야 한다.

회로는 정상이나 저항이 높은 경우에는 다음과 같은 원인이 있을 수 있다.

1) 오작동 고주파 탐색자(malfunctioning RF probe) : 이것이 의심되면 다른 탐색자를 사용한다.

2) 실제적인 저항 문제 : 저항은 전극의 구경에 따라 달라지나 이는 주로 전극 끝의 바로 근접 주위환경의 지표이다. 만약 전극의 종단이 수분함량이 많은 조직 내에 위치하면 교류저항은 낮고, 흉터조직(scar tissue)과 같은 섬유조직 내에 있거나 뼈와 매우 가까우면 교류저항은 높다.

요천추부의 높은 교류저항은 주로 다음의 경우 나타난다.
1) 이미 수술했던 사람에서 행해지는 모든 시술
2) 내측지 차단(medial branch procedure)시, 전극이 뼈나 섬유조직과 가깝게 있기 때문이다.
3) 천추분절신경 시술(sacral segmental nerve procedure)시 전극이 전 천추신경공(anterior sacral foramen)에 위치하기 때문이다.

결국 교류저항은 간헐적 고주파 치료 전 교정해야 하는데, 전극의 적절한 위치를 확인하기 위한 50 Hz 자극을 실시할 때까지 기다릴 수 있다.

높은 교류저항시 점검목록(High impedance checklist)

1) 소켓 선택기(socket selector)
2) 연결 케이블(connecting cable)
3) 고주파 탐색자(RF probe)
4) 접지판과 케이블(grounding plate and cable)

박동성 고주파치료(PRF) 시행시의 과정은 다음과 같다

1) 회로 점검
2) 50 Hz 자극
3) 필요 시 교류저항을 낮춘다(I 〉 400 ohms인 경우-)

4) 발생기를 박동성 고주파로 정하여 초당 20 msec를 2회 시행하는 것으로 조절

5) 45 volts로 120초 동안 시행

6) 만약 전극 종단의 온도가 43℃를 넘으면 전압을 40 volts로 저하시킴. 전압을 더 낮추는 것은 매우 예외적이다.

7) 50 Hz 역치, 교류저항, 최종 종단 온도(tip temperature)를 기록한다.

References

1 Racz G
Texas Tech University Health Sciences Center, Lubbock, Texas
Personal communication, 2000

6_ 요추 내측지 차단
(The Lumbar medial branch)

    요통이 있는 환자의 20-30%만이 실제로 후관절에 문제가 있는 환자임에도 불구하고 내측지 차단 (medial branch block)은 요추부에서 가장 많이 사용되는 고주파 시술방법이다. 이는 아마도 시술방법이 간단하고 수년간 매우 안전하게 시술되어 왔고 원천적으로 합병증이 없기 때문일 것이다.

해부학(Anatomy)

    후일차지(posterior primary ramus)는 추간공을 나오자 마자 분절신경(segmental nerve)을 낸다. 이는 즉시 외측지와 내측지(lateral and medial branch)로 나뉜다. 내측지는 배측 및 미측(dorsal and caudad) 방향으로 진행하여 출현하는 분절신경보다 밑의 위치에서 척추의 상관절돌기(superior articular process) 와의 합류점에 이른다. 따라서 L4의 내측지는 L5 상관절돌기와 측돌기의 합류점에 이른다(그림 6-1).

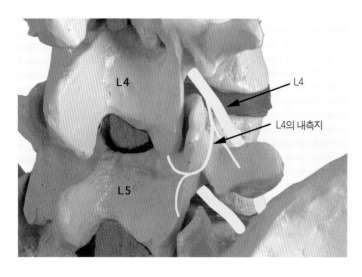

그림 6-1 요추 4번 내측지
요추 4번 내측지는 요추 5번의 상관절돌기 와 측돌기의 합류점 위로 달린다.

고주파 시술은 상관절 돌기(superior articular process)와 측돌기(transverse process)의 합류점에서 시행하는데 이 지점 이후에는 진행 중 가지가 나눠지기 때문이다. 이곳의 해부학은 매우 변화가 많다. 정면투영 사용 시 대부분의 사람에서 목표점은 가려져 있는데 이유는 상관절돌기가 시야를 가리기 때문이다. 일견하여 합류점은 완전히 정상처럼 보이더라도 실제의 목표점은 더욱 내측에 있다(그림 6-2). 따라서 정면상(AP view) 사용 시 전극은 부적절한 위치에 놓일 수 있다. 이 조건은 두 돌기의 교차점과 추경(pedicle)의 가로절단(transsection) 사이의 거리를 관찰 함으로서 알 수 있다.

측돌기는 추경의 배부에서 시작되므로 실제 목표는 이와 근접해 있다. 그렇지 않다면 겹쳐있는 상관절돌기가 실제의 목표점을 보는 것과 접근을 차단한다. 두 대조적인 환자들의 예는 그림 6-3에 있다. 처음 환자(A 와 B)에서 목표점으로의 접근은 비스듬 투영(oblique projection)을 사용해서만 가능하다(그림 6-4). 경사도가 15° 정도 되면, 즉 극돌기가 요추의 후관절의 내측에 위치하면 목표점에 접근이 용이

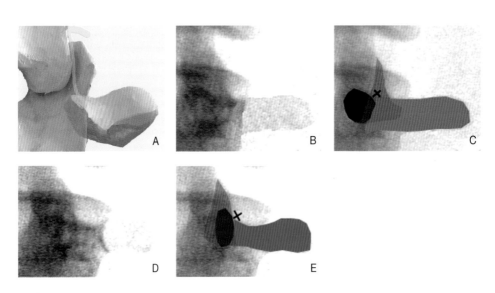

그림 6-2
A. 목표점으로의 접근은 돌출한 상관절돌기에 의해 방해된다. B. 방사선에 의해 돌출한 상관절돌기가 정면상(AP view)에서 자세히 보인다. C. B의 도해. 적색 : 상관절돌기, 청색 : 측돌기, 흑색 : 추경의 가로절단 D. 비스듬 투영법(Oblique projection)에서 B의 같은 구조. 목표점으로의 접근이 이제 가능하다. 추경의 가로절단은 상관절돌기와 측돌기 사이의 모서리와 가깝다. E. D의 도해

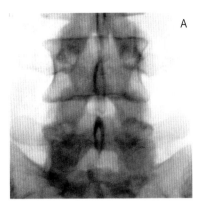

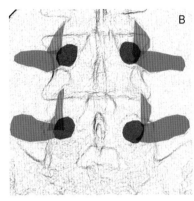

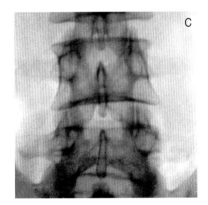

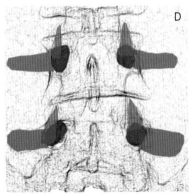

그림 6-3 내측지 부위의 해부학적 변화

A. 돌출한 상관절돌기. 정면상 추경은 상관절돌기와 측돌기 사이에서 일정한 거리에 있다.

B. A의 도해 : 적색 : 상관절돌기, 청색 : 측돌기, 흑색 : 추경

C. 돌출관절이 없다. 추경은 모서리에 가깝다.

D. C의 도해

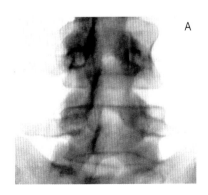

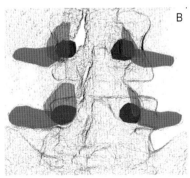

그림 6-4 비스듬투영법을 이용하여 내측지에 도달하기

그림 6-3A와 같은 환자이다

A. 극돌기는 좌측으로 회전한다. 경사도는 약 15도이다. 극돌기는 요추 후관절보다 어느 정도 내측에 위치한다. 우측에서 이제 목표점으로의 접근이 용이하다.

B. A의 도해

113

하다.

최하부는, 즉 천추 관절돌기와 천추의 상연(upper sacral border)이 만나는 부위에서 L5의 내측지가 달리는데 방사선학적 지표로 쓸 추경이 존재하지 않는다. 겹쳐지는 관절을 확인하기 위해서는 관절돌기의 측면(lateral aspect)과 천추의 상연 사이에 관찰되는 이행부위(transition)를 관찰해야 한다. 만약 이행부위가 예각(sharp angle)이면 겹쳐지는 관절돌기가 있으며 이행부위가 둥글면(각도가 크면) 실제의 목표점은 쉽게 접근할 수 있다.

또 하나의 관점은 목표점과 분절신경과의 관계인데 하부 요추부에서는 분절신경이 신경공에서 나와 즉시 복측 및 외측(ventral and lateral)으로 방향전환하여 사라지므로 목표점에서 멀어진다. 그러므로 전지(anterior ramus)와 목표점과의 거리차이는 하부 요추부에서 상부 요추부보다 더 크다(그림 6-6). 이런 사실은 고주파 열응고술 사용시 안전에 기여한다. 상부 요추부에서는 상황이 다르다. 상부 요추부의 분절신

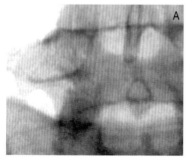
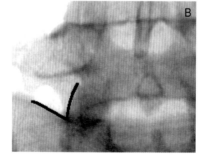
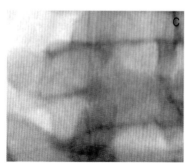
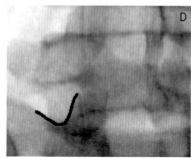

그림 6-5 요천추 교차부위에서의 해부학적 변화. 정면투영법

A. 돌출한 천추관절돌기. 관절돌기와 천추상연 사이의 각은 예각이다.

B. A의 도해

C. 관절의 돌출이 없다. 각도가 얇다(shallow).

D. C의 도해

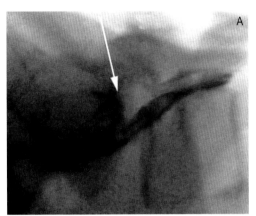 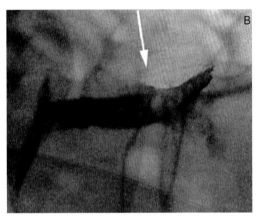

그림 6-6 내측지 차단을 위한 목표점과 출현하는 척추신경과의 관계

상부 요추부위에서의 분절신경은 하부 요추부위에서 보다 더욱 내측 및 배측으로 나간다. 따라서
안전역은 하부 요추부위에서 더 크다.

A. 요추5번 신경차단의 측면투영. 내측지 차단을 위한 목표점은 백색 화살표로 지적되어 있다.

B. A와 같으나 요추 2번 부위이다.

경(higher segmental nerves)은 신경공에서 나와 훨씬 배측 및 내측으로 가며 내측지를 위한 목표점에 훨
씬 가깝다. 저자의 경우 주의를 끈 경우는 내측지차단 시, L2 위치가 중요 신경손상의 유일한 경우였다.

내측지는 측돌기의 기저(base)의 후방(posterior aspect)에서 고랑의 경로를 따라 내려오다가 후관절
(facet joints) 주위를 돌아 후관절의 위와 아래로 신경가지를 낸다. 여러 위치에서 문합(anastomoses)을
흔히 하므로 내측지 차단은 대개 세곳의 위치에서 시행하며(흔히 L3, 4, 5), 최 하부의 목표점은 천추의
상관절과 상연이 만나는 교차점이다.

L5/S1의 후관절은 부분적으로 S1의 후일차지(posterior primary ramus)의 가지로 부터 신경분포를 받
는데 이는 S1 신경공으로 부터 나오고 천추의 후면 위에서 후관절의 미측에 도달한다. 이 부분의 신경자
극으로 이 신경가지의 존재를 알 수 있다고 하나, 많은 환자에서 광범위하게 찾아보았지만 실패하였다.
이 부위의 해부학이 변화가 다양함이 틀림없다. 이 신경가지는 고주파 시술 시 대개 포함되지 않는다.

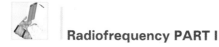

방사선학(Radiology)

해부학적으로 변화가 많으므로 이 시술을 위해 비스듬 투영법(oblique projection) 사용이 일반적이다. 정상적으로 15° 각도를 사용한다. 이 각도는 대부분의 환자에서 일직선형 바늘로 목표점으로의 적절한 접근에 사용된다. 예외적으로 더 큰 각도가 사용될 때도 있다. 따라서 추경(pedicle)의 가로절단과 목표점과의 접근도 항상 점검해야 한다. 여러 방사선학적 단계는 다음과 같다.

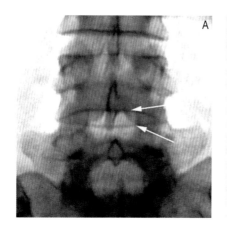 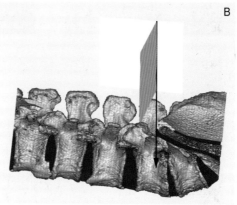

그림 6-7 내측지 차단을 위한 방사선학 : 제 1단계
A. 정면투영의 위치. 요추 4번의 미측 종판(caudal endplate)에 확실한 이중윤곽이 있다(백색 화살표들)
B. 이 투영에서의 도해

1 단계 : 직 정면투영법(Straight A-P projection)

우선 척추의 적절한 위치를 직 정면투영법으로 확인한다. 이는 그림 6-7에 보인다. 여기서 두개의 면에서의 C-arm 위치를 볼 수 있는데 시상면(sagittal plane, 흰색)과 가로면(transverse plane, 녹색)이다.

2 단계 : C-arm의 축회전(Axial rotation)

축회전은 시상면에서의 C-arm의 위치를 조절하는 것이다. 내측지 차단은 광범위한 분절신경 간의 연결(intersegmental connection) 관계가 있으므로 흔히 세 위치에서 시행한다. 각 척추는 시상면에서 각자각의 위치가 다르므로 C-arm의 축회전은 이론적으로 각 부위마다 맞추어야 된다. 임상에서 축회전은 중간위치에서 맞추고 고정한다. 예를 들어 L3-5을 시행할 경우, C-arm을 회전시켜 L4의 미측 종판(caudal end plate)의 이중윤곽(double contour)이 없어질때 까지 맞춘다. 따라서 위치는 요추 척주전만(lumbar lordosis)의 정도에 따라 변한다. 일반적인 환자에서 가로면과의 각도는 15° 정도이다(그림 6-8). 가끔 엉덩뼈 능선(iliac crest)이 너무높아 천추의 상관절 돌기와 상연이 만나는 가장 미측의 내측지의 목표점이 이 투영법에서는 보이지 않을 수 있다. 이 경우 축성회전은 시술 중 가장 미측의 전극을 위치시키기 위해 맞추어야 한다.

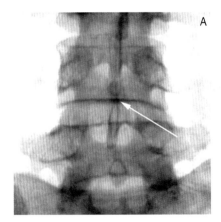 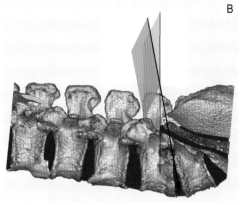

그림 6-8 내측지 차단을 위한 방사선학 : 제 2단계

A. 아직 정면투영이다. 그러나 시상단면에서의 각도는 제 4 요추종판(백색 화살표) 에서 이중윤곽을 제거하기 위해 변했다.

B. 시상단면에서 위치변화를 보여주는 도해

3 단계 : 경사도(Obliqueness)

경사도는 C-arm의 가로면에서의 위치를 조절한다. 이미 논의 되었듯이 표준각도는 15°를 사용한다 (그림 6-9). 이 각도를 만든 후 목표점과 추경의 가로절단 사이의 관계를 점검해야 한다. 가끔 상 관절돌

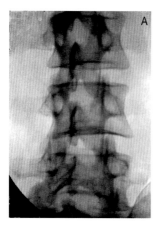
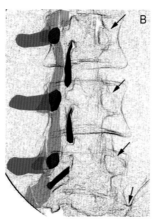

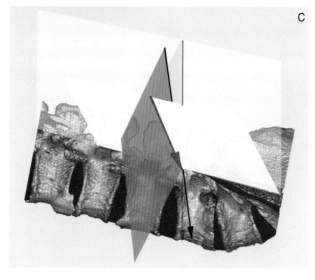

그림 6-9 내측지 차단을 위한 방사선학 : 제 3 단계

A. 이제 위치는 약간 회전하여 가로면에서 바뀌었다. 극돌기는 반대측에 투사되어야 하나 반대측 후관절 보다는 내측에 있다.

B. A의 도해. 적색 : 반대측 상 및 하관절 돌기; 청색 : 반대측 측돌기; 흑색; 극돌기와 반대측 추경. 흑색 화살표들; 고주파 치료를 위한 목표지점들

C. 최종 위치에서 면(planes)의 도해

기가 비후(hypertrophy)된 경우 더 큰 각도가 필요하다. 만약 엉덩뼈 능선이 높은 경우 가장 낮은 목표점에 접근을 위해 더 작은 각도가 필요하다.

C-arm 위의 표지자를 바라보는 대신 경사도의 정도는 극돌기(spinous process)와 반대편 후관절

(contralateral facet joints) 과의 상대적 위치를 관찰함으로서 결정한다. 내측지 차단을 위해 극돌기는 중앙선(median line)은 지나가나 반대편 후관절보다 어느정도 내측(well inside)에 있어야 한다(그림 6-4).

진단적 내측지 차단(Diagnostic medial branch block)

적응증(Indication)
1) 만성 요통(chronic back pain), 보존적 요법에 반응하지 않는 경우. 통증은 편측, 양측, 혹은 축성(axial)일 수 있다. 상부 하지(upper leg)로의 연관통은 진단과 부합된다. 하부 하지(lower leg)로의 연관통은 흔하지 않으나 일어날 수 있다(논리체계를 위해 29쪽과 제 4과를 보라).
2) 후관절통(facet pain)의 추정진단을 위해

기구(Instramentation)
1) 22 SWG 10 cm 바늘(pole-RC 바늘과 같이 연결관이 부착된 것), 예외적으로 더 긴 바늘이 필요할 수 있다.
2) 용액 : 2% lidocaine, 수용성 조영제

목표점(Target points)
상관절 돌기와 측돌기가 만나는 교차점보다 1 mm 미측(caudad)이다. 이 목표점은 국소마취제가 분절 신경으로 확산되지 않도록 고려해야 하며, 이렇게 되면 위양성(false positive)이 초래될 수 있다.

순서(Procedure)
1) 목표점 위에 진입점을 정하고 피부 팽진(skin wheal)을 만든다. 바늘을 그대로 놔두고 진입점의 정확도를 점검한다. 바늘은 후관절의 뼈에 투사되면 안되고 그것보다 외측에 있어야 한다. 만약 후관절 위에 투영되면 pole-RC 바늘은 상관절돌기에 의해 외측으로 밀려 너무 외측으로 위치하게 될것이다.
2) pole-RC 바늘을 삽입한다. 진입점이 엉덩뼈 능선에 가까이 있으면 엉덩뼈 능선의 골막(periosteum)

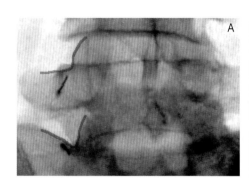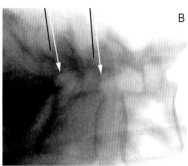

그림 6-10 내측지의 진단적 차단

A. 약간 비스듬 투영법. 바늘은 고주파 시술을 위해 목표점보다 후방 및 하부(posterior and inferior)에 위치한다.

B. 측면 투영. 바늘들은 고주파 시술을 위한 위치(백색 화살표)보다 다소 후측 및 미측에 위치한다.

과 접촉하여 통증을 유발하지 않도록 하기위해 좀더 내측으로 바늘을 위치시킬 목적으로 삽입한다. 일단 엉덩뼈 능선을 통과했다면 바늘방향을 재조정한다.

3) 목표점에서 뼈와 접촉할 때까지 제 5과에 소개된 것처럼 터널시야(tunnel vision)로 진행한다.

4) 다른 부위에도 같은 방법으로 시술을 반복한다.

5) C-arm을 측면투영(lateral projection)으로 돌려 바늘의 정확한 위치를 점검한다. 바늘 끝은 추간공의 하부(inferior part) 위치에 있어야 하며, 고주파 치료 시에는 바늘을 약간 표재성(superficial), 또한 더욱 미측(caudad)으로 해야 한다(그림 6-10). 만약 아직도 바늘 끝이 후관절의 등쪽(dorsal)에 있으면 바늘은 측돌기보다 상관절돌기와 접촉 한 것이며 처음의 C-arm 투사를 이용하여 바늘을 재

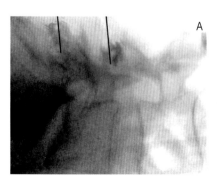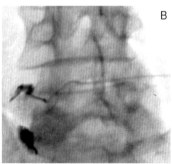

그림 6-11 내측지들의 진단적 차단 : 조영제의 확산

A. 측면 투영

B. 정면 투영

위치 시켜야 한다.

6) 수용성 조영제 0.3 ml를 주사하여 약물이 혈관 내로 주입되지 않고 주사된 용액이 전방(anterior quadrant)으로 확산되지 않는 것을 확인해야 한다.

7) 정면상에서 수용성 조영제의 적절한 확산을 점검해야 한다(그림 6-11 B).

8) 각 바늘을 통해 2% lidocaine 1 ml를 주사한다.

시술 후 측정(Post-procedural measures)

1) 환자를 진정(sedation) 시키지 않았다면, 이 시술 후 자유로이 돌아다닐 수 있을 것이다.

2) 시술 후 약 15분 경과시 결과를 점검한다. 환자는 정상적으로는 통증이 있는 움직임을 해보라고 격려한다. 시술 전 관절들 위에 국소적 압통이 있었으면 환자를 다시 검사한다.

3) 결과가 양성이면 간헐적 고주파치료를 시행하고, 음성이면 다음단계의 논리체계를 시행한다.

주의사항(Remarks)

1) 이 방법은 후관절(facet joint)의 피막(capsule)에 주사하는 것 보다는 결과가 일정하고 재연 가능하다.

2) 조영제 주사는 생략하지 말아야 한다. 이 술기를 수행하기로 결정한다면 완벽하기는 어렵다. 우발적인 혈관 내 주사가 있을 수 있고 전방(anterior quadrant)으로의 확산이 흔하다.

3) Steroid 첨가는 불필요하다. 진단이 아직 확실하지 않을 때 steroid를 주는 경우가 있는데 후관절 통증이 확진 되더라도 효과는 기껏해야 일시적이다. 진단적 내측지 차단은 내측지 박동성 고주파 치료의 준비단계이다.

4) 어쨌던 바늘이 그 위치에 있고, 박동성 고주파치료가 해가 없다고(harmless) 해도 박동성 고주파치료를 진단적 차단 없이 바로 시행하는 경우 일부 사람들에 의해 논쟁거리가 된다. 이는 두 가지 이유로 추천되지 않는다. 즉 1) 아무리 안전해도 먼저 진단하지 않고 치료하는 것은 좋은 방법이 아니다. 2) 시간이 불필요하게 낭비될 수 있다. 즉 박동성 고주파 치료의 치료결과는 4주 후에나 판단하게 되는데 만약 환자가 후관절 통증이 전혀 없는데도 박동성 고주파 치료를 하게 되면 환자는 4주를 허비하게 되어 절망스러워 질것이다.

5) 이 시술 후 중등도의 제통은 박동성 고주파 치료의 적응증이 아니다. 결과는 실망적일 수 있으며 다

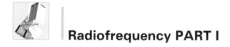

음단계의 논리체계를 시행하는 것이 좋다.

박동성 고주파(내측지 치료, PRF medial branch procedure)

적응증(Indication)
1) 보존적 치료에 반응하지 않는 만성요통
2) 진단적 내측지 차단이 양성인 경우

도구(Instrumentation)
1) 치료되야 할 각 위치에서 100 mm SMK 바늘
2) SMK-TC 10 고주파 탐색자
3) 용액 : 1% lidocaine

순서(Procedure)
1) 목표점은 상관절돌기와 측돌기의 교차점이다.
   목표점 위에 진입점을 표시하고 피부 팽륜을 만든다. 바늘을 그 자리에 놔두고 진입점의 정확성을 점검한다. 바늘은 후관절의 뼈 위에 투사되면 안되고 그것의 측부에 있어야 한다. 만약 후관절 위에 투사되면 SMK-캐뉼라는 상관절돌기에 의해 밀려나갈 것이고 결국 너무 외측에 위치하게 된다.
2) SMK 캐뉼라를 삽입한다. 진입점이 엉덩뼈 능선에 가까이 있으면 엉덩뼈 능선의 골막과 접촉하여 통증을 유발하지 않도록 좀더 내측으로 바늘을 위치시킬 목적으로 삽입한다. 일단 엉덩뼈 능선을 통과했다면 바늘방향을 재조정한다.
3) 제 5과에서 기술된 것처럼 터널시야(tunnel vision) 기술에 의거하여 진행한다. 이제 바늘은 뼈와의 접촉을 위해 진행된다. 만약 바늘끝이 목표점의 미측까지 1 mm 이내로 남은 것처럼 보이고, 또 목표가 예외적으로 너무 깊지는 않다고 예상되는 경우, 실제로 뼈와 접촉할 때까지 진행해야 할 필요는 없다. 이를 시행할 때 골막과 갑자기 접촉하게 되면 환자가 불편하므로 바늘을 서서히 움직인다. 일단 뼈와 접촉이 이루어지면 접촉이 소실될 때까지 바늘을 약간 두측으로 다시 조절하며 접촉이

소실되자 마자 이때는 목표점에 도달하였으므로 즉시 동작을 멈춘다. 만약에 뼈 접촉이 목표점보다 많이 미측으로 이루어지거나, 목표가 매우 깊거나, 반흔조직이 있으면 바늘의 방향은 표재층으로 조정하여 뼈의 교차점을 바로 지나치게 되는 방향을 따른다. 만약 바늘이 뼈와 접촉하는 방향으로 가지 않고 정확히 목표점으로 향하면 계속 진행시키며, 이 상황에서는 뼈와 접촉하도록 바늘의 방향을 변화시키지는 않는다. 측면투영에서 자주 바늘의 깊이를 점검한다.

4) 다른 캐뉼라도 같은 방법으로 삽입한다. 바늘은 그림 6-12A에 처럼 위치해야 한다.

5) C-arm을 측면투영으로 이동하여 바늘의 정확한 위치를 점검한다. 바늘 끝은 추간공의 하부(inferior part)에 위치해야 하고 추간공의 후면을 연결하는 선상에서 1 mm 배측(dorsal)에 있어야 한다(그림 6-12 C).

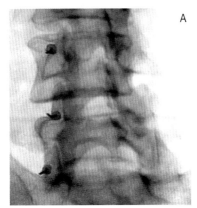
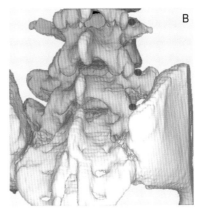
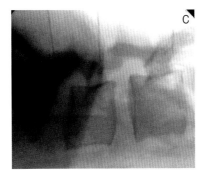

그림 6-12 요추 3-5번 사이의 내측지에 대한 박동성 고주파 치료 과정
A. 비스듬 투영
B. 3-D CT 스캔이 목표점들을 보여준다(적색 점들)
C. 측면 투영

123

6) 캐뉼라로 부터 내관을 제거하고 고주파 탐색자(RF probe)를 삽입한다. 교류저항을 점검하여 기능적인 전기적 회로(electrical circuit)의 이상여부를 확인한다. 만약 교류저항이 높으면 이 시기에 아직 어떠한 행동도 하지 않는다.

7) 50 Hz에서 자극한다. 이는 등에서 0.5 V 미만에서 반응을 보여야 한다. 만약 이 반응이 얻어지지 않으면 캐뉼라를 약간 앞이나 뒤로 움직여 다시 시도한다. 만약 아직도 반응이 얻어지지 않으면 1 mm 더 외측에 위치시킨다. 필요 시 캐뉼라의 위치를 다시 점검한다. 만약 다리에서 감각이 느껴지면 캐뉼라를 약간 빼내고 다시 점검한다. 이것을 등에서 반응이 있을 때까지 다시 점검한다.

8) 일단 방사선학적으로 위치가 완전하고 전기생리학적인 확인이 적합하면 시술을 할 적합한 시간이다. 이 상황에서 교류저항을 다시 점검한다. 만약 교류저항이 400 ohms 이상이면 다른 손으로 캐뉼라를 고정하면서 내관을 빼고 1% lidocaine을 1 ml 주입한 다음 캐뉼라를 삽입하면 교류저항을 원하는 수준까지 감소시킬 수 있을 것이다. 만약 주사가 혈관내가 아니면 이를 반복하는 것은 합리적이지 못하다.

9) 104쪽에 기술된 것에 따라 표준 박동성 고주파 치료술을 시술한다.

10) 다른 캐뉼라 사용 시 마지막 세 단계를 반복한다.

시술후 방법(Post-procedural measures)

1) 환자가 진정상태가 아니라면 침상 휴식은 필요 없다.

2) 합리적인 제한 내에서 활동의 제한은 없다.

3) 환자에게 시술 전 지침을 주어야 한다. 치료에 대한 반응이 수주간 지연될 수 있다는 것은 재삼 강조해도 지나침이 없다.

4) 4주 내에 추적조사 해야 한다.

주의(Remarks)

1) 캐뉼라를 너무 깊이 넣지 마라. 분절신경과 근접해서가 아니다. 논의 되었듯이 바늘은 분절신경과 아주 많이 떨어져 있으며 설사 가깝더라도 박동성 고주파 시술은 신경에 손상을 입히지 않는다. 이유는 내측지(medial branch)가 전기장에 노출되는 것이며 전기장은 바늘 끝으로 부터 전방으로 분출되기 때문이다. 만약 바늘이 너무 깊으면 자극역치가 정상이더라도 노출이 정상보다 적

을 수 있다.

2) 시술 후 steroid를 주사하지 말라. 이의 사용은 시술 후 불편함을 감소시키지 않는다. 이기간의 불편함은 어떠한 고주파 후에도 올 수 있는 치료단계의 일부이며 국소적 종창(local swelling)과는 별로 관련이 없다.

7_ 후근 신경절과 분절신경
(DRG and the segmental nerve)

요추부위(The lumbar region)

해부학(Anatomy)

요추 후근신경절(lumbar dorsal root ganglion)은 추간공의 두측부위(cranial part), 추경(pedicle)의 바로 미측(just caudal)에 위치한다. 상부 요추부위에서 후근 신경절은 하부보다 약간 다소 배측(dorsal)에 위치한다. 이는 전지(anterior rami)의 주행경로와 관련이 있다. 상부 요추부에서는 이 신경들의 경로는 다소 배측 및 내측(dorsal and medial)이며 하부에서는 복측 및 외측(ventral and lateral)으로 간다. 이는 여러 위치에서 진단적 분절신경 차단(diagnostic segmental nerve block)으로 입증된다(그림 7-1).

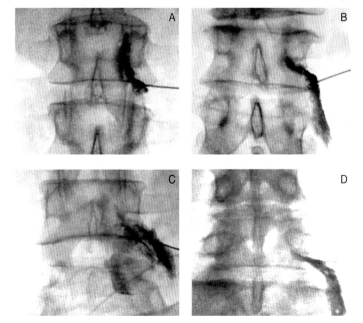

그림 7-1 척추신경과 전지(anterior rami)
A. L2, B. L3, C. L4, D. L5
미측으로 갈수록 신경은 더욱 수평하게 (horizontal) 또 복측으로 향한다.

127

골융합 시에 삽입되는 골 이식만 없으면 후근신경절은 일반적으로 접근이 쉽다. 접근에 문제가 있다면 대개 요추 5번 부위이며 정상적인 목표부위는 그림 7-2A에 보인다. 이 부위에는 엉덩뼈 능선이 매우 높은 경우가 있을 수 있는데 이때는 접근을 위한 20-25° 경사각 사용이 어렵다. 변칙적으로 큰 천추관절 돌기가 추간공으로의 진입을 방해할 수 있다(그림 7-2 B와 C). 후근신경절 접근시 각 요추는 시상단면에서 서로 다른 각 위치(angular position)를 갖음을 유의해야 한다. 예를 들어 요추 2번과 5번 후근신경절로의 접근각도는 아주 다르다(그림 7-3).

적응증(Indications)

진단적 분절신경 차단(diagnostic segmental nerve block)과 이에 따른 박동성 고주파 치료는 대개 다음 적응증에 사용된다(제 4과의 논리체계 참조)

1) 분절위치가 확실하지 않은 신경병증성 통증(neuropathic pain) : 통증의 분포와 영상자료 결과가 진

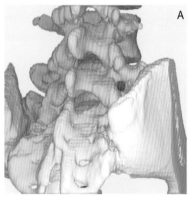

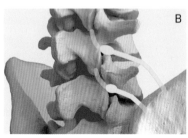

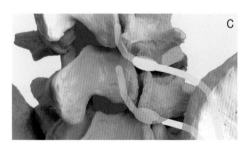

그림 7-2. 사위(Oblique projection)에서 요추 4, 5번 분절신경의 도해

A. 3-D CT-스캔은 요추5번 후근 신경절 시술의 목표지점을 보여준다.

B. 요추 5번은 쉽게 접근 가능하다.

C. 요추 5번 후근 신경절이 요추 5번/천추 1번 후관절에 의해 막혀있다.

단과 일치하여 분절위치가 완전히 확실하면 진단적 차단을 할 이유가 없다는 것을 여기서 다시 강조하고 싶다. 진단적 차단은 예후적인 가치는 없다는 것을 기억하라.

2) 디스크성 통증의 진단을 확정하기 위하거나 혹은 치료의 적절한 분절위치를 정하기 위한 기계적 요통.

진단적 분절신경 차단(Diagnostic segmental nerve block)

기구(Instrumentation)

· 10 cm, 22 SWG 바늘 (예, pole-RC 바늘). 예외적으로 긴 바늘이 필요한 경우도 있다.
· 용액 : 2 % lidocaine, 수용성 조영제

방사선학(Radiology)
제 1단계 : 직 정면상(straight A-P)

직 정면투영은 적절한 분절위치에서 c-arm의 위치를 확인하기 위해 우선 사용한다(그림 7-4). C-arm의

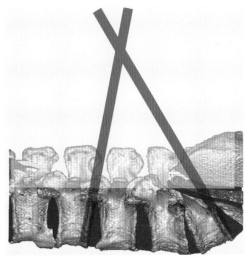

그림 7-3 시상단면에서 요추 2번, 5번의 각 위치(angular position)

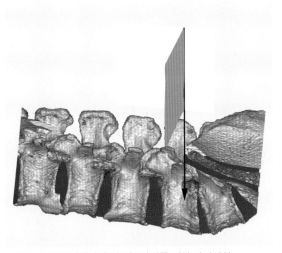

그림 7-4 후근신경절 순서 제 1단계를 위한 방사선학 정면 투영을 설명하는 평면의 도해

측면이동을 잠그는데 이유는 다음단계 도중 측면이동을 방지하기 위해서 이다.

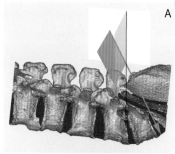

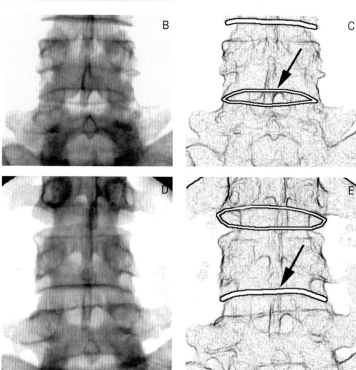

그림 7-5 후근신경절 시술 제 2단계를 위한 방사
선학

A. 요추5번 시술을 위한 시상단면에서 정렬의 도해
B. 축성회전을 맞추기 전, 요추 4번 시술을 위한 정면
   투영. 요추 4번의 미측 종판에 큰 이중윤곽이 있다.
C. B의 도해. 화살표는 이중윤곽을 지적한다.
D. 축성회전을 맞춘후 정면 투영. 요추 4번 종판의 이
   중윤곽이 제거되었다.
E. D의 도해

제 2단계 : C-arm 의 축성회전(axial rotaton)

C-arm을 축을 따라 회전시켜 시상단면(백색) 에서의 적절한 위치를 맞춘다. 위치는 방사선 방향이 관련된 척추에 수직이어야 한다. 즉, 예를 들어 요추 4번 신경의 진단적 차단을 위해 요추 4번 미측 종판의 어떠한 이중윤곽(double contour)도 제거해야한다(그림 7-5).

제 3단계 : 경사도(Obliqueness)

경사도를 위해 관측해야 할 목표점은 극돌기와 반대편 후관절 기둥(facetal column)이다. 경사도를 조

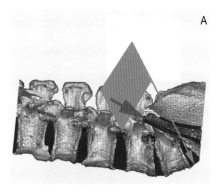

그림 7-6 후근신경절 시술 제 3단계를 위한 방사선학
A. 요추 5번시술을 위한(회전된) 측면에서의 맞춤의 도해
B. 요추 4번 시술을 위한 마지막 위치의 방사선
C. B의 도해.
　적색 : 반대편의 상관절돌기 및 하관절 돌기들(후관절 기둥)
　청색 : 측돌기들, 흑색 : 극돌기와 추경들

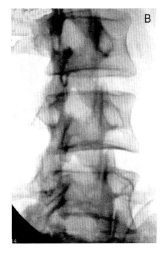

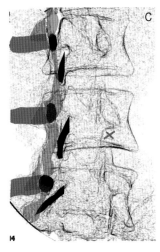

절하여 극돌기가 이 관절들의 바로 내측(just medial)에 위치하게 한다. 해부학은 개개인마다 변화가 있어서 결과적으로 각도가 약간씩 변화가 있는데 대개 20-25도 사이이며 예외적으로 30도까지 가는 경우도 있다(그림 7-6).

목표점(Traget point)

목표점은 후근신경절에서 1-2 cm 말초쪽(peripheral) 이다. 이유는 더욱 근위부(proximal)로 가면 경막외강으로 확산되는것이 거의 확실하기 때문이다. 기술된 위치에서도 경막외강 확산이 드물지는 않으나 더 말초(peripheral)로 가면 신경의 위치확인이 어려운 단점이 있다.

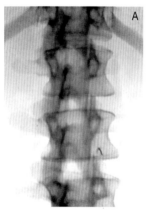
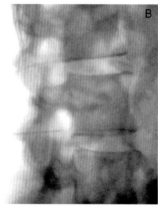

그림 7-7 요추 2번의 진단적 분절신경차단
A. 비스듬 투영(oblique projection)에서 바늘 위치
B. 측면투영에서 바늘위치
   바늘이 추간공의 미측 위에 투영된다.
C. 정면투영에서 바늘위치
D. 조영제 주사후 전면투영
E. 측면투영에서 조영제의 확산

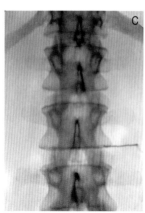
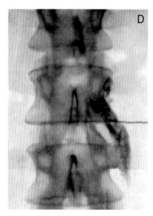
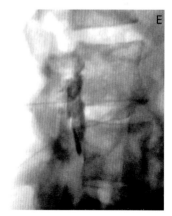

척추구조물에 대한 목표점의 관계는 차단하는 위치에 따라 다르다. 요추 1-2번에서 목표점은 후근신경절보다 더 미측에 위치하며 대개 척추의 하측 종판(lower endplate) 근처이다. 측면투영시 이렇게 하면 추간공의 하부에 위치하게 된다(그림 7-7). 요추 5번에서의 위치는 후근신경절과 거의 수평으로 측면투영에서는 좀더 두측(cranial position)에 위치한다(그림 7-8). 그림 7-9는 각 위치에서 목표점의 도해이다. 상부에서는 위치가 요추 4, 5번 보다 약간 배측(dorsal)이다.

순서(Procedure)

1) 목표점 위에 진입점을 표시하고 피부 팽윤을 만든다. 주사기를 제거하고 진입점의 정확성을 점검

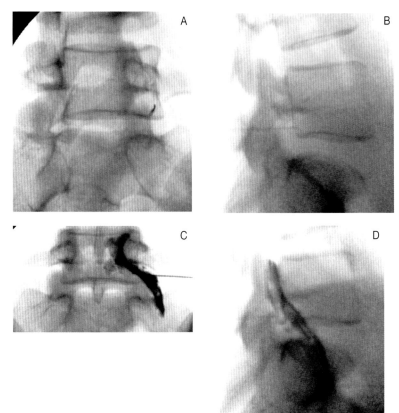

그림 7-8 요추 5번의 진단적 분절신경차단

A. 비스듬 투영에서 바늘 위치
B. 측면투영에서 바늘위치
C. 조영제 주사후 정면투영
D. 측면투영에서 조영제의 확산

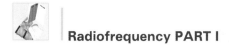
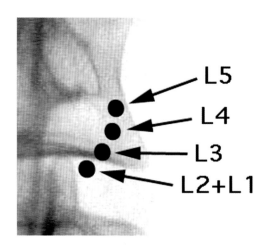

그림 7-9 여러 위치에서 진단적 신경차단을 위한 목표점의 도해.
비스듬 투영

한다. 만약 피부가 움직이고 피부팽윤 바늘이 상관절돌기의 뼈 위에 투사되면 진입점을 교정한다.

2) 제 5과의 일반적 법칙을 준수하면서 터널시야 기법(tunnel vision technique)에 따라 방사선 방향으로 pole-RC 바늘을 진입한다.

3) 이 과정 중 뼈와의 접촉을 찾지 말고 시술 중 뼈와 접촉하면 안 된다. 측면투사에서 수시로 바늘의 삽입 깊이를 확인한다.

4) 바늘위치가 추간공 근처에 오면 신경과의 접촉이 일어날 수 있으므로 천천히 움직인다. 신경접촉 가능성에 대해 경고를 하고 이 현상이 일어나면 즉시 알려달라고 주의를 준다. 이 현상이 일어나면 바늘을 1 mm 빼고 조영제를 주입한다.

5) 감각이상(paresthesia)을 굳이 일으킬 필요는 없으며, 바늘이 적절한 위치라면 조영제는 신경을 따라 확산된다.

6) 측면 조영술을 이용하여 바늘삽입의 최종단계를 시행한다. 이 투영에서 바늘은 추간공을 횡단한다. 바늘 끝이 추간공의 복측경계(ventral border)에 이르면 목표에 이른 것이다. 이후에는 디스크의 후면이나 뼈에 접촉하지 않게 더 이상 복측으로 전진하지 말라.

7) 정면상으로 돌려 소량의 조영제를 주사한다. 이상적인 경우는 경막외강(epidural space) 으로부터 신경이 나오는 특징적인 소견을 보여야 한다. 아니면 1 mm 더 전진하여 다시 시도한다.

8) 이 시간에 영상이 혼동이 가면 C-arm의 감산유형(subtraction mode)을 활용한다.

9) 주사기간 동안 조영술을 이용하여 2 % lidocaine 1 ml를 주입한다. 경막외강 확산이 보이면 용량을 줄인다. 어떤 이유던 간에 운동기능(motor function)의 보존이 바람직하면 1% lidocaine 을 사용한다.

시술 후 유의사항(Post-procedural measures)

1) 이 시술 후 국소마취제의 작용소실 시까지 침상안정이 필요하다.

2) 시술 후 약 15분경 결과를 판정한다. 정상적으로는 통증이 생길 동작을 해보라고 권유 한다. 시술 전 어떠한 국소적 압통이라도 있었으면 환자를 다시 검사한다.

3) 결과가 양성이면 다른 날 박동성 고주파 치료계획을 잡고, 음성이면 논리체계의 다음 단계를 시행한다.

요추 후근신경절의 박동성 고주파치료 방법
(PRF procedure of the lumbar DRG)

적응증(Indication)

1) 현저한 신경기능의 손상이 없는 급성 방사통

2) 퇴행성 변화나 전번 수술 후 흉터 형성으로 인한 만성 신경근 병증(chronic radiculopathy)

3) 피부분절을 따라 분포하는 신경성 파행(뿌리 파행, root claudication)

4) 진단적 신경차단에서 양성인 디스크성 요통

기구(Instrumentation)

1) 10 cm SMK 캐뉼라, 예외적으로 더 긴 바늘이 필요한 경우가 있다.

2) SMK TC 10 고주파 탐식자(RF probe)

3) 용액 : 1% lidocaine

방사선학(Radiology)

진단적 분절신경 차단과 동일하다.

135

목표점(Target point)

목표점은 추경의 가로절단 보다 1 mm 미측이며, 이 목표점은 가끔 위에 기술한 이유로 접근 불가능 할 때가 있는데 이때는 목표점을 분절신경의 접근 가능한 가장 내측부(medial part)로 한다.

순서(Procedure)

1) 목표점 위에 진입점을 표시하고 피부 팽윤을 만든다. 주사기를 제거하고 진입점의 정확성을 점검한 다. 만약 피부가 움직이고 피부팽윤 바늘이 상관절돌기나 측돌기에 투영되면 진입점을 교정한다.

2) 방사선 방향으로 SMK C10 바늘을 진입시켜 제 5과에 기술된 대로 터널시야 기법(tunnel vision)의 일반적 원칙을 지키면서 진행한다.

3) 이 과정 중 뼈와 접촉이 일어나면 안되고 수시로 측면투영에서 바늘 깊이를 확인한다. 약간의 척추 전만증이 있는 경우 목표점은 매우 표재성으로 되며, 예상 못한 신경접촉이 있는 경우 환자는 매우 불쾌하다.

4) 천천히 진입하여 바늘위치가 추간공 근처에 오면 신경접촉이 일어날 수 있으므로 매우 주의한다.

5) 이상감각(paresthesia)을 굳이 일으킬 필요는 없다. 신경자극은 신경접촉이 아니라 신경절 (ganglion)과의 접근성을 조사하는 것이다.

6) 측면 조영술적 투영(lateral fluoroscopic projection)를 이용하여 최종 바늘 위치를 확인하는데 바늘 은 추간공의 두부(cranial part)로 진입되며 추간공의 후면(posterior aspect)을 1 mm 지나자 마자 다 음 단계로 이동한다.

7) 탐침을 제거하고 고주파 탐식자를 넣은 다음 필요한 기구를 연결 하고 50 Hz로 자극한다. 이때 가 장 중요한 것이 만족스러운 자극역치(stimulation threshold)를 갖는 가장 뒤쪽(표재성)의 전극의 위 치를 찾는 것이다. 이는 바늘 끝에서 전방으로 향하는 전기장에 후근신경절(DRG)을 노출시키는 것 이 목적이기 때문이다. 따라서 바늘 끝이 후근신경절의 복측에 놓여서는 안 된다. 전형적인 바늘 위 치와 자극역치의 예는 그림 7-10에 설명 되어있다.

8) 0.5 volts 미만 되는 자극역치를 찾아야 하며 이는 확실해야 한다. 자극역치는 바늘과 신경과의 거리 로만 결정되지는 않는다(제 5과를 보라). 예를 들어 오래된 신경병성 질환(old neuropathies) 에서는 이 값이 얻어지지 않으며 가끔 정상적인 신경에서도 이런 일이 일어난다. 따라서 캐뉼라 끝과 신경 이 접촉하는 동안 자극역치가 0.5 volts 미만인 경우를 찾는다.

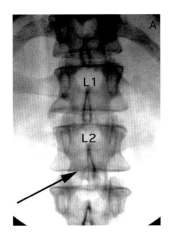
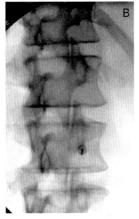

그림 7-10 정면 개요(A-P overview)

A. 요추 2번(화살표)의 미측 종판의 이중윤곽을 제거
하기 위해 축성회전을 맞추었다.

B. 전극을 위치시킨 비스듬 투영

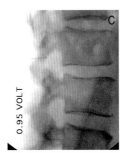
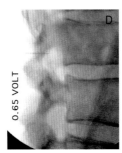
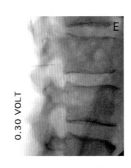

9) 자극 결과가 부정적이면 바늘을 1 mm씩 더 진입 시키면서 자극하여 만족할만한 위치를 확인한다.

10) 교류저항이 400 Ohms 이상이면 1% lidocaine 1 ml를 주사한다.

11) 104 페이지에 기술한 것처럼 표준 박동성 고주파 치료를 시작한다.

시술 후 유의사항(Post-procedural measures)

1) 환자가 진정상태가 아니라면 침상 휴식은 필요 없다.

2) 합리적인 제한 내에서 활동제한은 없다.

3) 시술 전 환자를 주지시키고 치료에 대한 반응이 나올 때까지 수주가 걸린다는 것을 강조한다

4) 4주 내에 추적 조사(follow up) 한다.

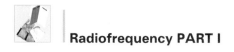

천추부위(The sacral region)

해부학(Anatomy)

측면투영을 해보면 복와위에서 천골은 복측으로 굽어져 있고, 천추 3, 4번 부위에서는 다소 편평하다. 이는 C-arm으로 위치를 맞추는 동안 고려해야 한다(아래 참조).

후 신경공은 약간 측배(laterodorsal)에서 내복측(medioventral) 방향으로 달리고 있다. 시상단면과의 각도는 대개 10도 정도이다. 이 구멍은 둥글고 경계가 명확하다. 전 신경공은 약간 길쭉하고 방사선 영상은 상연(upper border)은 명확하나 하연(lower border)은 종종 불명확하다.

후근 신경절과 출현하는 전지(anterior rami)의 해부학은 제 2과(25쪽)에 기술되어 있다. 천추강은 매우 혈관이 풍부하여 진단적 신경차단 시 바늘이 너무 표재성인 경우 자주 혈관내 주사를 하게 된다.

이 부위의 척추에서는 후신경공이 접근할 수 있는 유일한 통로이다. 진단적 차단시 조영제가 쉽게 주위의 분절로 확산되기는 하나 특별히 다른 조건은 없다. 따라서 결과는 주의해서 해석해야 한다.

전지의 진단적 분절신경 차단 및 박동성 고주파 신경치료의 적응증
(Indications for diagnostic segmental nerve blocks and PRF treatment of the anterior rami)

1) 분절위치가 불명확한 신경병증성 통증
2) 천장관절 통증의 추정적 진단 목적(S2)
3) 깊은 골반통(deep pelvic pain(S3))
4) 영상이나 신경학적 이상소견 없이 S1이나 S2 신경분절의 통증을 동반하는 외상후 상황들

진단적 분절신경차단(Diagnostic segmental nerve block)

기구(Instrumentation)

10 cm, 22G SWG 바늘(예, pole-RC 바늘), 예외적으로 긴 바늘이 필요한 경우가 있다.

용액 : 2% lidocaine, 수용성 조영제

방사선학(Radiology)

제 1단계 : 정면투영(straight A-P)

정면투영을 사용하여 C-arm이 적절한 분절위치에 있는지를 확인한다. 이 단계 이후 C-arm의 측면이 동을 잠근다.

제 2단계 : C-arm의 축성회전

S1, S2 신경공을 위해 축성회전하여 L5/S1 디스크 위치의 이중윤곽을 제거한다. S3, S4 신경공은 위치를 더욱 수직으로 한다(그림 7-11). 일부 환자에서는 이 위치에서 신경공이 보이나 대부분은 다음 단계를 우선 시행해야 한다.

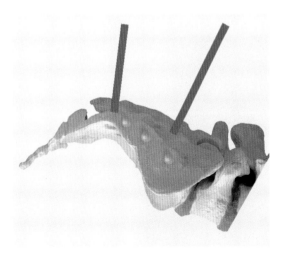

그림 7-11 C-arm의 축성회전을 시술위치에 따라 맞추었다.

제 3단계 : 경사도(Obliqueness)

시상단면과 10°로 경사도를 맞춘다(그림 7-12 A).

대부분의 경우 구멍은 잘 보이나 항상 그렇지는 않다. 골다공증이 있거나 가스가 많이 들은 장과 겹치면 구별이 어렵다. 이런 어려운 점들을 극복하는 가장 좋은 방법은 우선 전 신경공(anterior foramen)을 찾는 것이다. 이 구멍의 상연은 대개 항상 발견되며 전형적인 타원형이다. 후 신경공은 자주 이 구조와 겹치거나 바로 위 혹은 아래에 존재한다(그림 7-12 B 와 C)

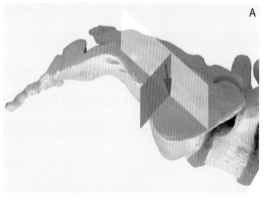

그림 7-12 상부 천추공

A. 시상단면, 측면과 측면에서의 각성회전의 도해.

B. 천추공의 10도 사위. 천추 1번 신경공이 전 신경공의 상연 위에 투사된다. 천추 2번 신경공은 전 신경공의 상연의 바로 미측에 위치한다.

C. B에서 신경공은 백색, 전 신경공의 상연은 흑색으로 보인다.

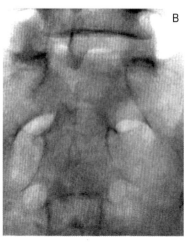

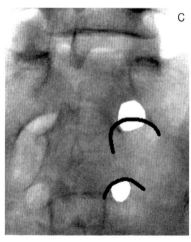

순서(Procedure)

1) 목표점 위에 진입점을 표시하고 피부팽윤을 만든다. 주사기를 제거하고 진입점의 정확성을 점검한다.

2) 방사선 방향으로 pole-RC 바늘을 진입시켜 제 5과에 기술된 대로 터널시야(tunnel vision) 기법의 일반적 원칙을 지키면서 진행한다.

3) 이 과정 중 뼈와의 접촉이 일어나면 안되고, 수시로 측면투영에서 바늘 깊이를 확인한다.

4) 바늘이 천추강(sacral canal)내로 들어갈 때 저항이 있는 작은 부위(small zone)를 통과하는 특징적 느낌이 들며 여기에서 부터 계속해서 이 과정을 측면 투영으로 확인한다.

5) 이상감각(paresthesia)을 군이 일으킬 필요는 없다.

6) 바늘이 천추강 내로 진입 직후에는 조영제를 주사하지 않는다. 이곳은 항상 혈관분포가 풍부하여 어쨌던 국소마취제 주사가 부적합하며, 이곳에 주사되는 어떤 조영제도 나중에 시도한다.

7) 바늘 끝이 천추강의 전연(anterior boder)에 올때 까지 바늘을 주의 깊게 전방으로 움직인다. 이 때는 정상적으로는 이상감각이 일어나지 않을 것이다. 일어나는 경우 바늘을 즉시 정지하고 1 mm 뺀 다음 그 위치에 바늘을 놔둔다.

8) 이때 정면투영으로 바꾸고 소량의 조영제를 주사한다. 이제 전형적인 신경의 모습이 보여야 하는데 조영제는 상방 및 내측으로 움직이는 선 모양으로 확산되며, 이렇게 보이지 않으면 1 mm 전진하고 다시 시도한다.

9) 이때 혼돈되는 영상이 나오면 C-arm에서 감산유형(subtraction mode)을 활용한다.

10) 주사 시 조영술을 이용하여 2% lidocaine 1 ml를 주사한다 (그림 7-13). 너무 많은 두측 확산 (cranial spread)이 일어나면 용량을 줄인다. 만약 운동신경의 기능이 보전되어야 하면 1% lidocaine을 사용한다.

시술 후 유의사항(Post-procedural measures)

1) 천추 1번, 2번 시술의 경우, 국소마취제 효과가 사라질때 까지 침상안정이 필요하다.

2) 시술 후 약 15분경 결과를 판정한다. 정상적으로는 통증이 있을 움직임을 해보라고 권유 한다. 시술 전 어떠한 국소적 압통 이라도 있었으면 환자를 다시 검사한다.

3) 결과가 양성이면 다른 날 박동성 고주파치료 계획을 잡고, 음성이면 논리체계의 다음 단계를 시행한다.

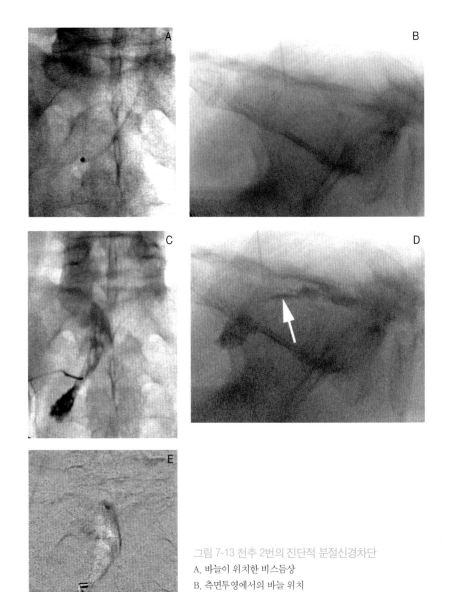

그림 7-13 천추 2번의 진단적 분절신경차단

A. 바늘이 위치한 비스듬상

B. 측면투영에서의 바늘 위치

C. 조영제 투여후 정면상

D. 조영제 확산의 측면상. 신경은 전 신경공쪽을 향해 복측으로 굽은 것을 볼 수 있다.

E. C의 감산영상(subtraction image)

천추 분절신경의 박동성 고주파치료 방법
(PRF procedure of the sacral segmental nerves)

기억할 사항 (Reminder)

이는 후근신경절 시술이 아니다. 전 천추공(anterior sacral foramina)을 통해 복측으로 나갈때, 천추신경과의 접촉이 발견된다. 이는 박동성 고주파 치료방법의 말초지 적용의 한 예이다.

적응증 (Indications)

1) 현저한 신경기능의 손상이 없는 급성 방사통

2) 퇴행성 변화나 전번 수술 후 흉터형성으로 인한 만성 방사통(chronic radiculopathy)

3) S1 분절의 신경성 파행

4) S2 진단적 차단에서 양성인 천장관절 통증

5) S3 진단적 차단에서 양성인 깊은 골반통

6) 분절신경 차단이 양성이면서 영상이나 신경학적 이상 없이, S1혹은 S2 피부분절이 관여되는 외상 후 상황들(posttraumatic conditions)

도구(Insrtumentation)

· 10 cm SMK 캐뉼라

· SMK TC 10 고주파 탐식자(RF probe)

· 용액 : 1% lidocaine

방사선학(Radiology)

진단적 분절신경 차단에 기술된 지침을 따른다.

시술과정(Procedure)

1) 목표점 위에 진입점을 표시하고 피부팽윤을 만든다. 주사기를 제거하고 진입점의 정확성을 점검한다.

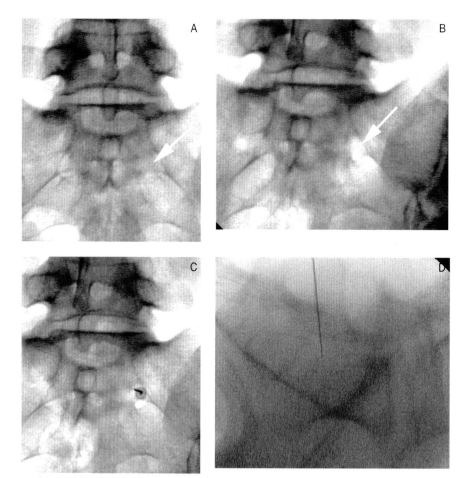

그림 7-14 천추 1번 전지(anterior rami)의 박동성 고주파 치료 시술

A. 정면투영. 천추 1번 신경공이 간신히 보인다(백색 화살표)

B. 사위투영. 천추 1번 신경공이 잘 보인다(백색 화살표)

C. 사위투영. 전극이 위치하고 있다.

D. 측면투영에서 전극의 위치. 목표부위는 신경이 천추강을 빠져나가는 길에 있으므로 훨씬 복측이다.

2) 방사선 방향으로 SMK C 10 바늘을 진입시켜, 제 5과에 기술된 대로 터널시야 기법의 일반적 원칙을 지키면서 진행한다.

3) 이 과정 중 뼈와의 접촉이 일어나면 안되고 수시로 측면투영에서 바늘 깊이를 확인한다.

4) 천천히 진입하여 바늘위치가 천추강 내로 진입하면 매우 주의한다.

5) 이상감각을 굳이 일으킬 필요는 없다.

6) 측면 조영술 투영을 이용하여 바늘진입의 마지막 부분을 시행한다. 캐눌라의 끝이 천추강의 전연위치에 올 때까지 주의하여 진입한다. 자주는 아니지만 신경이 이 부근에서 전 천추공(anterior sacral foramen)에 진입하므로 전극위치가 여전히 너무 표재성으로 된다.

7) 탐침을 제거하고 고주파 탐식자를 넣은 다음 필요한 기구를 연결 하고 50 Hz로 자극한다. 이때 가장 중요한 것이 만족스러운 자극역치(stimulation threshold)를 갖는 가장 뒤쪽(표재성)의 전극의 위치를 찾는 것이다. 이는 바늘 끝의 앞쪽으로 향하는 전기장에 후근신경절(DRG)를 노출시키는 것이 목적이기 때문이다.

8) 0.5 volts 미만 되는 자극역치를 찾아야 하며 이는 확실해야 한다. 자극역치는 바늘과 신경과의 거리로만 결정되지는 않는다. 예를 들어 오래된 신경병성 질환(old neuropathies)에서는 이 값이 얻어지지 않으며 가끔 정상적인 신경에서도 이런 일이 일어난다. 따라서 캐눌라 종단과 신경이 접촉하는 동안 자극역치가 0.5 volts 미만인 경우를 찾는다.

9) 자극결과가 부정적이면 만족할만한 위치가 확인될 때 까지 바늘을 1 mm씩 더 전진시키면서 다시 자극한다 (그림 7-15).

10) 교류저항이 400 ohm 이상이면 1 % lidocaine 1 ml를 주사한다. 이런 결과는 이 시술 중에는 흔한데 목표부위가 뼈에 둘러싸여 있기 때문이다.

11) 104쪽에 기술된 대로 표준 박동성 고주파치료법을 시행한다.

시술 후 유의사항(Post-procedural measures)

1) 환자가 진정상태가 아니라면 침상휴식은 필요 없다.

2) 합리적인 제한 안에서 활동제한은 없다.

3) 시술 전 환자를 주지시키는 것은 물론이고 치료에 대한 반응은 몇주가 걸린다는 것을 강조한다

4) 4주 내에 추적조사하다.

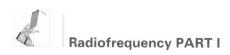

> 1 VOLT

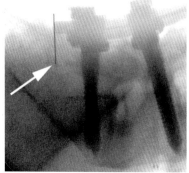

0.91 VOLT

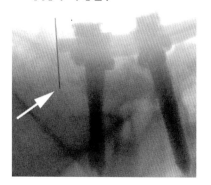

0.65 VOLT

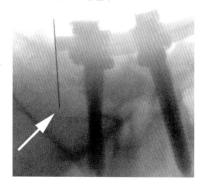

0.32 VOLT

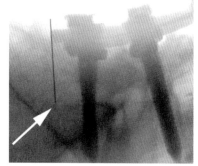

그림 7-15 천추1번 전지의 박동성고주파 치료 시술 중 전극의 깊이

50 Hz 자극역치가 각 그림에 쓰여져 있다. 전극은 전지에 접근하기 위해 매우 깊어야 하는데 전지는 복측 신경공으로 빠져나가는 도중에 있다.

미골통(Coccydynia)

미골통의 박동성 고주파 치료는 제 10과에서 논의된다.

8_ 요추 교감신경사슬
(The lumbar sympathetic chain)

교감신경 사슬은 구심성(afferent) 및 원심성(efferent) 교감신경 섬유를 운반하는데 원심성 섬유는 주로 하지의 혈관을 지배한다. 수술, 신경파괴제(neurolytic agents)의 주사, 고주파 열응고술로 이 신경섬유들을 파괴하여 말초혈관 질환을 치료하는 방법은 잘 알려진 인정된 방법이다.

이것은 박동성 고주파치료술(PRF)의 적응증은 아니다. 박동성 고주파치료술은 아마도 구심성신경계의 통합부위(integrating section)에서 시냅스를 통한 변화의 유도(transsynaptic induction of changes)를 이용하여 치료한다. 박동성 고주파치료술이 원심성 신경섬유들에 효과를 나타내는 이유는 잘 모른다. 이 과에서 기술된 교감신경 사슬에 고주파 전극을 위치시키는 기술은 그대로 혈관질환을 위한 고주파 시술방법으로 사용할 수 있다. 그러나 이 경우 열응고를 만들기 위해서는 10 mm의 큰 노출된 전극종단과 80℃의 고열이 요구된다. 교감신경 차단의 가장 중요한 위치는 L2인데 이유는 교감신경 사슬이 척수로부터 시냅스전 신경섬유들(presynaptic fibers)을 받는 가장 낮은 위치이기 때문이다. 대개 추가로 병소를 만드는 곳은 L3, 4 이다.

구심성 신경섬유들을 위한 이론은 좀 다르다. 제 2과에 기술 되었듯이 교감신경 사슬은 디스크의 전방부의 정보를 전달하는 구심성 섬유들을 포함한다. 이 구심성 신경섬유들은 교감신경 사슬과 함께 머리방향으로 이동하여 척수로 들어간다. 최초에는 이 정보꾸러미는 요추 2번 분절을 통해 들어간다고 생각되었으나 최근 연구에 의하면 정보가 들어가는 것은 최소 3개의 분절을 이용한다고 제안되었다. 이는 구심성 신경섬유(afferent fibers)들 이므로 열병소 대신 박동성 고주파 치료술을 사용할 수 있는데 이렇게 하면 통증치료를 위한 교감신경 열병소의 문제있는 합병증들을 방지할 수 있다. 합병증은 첫째 교감신경성 과다(sympathetic overshoot)로 알려진 뜨겁고 부은 다리(hot, swollen leg)로서 통증이 있다. 이는 대개 6주 이내에 소실되나 가끔 영구적이다. 두번째 합병증은 엉덩샅굴 신경(ilioinguinal nerve)의 포함 인데 서혜부(groin)의 구심로차단 후유증(deafferentation sequelae)을 야기한다.

디스크성 통증을 위한 교감신경절 박동성 고주파치료술의 목표부위는 L2가 아니고 대개 통증이 있는 디스크의 바로 위인데 대개 L4 혹은 L5다. 이 위치에서 만이 아직 구심성 신경섬유들이 척추강로 들어가지 않는다. 대개 다음의 두측부위(next cranial level)에서 부가적인 시술이 이뤄진다.

교감신경절의 박동성 고주파치료술의 적응증
1) 교감신경계가 중개하는 통증(sympathetic mediated pain)
2) 디스크성 통증
3) 복합부위 통증증후군(CRPS) 제 1 혹은 2형

진단적 차단은 절망감과 치료의 불필요한 지연을 방지하기 위해 항상 우선적으로 행해져야 한다. 진단적 차단과 박동성 고주파 시술시 바늘을 위치시키는 기술은 동일하다.

해부학(Anatomy)

척추신경의 전지(anterior rami)는 주행경로가 중요한데, 교감신경 차단 시 이 신경들과 접촉할 수 있기 때문이다. 전지의 해부학은 분절위치에 따라 다르므로 시술자는 교감신경절 접근 시 접촉 가능한 신경들을 잘 알아야 한다. L3의 위치에서는 상황은 복잡하지 않다. L2, 3는 분절신경이 바늘주행 방향의 훨씬

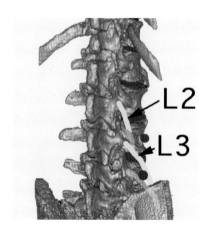

그림 8-1 교감신경차단을 위한 전지와 목표부위의 상관관계

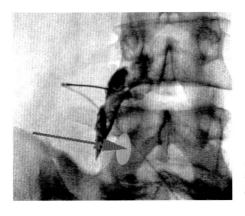

그림 8-2 바늘(적색 화살표)이 요추 3번 신경을 접촉한다.
접촉지점은 적색 X 표시로 되어있다. 측면투영에서 바늘은 약간 신경공의
복측에 있다.

내측으로 지나간다. L4 위치에서는(그림 8-1) L3의 전지가 L2의 방향보다 더욱 외측으로 진행한다. 정상
적으로 바늘은 신경의 내측으로 가나 접촉은 확실히 가능하다. 이것이 일어나면(그림 8-2) 접촉부위는
측면투영에서 추간공의 바로 복측이다. L5에서는 상황이 또 다르다. 여기에서 L4의 전지는 문제가 아닌
데 이유는 L4가 L3보다 더욱 외측방향으로 달리고 따라서 바늘 주행보다 훨씬 외측이기 때문이다. L5의
경우 출구방향이 매우 수평이므로 접촉 가능하다. 정상적인 상황에서는 바늘은 이 신경의 두측으로 지
나가나 가끔 엉덩뼈능선(iliac crest)으로 인해 C-arm을 심하게 축성회전 해야될 경우가 있다. 이럴 경우
바늘은 다소 미측으로 방향을 잡는데 이때 신경과의 접촉이 가능하다(그림 8-3).

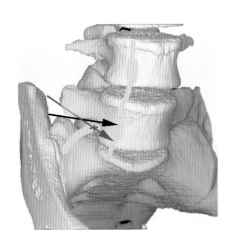

그림 8-3 요추 5번 위치에서 교감신경절 사슬로의 접근
정상적인 접근 동안(흑색 화살표) 바늘은 요추5번 신경의 두측으로 지나
간다. 그러나 높은 엉덩뼈 능선 때문에 접근각도가 가파를 때 바늘은 측돌
기 때문에 아래방향으로 향할수 있는데 이때 신경과의 접촉이 가능하다.

요추 4번 교감신경 차단(L4 sympathetic block)

기구(Instrumentation)

· 145 mm 20 SWG SMK 바늘. 혈관질환을 위한 열응고술 시에는 10 mm의 활성종단이 요구된다.

· 박동성 고주파 시술 시 SMK TC 15RC 탐색자(probe)가 요구된다.

· 용액 : 박동성 고주파 시에는 1% lidocaine, 진단적 차단을 위해 2% lidocaine과 수용성 조영제가 요구된다.

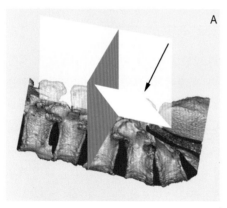

그림 8-4 경사도(Obliqueness)의 조절
A. 면은 경사도를 나타낸다.
B. 방사선은 사위투영을 나타낸다. 극돌기
　는 반대편 후관절기둥에 겹쳐있다.
C. B의 도해. 적색 : 상 및 하관절돌기; 청
　색 : 측돌기, 흑색 : 극돌기

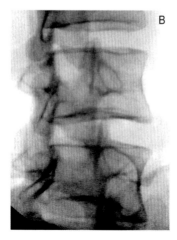

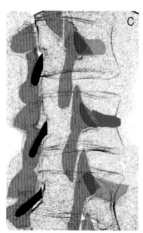

방사선학(Radiology)

제 1단계 예행성 정면투영(Orienting A-P projection)

C-arm이 적절한 분절위치에 있는지 확인하기 위해 정면투영을 사용한다.

제 2단계

이 경우 조절양상은 내측지 차단이나 후근신경절 차단과는 다르다. 교감신경 차단을 위해서는 우선 경사도를 맞춘다. 극돌기가 반대편 후관절에 오도록 하는데 이는 시상단면과 대개 35° 각도를 이룬다(그림 8-4)

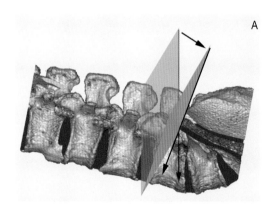

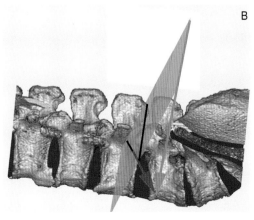

그림 8-5 축성회전(Axial rotation)의 조절

A. 측돌기를 방해가 되지 않는 곳으로 움직이기 위해 축성회전 (axial rotaton)을 교정한다.

B. 최종 접근의 면(plane)

151

제 3단계

C-arm의 축성회전을 위해 종판은 무시될 수 있다. 관심의 초점은 측돌기이며 이는 종종 목표점으로의 접근을 가리게 되는데 목표점은 추체의 오목한 곳이다. 축성회전으로 극돌기를 상향 이동시켜 목표점이 노출될 때까지 조절한다(그림 8-5, 6). 이 조절을 "스커트 밑을 보다(looking under the skirts)" 라고 명명해 왔다.

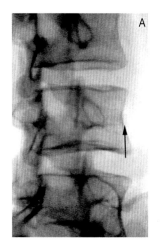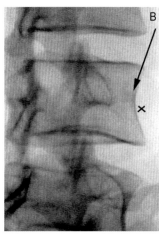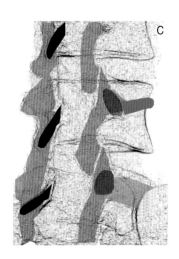

그림 8-6 측돌기와의 접촉을 피하기 위한 축성회전의 조절
A. 처음 위치. 측돌기(화살표)는 목표지점으로의 접근을 차단하고 있다.
B. 축성회전의 조절 후 위치. 측돌기(화살표)는 이제 목표부위(X)보다 두측에 투영된다.
C. B의 도해

목표점(Target point)

목표점은 추체의 오목한 중간에서 1 mm 외측이다(그림 8-7A)

순서(Procedure)

1) 목표점 위에 진입점을 표시하고 피부팽윤을 만든다. 주사기를 제거하고 진입점의 정확성을 점검한다. 만약 피부가 움직였고 피부팽윤 바늘이 추체의 뼈에 투영되면 진입점을 교정한다.

2) 방사선 방향으로 SMK 바늘을 진입시켜 제 5과에 기술된 대로 터널시야(tunnel vision) 기법의 일반적 원칙을 지키면서 진행한다.

3) 이 과정 중 뼈와의 접촉이 일어나면 안되고, 수시로 측면투영에서 바늘의 깊이를 확인한다.

4) 측면투영에서 바늘끝이 추간공의 전연(anterior border)에 오면 매우 주의하여 진행하며 환자에게 이상감각이 생기면 알려달라고 한다. 이 부위는 L3의 전지와 접촉할 가능성이 많은 곳이다. 이상감각이 발생하면 신경에 알아차리지 못하는 손상이 생길 수 있으므로 국소마취제 용액을 주사하지 않

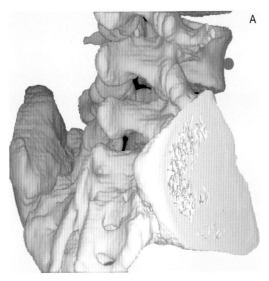

그림 8-7 마지막 바늘 위치
A. 3-D CT 스캔은 목표부위(적색 점)를 보여준다.
B. 비스듬상(Oblique view)
C. 정면상(A-P view); 바늘의 끝은 후관절의 위치에 투사된다.
D. 측면상(Lateral view)

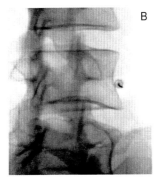
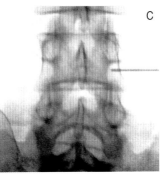
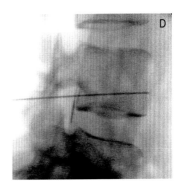

는다. 바늘을 1 mm 미측으로 재위치 시키도록 노력하며 이렇게 해도 여전히 이상감각이 생기는 경우 0.2 ml의 조영제를 주입한다. 이렇게 하면 신경을 볼 수 있고 신경을 통과하는 원칙을 만드는데 도움이 될 것이다. 측면투영에서 추체의 중간에 바늘이 위치하면 신경은 통과한 것이다.

4) 측면투영를 이용하여 바늘진입의 마지막 부분을 시행하며 바늘끝이 추체의 전연(anterior border)에 올 때 까지 전진시킨다.

5) 이제 정면투영으로 바꾸어 보면 바늘끝이 후관절기둥(facetal column) 위에 투사되어야 한다(그림 8-7 B, C, D)

진단적 차단(Diagnostic block)

1) 이제 소량의 조영제를 투여하여 측면이 아닌 위아래로 퍼지는 것을 확인한다. 측면으로 퍼지는 경우는 대개 허리근(psoas muscle)이고 날카로운 사선(oblique line)으로 보인다. 이는 바늘이 약간 너무 측면으로 위치할 때 흔히 일어난다(그림 8-8). 이렇게 되면 바늘을 수 mm 더 전진시켜야 한다.

2) 2% lidocaine 2 ml를 주입한다. SMK 바늘은 부착된 연결관이 없으므로 주사동안 조영술을 사용할 수 없다.

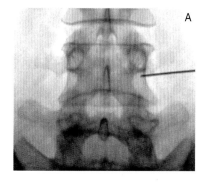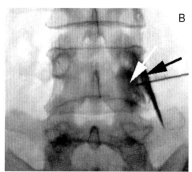

그림 8-8 조영제의 확산

A. 바늘은 약간 너무 측면위치에 있다. 이때 조영제는 쉽게 대요근 근구(psoas compartment)를 조영한다.

B. 흑색 화살표는 대요근 근구(psoas compartment)로의 조영제 확산을 보여준다. 이때 바늘을 1 mm 전진하면 조영제는 이제 교감신경 사슬 주위로 확산된다(백색 화살표).

진단적 차단 시술 후 유의사항(Post-procedural measures following a diagnostic block)

1) 진정제를 사용하지 않았다면, 이 시술 후 침상안정은 요구되지 않는다.

2) 시술 후 약 30분에 결과를 확인한다. 환자에게 정상적으로는 통증이 있을 운동을 해보라고 격려한다. 만약 시술전 국소적 압통이 있었다면 환자를 다시 점검한다.

  만약 결과가 양성이면 다른 날 간헐적 고주파치료 계획을 잡는다. 만약 결과가 음성이면 논리체계의 다음 단계를 진행한다.

박동성 고주파치료 순서(PRF procedure)

1) 바늘을 1cm 뺀다. 이렇게 하면 목표가 바늘의 앞에 놓이게 된다.

2) 탐침(stylet)을 제거하고 고주파 탐색자를 삽입하며 캐뉼라를 다른 손으로 고정한다.

3) 필요한 연결을 하고 50 Hz로 자극한다. 수용 가능한 최저 역치는 1 volt 부근이나 0.1 volt 정도로 낮을 수도 있다. 바늘을 앞으로 서서히 움직여 가장 낮은 역치를 보이는 가장 표재성 위치를 찾는다.

4) 교류저항이 300 ohm 이상이면 1% lidocaine 1 ml를 주입한다.

5) 104 쪽에 기술된 대로 표준 박동성 고주파를 시행한다.

박동성 고주파시술 후 유의사항(Post-procedural measures following PRF treatment)

1) 환자가 진정상태가 아니라면 침상 휴식은 필요 없다.

2) 합리적인 제한 안에서 활동제한은 없다.

3) 시술 전 환자를 주지시키는 것은 물론이고, 치료에 대한 반응은 몇 주가 걸릴 수 있다는 것을 강조한다.

4) 4주 내에 추적진료를 해야한다.

혈관질환 시술을 위한 고주파 열응고술(Heat RF procedure for vascular disease)

1) 탐침을 제거하고 2% lidocaine 2 ml를 주입한 다음 다른 손으로 캐뉼라를 고정한다.

2) 필요한 케이블(cable)을 연결한다.

3) 병소발생기를 연속양상(continuous mode)로 하고 최고 바늘끝 온도를 80℃, 시간을 60초, 발생기 출력은 최대(maximum)에 맞춘다.

4) 열응고술을 시행한다.

요추5번 교감신경차단(L5 sympathetic block)

요추 5번에서는 기술이 변경되야 하며 차이점은 다음과 같다.

1) 경사도의 정도에 따라 엉덩뼈 능선이 종종 목표로의 접근을 방해한다. 경사도의 정도를 약간 감소 시키도록 조절하고 엉덩뼈 능선을 하방으로 움직이도록 축성회전을 조절 함으로서 C-arm의 위치를 조절한다. 이는 매우 예각을 요구할 수 있다.

2) 추간공 바로 밑에 바늘이 있는 경우, 바늘을 매우 서서히 움직여 요추 5번 신경과의 접촉을 방지 한다.

3) L4/5 디스크 위치에서 교감신경절 사슬은 좀더 표재성으로 이동한다. 따라서 요추 5번의 교감신경 차단 시 목표점은 추체의 2/3 지점이다(그림 8-9).

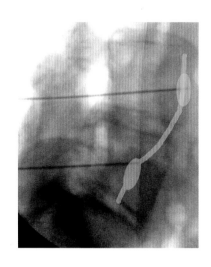

그림 8-9 요추 4, 5번의 교감신경 차단. 측면투영
교감신경 사슬은 요추 5번 부위에서 다소 표재성으로 주행한다.

9_ 요추 디스크성 통증을 위한 고주파 섬유륜성형술
(Radiofrequency annuloplasty for lumbar discogenic pain)

디스크성 통증(Discogenic Pain)

요추 추간판 분절(Lumbar intervertebral disc segment)은 신경분포가 풍부한 척추구조이다. 추간판에 병적 변화가 오게 되면 참기 어렵고, 장애가 되는 심한 만성 축성요통(axial back pain)을 동반할 수 있다. 간편한 국소마취제 차단과 유발성 추간판조영술(provocative discography)을 이용한 연구에 의하면 디스크내장증(internally disrupted disc)은 만성요통의 흔한 원인이며 대개 만성 축성 기계적요통(chronic axial mechanical back pain)의 약 40%를 설명해 준다[1].

디스크성 통증(Discogenic pain)의 진단

디스크성 통증은 디스크에 부하를 주는 행위(발살바(valsalva) 조작, 이행(transition), 굽힘, 장시간 앉아있기)시 악화되는 기계적 축성요통(mechanical axial low back pain)으로 나타난다. 엉덩이(buttock), 넓적다리(thigh), 가끔 원위부 하지통(distal extremity pain)이 요추 추간판으로부터 체성 연관증후군(somatic referral syndromes)로 나타난다. MRI 영상소견은 디스크 수화(hydration)의 저하와 이를 반영하는 섬유륜의 퇴행성변화(annular degeneration)를 나타낼 수 있다. T2 양상 MRI 영상을 보면 후방 섬유륜(posterior annulus)에서 아주 강한 신호(hyper intense signal)가 존재할 수 있다. 이를 고강도 구역(high intensity zone(HIZ))이라고 부르며, 통증이 있는 통증성 섬유륜퇴행(painful annular degeneration[2])의 가능한 표지자(marker)로서 주목 받고 있다(그림 9-1). 해부학적으로 고강도 구역은 섬유륜의 원형 및 방사형 째짐(circumferential and radial tear)의 교차점을 나타낼 수 있다(그림 9-2). 디스크의 생리학적 검사는 잘 조절된 추간판조영술(discogram)에 의한다(그림 9-3, 4)[3]. 유발성 추간판조영술(provocative discography)은 압력을 감시하면서 행하는 시술이다[4].

157

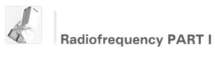

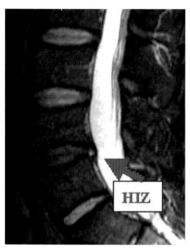

그림 9-1

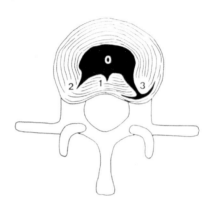

그림 9-2 CT/추간판 조영술상 Dallas 추간판 조영술 등급 0-3에 해당되는 디스크 파열의 여러단계.

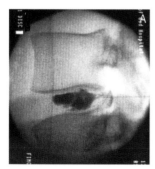
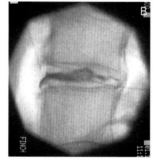

그림 9-3

A. 국소적 섬유륜 째짐

B. 전방파열을 동반한 미만성 퇴행성 변화

C. 디스크의 높이는 보전되는 퇴행성 디스크의 정상적
　이엽성 수핵조영술

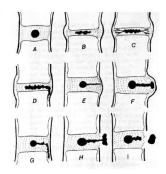

그림 9-4 측면투영에서 디스크 조영술의 형태

진한 검은선은 전방(좌측)과 후방(우측) 세로인대를 나타낸다.

A. 정상   B. 퇴행성 디스크   C. 섬유륜 째짐이 있는 퇴행성 디스크

D. 디스크 탈출(extruded)과 조영제의 유출이 있는 퇴행성 디스크

E와 F. 돌출디스크(protruded)에서 방사형 섬유륜 째짐(제 3형).

G. 탈출(extruded)된 디스크(촛농, candle drip)

H. 탈출(extruded)된 디스크(후방 세로인대의 째짐을 동반함)

I. 탈출(extruded)된 디스크, 후방 세로인대의 째짐과 분리편(sequestrum) 동반

(Modified from Fabris G, LaVaroni A, Leonardi M, et al; Discography, Del Centaurto Udine, Italy European Society of Neuroradiology, Edizioni, 1991; with permission)

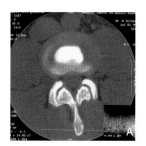
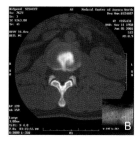
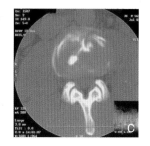

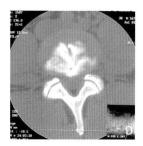
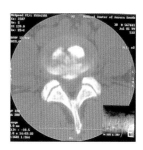

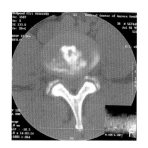
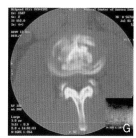

그림 9-5 Post-discogram CAT-스캔

A. 정상소견

B. 단일 후방 째짐

C. 전방 디스크 파열(dioruption)

D. 큰 방사형 틈새(fissure)

E. 원형 섬유륜 째짐

F. 방사형과 원형 째짐의 복합형

G. 미만적 퇴행성

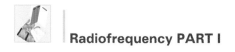

IASP와 NASS의 지침은 의심스러운 디스크 들이 있을 때, 최소한 한 개의 음성 대조치 위치(negative control level)를 얻을 것을 요구한다. Post disco CAT 스캔은 섬유륜의 째짐과 수핵의 모양(nuclear morphology)의 이상을 나타내는 디스크의 구조를 더욱 잘 나타낸다(그림 9-5).

요추 디스크의 분절신경 분포
(Segmental innervation of the lumbar disc)

요추 디스크의 신경분포는 잘 기술되어져 왔다[5](그림 9-6). 요추 디스크는 여러 분절 또한 양측으로 (multisegmentally and bilaterally) 신경분포가 되어있고 이런 사실은 디스크 탈신경(denervation)을 위한 지침이 된다. 디스크 분절의 병적변화는 감작된 통각수용체[6]가 섬유륜 균열(annular fissures)로 자라 들어감으로써 만성 통각수용(chronic nociception)에 이를 수 있다; 즉 신혈관 생성(neovascularization), 섬유륜 파열(annular disruption)을 통한 수핵내의 염증유발물질(intranuclear inflamagens)의 만성 누출이 생긴다[7]. 하지통은 분절성 신경근(segmental nerve root)과 경막(dura[8])의 화학적 혹은 기계적 자극에

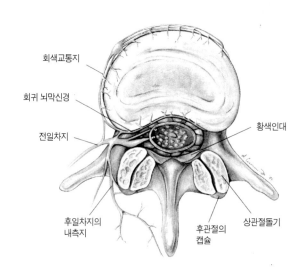

회색교통지

회귀 뇌막신경

전일차지

황색인대

후일차지의
내측지

후관절의
캡슐

상관절돌기

그림 9-6 디스크의 신경분포

의해 생기는 것으로 보인다.

디스크성 통증(Discogenic pain)의 치료

디스크성 통증을 위한 침습적 치료는 중추신경계 주사(neuraxial injections), 디스크내 주사(intradiscal injections), 디스크내 가열(intradiscal heating), 수술(surgical intervention)을 포함한다. 이 단원에서는 통증성 디스크 파열(painful disc disruption)을 치료하기 위해 고주파 열 에너지[9]의 치료적 적용에 초점을 맞출 것이다.

디스크내 병리학[10]의 선지자들이 proteoglycan 합성과 회복반응(reparative response)를 자극하기 위해 DMSO, chondroitin sulfate, glucosamine 의 디스크내 주사를 연구 중이다. 퇴행성 디스크를 재건하는 섬유세포(fibrocytes)와 연골세포(chondrocytes)를 직접 활성화 시킬 수 있는 생물학적 약품은 아직 없다. Steroid의 디스크내 주사은 극히 일부 환자[11, 12, 13 ,14 , 15]에서 효과가 있으며 경막외 스테로이드는 디스크성 통증에 도움이 되는 경우는 드물다[16]. 내부 디스크 파열(Internal disc disruption)의 외과적 치료는 대개 감압술(decompression)과 분절성 융합(segmental fusion)이다. 요추 척추융합(lumbar spinal fusion)의 후향적 연구는 다양하다. 1998년 Vamvanji는 한 부위의 전후융합(single level anterior-posterior fusions)시 63% 환자가 만족하였다고 보고하였다. Fritzell 은 294명의 환자에서 2년간 추적결과 63%가 향상 되었으나 대부분의 환자에서 여전히 다양한 증상을 보였다. 수술은 감염, 출혈, 신경 손상, 통증의 증가, 흉터조직 및 5-10%의 환자에서는 증상이 아주 나빠지는 위험성을 나타낸다. 디스크 치환술은 연구 중이나, 표준융합보다 유의한 향상을 보여 오지는 않았다.

보존적 치료와 수술 사이의 차이를 메꾸기 위해 고주파 유도 열발생(RF induced heating)으로 디스크 통증을 치료하기 위한 경피기술(percutaneous techniques)이 발달되어 왔다.

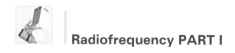

디스크내 열요법(Intradiscal thermal therapy, IDET)에 따른 제통의 가설적 기전

디스크 분절의 가열은 여러 기전에 의해 제통을 한다고 가정되어 왔다. 1) 45℃로 외측 섬유륜(outer annulus)을 가열하면 신경말단을 응고시켜 신경파괴적 효과(neuroablative effect)에 의해 통증을 감소시킨다. 2) 디스크 섬유륜을 65℃로 가열하는 경우 교원질(collagen)의 수축(contraction)을 야기한다. 이는 단단함(stiffness)을 향상시키고 섬유테의 균열(annular fissures)를 안정시킬 수 있다. 수핵간질(Nuclear matrix)의 온도의존적 생화학 변화가 또한 일어날 수 있다. 오늘날까지 생화학적 분석을 위해 수핵간질의 견본을 취하는 것은 일반적이지는 않다. 조직의 가열효과는 시간과 온도에 달려있으며 다음의 여러 요소들에 의해 영향 받는다.

1) 해부학 : 디스크의 높이와 섬유륜의 두께, 척추강의 구경(canal diameter), 수막낭(thecal sac)과의 접근정도, 전에 행한 수술, 경막외 혈관 해부학의 국소적 변이도

2) 생리학 : 수화(hydration), 연령

3) 기술 : 카테터 위치(섬유륜 대 수핵 내의), 전달되는 온도, 가열 시간

디스크내 열요법(Intradiscal thermal therapy) : 단일바늘 디스크내 고주파의 역사

디스크의 가열은 Sluijter에 의해 1994년 처음으로 제안되었다[17]. 처음 행해진 기술에서 15 cm SMK 바늘을 증상이 있는 디스크의 중앙에 놓고 70℃, 90초로 가열하였다(그림 9-7). Sluijter는 요추 및 경추에서 500예 이상을 시행하여 약 50%에서 좋은 결과를 얻었다.

Houpt 등은[18] 70도에 맞추어 디스크 중앙에 위치한 탐색자(probe)로 디스크내 고주파 중 사체의 디스크 분절에서 온도의 분포와 온도의 전달을 조사한 결과 카테터 끝에서 11mm이상 떨어진 곳의 온도는 신경파괴(neural ablation)에 적합한 온도를 나타내기에는 부적합 하였다. Houpt는 수핵에 대한 생리화학적 변화(physiochemical effect)가 디스크 내 고주파에 따른 제통의 우선적 기전일 것이라고 제안하였

다. 최근 발표된 무작위 조절성(randomized controlled) 실험에서는 디스크성 통증에 한 개의 바늘을 이용한 디스크내 고주파가 위약(placebo)보다 더 효과적인 것을 발견하지 못했다. 그러나 이 연구에서 환자들을 조절되지 않은 진통 추간판조영술(uncontrolled analgesic discography)에 의해 선택했으므로 어떤 결론을 도출하기는 어렵다[19]. 디스크내 고주파는 선택된 환자에서 일화적인 성공율 50-60%를 보이면서 일부 경추와 흉추에서 여전히 사용된다.

디스크내 전기열 섬유테성형술
(Intradiscal electrothermal annuloplasty, IDEA)

디스크내 가열은 계속 발전하고 있다. 1988년 10월 Oratec interventions 회사는 Spinecath 전도성 가열장치(conducting heating device)를 임상에 소개했는데[20] 디스크내 전기열 섬유테 성형술(Intradiscal electrothermal annuloplasty(IDEA))은 구부러지는 가열전극(flexible, heating electrode(SpineCath))을

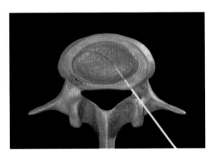

그림 9-7 SMK 바늘이 디스크의 중앙에 놓여 있다.

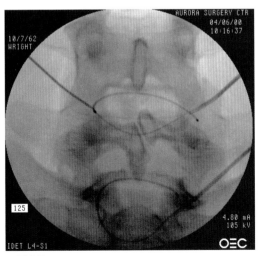

그림 9-8

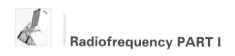

17G 유도자(introducer)를 통해 디스크 내로 진입시켜 카테터를 디스크 섬유륜의 내부 표면(inner surface) 주위를 둥글게 통과시켰다(그림 9-8).

목표는 카테터를 섬유륜과 수핵 사이의 이행부위(transitional area)에 오게 하여 가열장치를 추경과 반대편 추경(pedicle)사이에 위치시키는 것이다. 적절한 위치에서 저항성 열코일(resistive thermal coil)은 후방 섬유륜-수핵 접점(posterior annular nuclear interface)에 열을 가하거나, 변칙적으로 균열 내부에 열을 가하기 위해 위치시킨다. Spinecath에서 고주파 에너지는 활성 카테터 종단(active catheter tip)에 전달되나 저항성 열코일(resistive thermal coil)은 고주파를 전열성 전도열(electrothermal conductive heating)로 전환시킨다. 임상연구는 대상 환자에서 일관되게 60% 이상의 성공을 보였다[21]. 전향적 맹검 무작위(prospective blinded randomized) 연구가 진행중이다. 2년간의 디스크내 전기열 섬유테성형술 연구결과를 바탕으로 하여 이 기술을 잘 선택된 환자에서 적용하였다. 디스크내 전기열 섬유테성형술시 섬유륜 가열의 생체내 연구에서 섬유륜에서 실제 얻은 온도는 45℃ 의 신경파괴의 역치에는 도달할 수 있으나 60℃ 의 교원질 변형(collagen modification)이 가능한 수준에는 도달하지 못하였다[22]. 신경파괴 혹은 수핵간질에 대한 물리화학적 효과가 이 시술로 효과를 본 환자들에서 일어날 수 있을 것이다[23].

고주파 섬유륜성형술(Radiofrequency annuloplasty)

디스크내 열요법의 가장 최근의 발전은 직접 섬유륜 내로 위치시켜 후방 디스크 벽에 열에너지의 전달을 향상시키도록 고안된 이온성 가열카테터(ionic heating catheter)의 출현이다. Tyco-Radionics 회사(그림 9-9)에 의해 개발된 discTrode 카테터는 어려운 중앙 균열(midline fissure)를 뚫고 통과하기 위해 굽고 뻣뻣하게(curved, stiffen) 되어있다. DiscTrode에는 교류저항 감시와 섬유륜으로 고주파의 직접전달이 고안되어 있다. 카테터 설치의 기술과 가열 연구계획서(heating protocols)에 대한 최신경향을 다음에 자세히 소개한다.

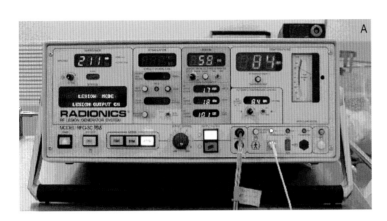

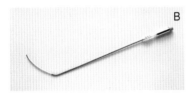

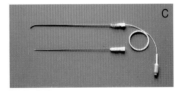

그림 9-9

A. Radiconics 3C-plus 병소 발생기

B, C. discTrode와 유도 바늘

고주파 섬유륜 성형술(Radiofrequency annuloplasty)의 동물실험

카테터의 안전성과 가열개요(heating profile)를 평가하기 위해 동물실험을 진행하였다. 양의 살아있
는 추간판 조직에 가열개요의 급성 온도 효과를 분석하기 위해 전열(electrothermal)과 고주파 카테터를

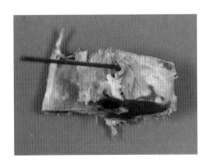

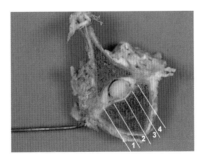

그림 9-10 카테터가 놓인채로 양의 연구에서 축성 절단

165

양의 디스크 내로 삽입했다(그림 9-10). 온도는 반대편 섬유륜에 설치된 2mm 열전대(thermocouple)로
측정했다. 직접적인 고주파 에너지로 인한 열의 분포를 평가하고 임상시험 중 가열개요를 만들기 위해
전달된 열 및 측정된 열을 기록하였다. 양(sheep) 모델은 인간과 구조, 크기, 생리화학이 유사하여 선택
하였다. 조직학적 변화와 카테터 위치확인을 평가하였다. 양의 실험은 동물실험의 모든 원칙을 준수하
면서 콜로라도 주립대학에서 진행되었다. 양은 가열실험 후 갑자기 죽인다음 척추만을 절개하였다. 클
리브랜드 클리닉 재단의 Thomas W. Bauer 박사가 디스크의 방사선 및 조직학적 평가에 조언을 하였다.
각 추간체(intervertebral body)에 여러 횡적인 절단조직을 만들었다. 더 절단 후 결과적인 뼈-디스크-뼈
표본을 방사선 사진을 찍고 염색 하였다. 조직학적 변화와 카테터 위치를 확인하는 관점에서 조사결과
를 평가하였다(그림 9-11, 12).

조직학적 평가는 조직괴사 없이 모든 온도 조건에서 핵용해(nucleolysis)와 함께 말하기 어려운 정도의

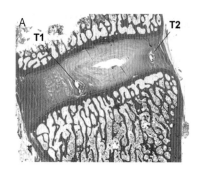 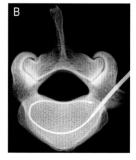

그림 9-11 디스크내 전기열 섬유테성형술
시 카테터 위치를 나타내는 시상단면(A)과
방사선 사진(B)

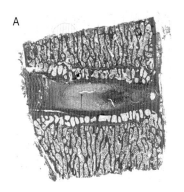 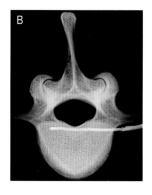

그림 9-12 후방섬유륜 골층판(postevior
annular lamellae)에 하나의 구멍을 나타
내는 disc Trode 후의 시상단면(A)과 방사
선 사진(B)

급성 양 모델

시간	디스크내 전기열 섬유테성형술 카테터 90℃전달 측정된 온도	고주파 카테터 전극 50℃전달 측정된 온도	70℃- 측정된 온도	80℃- 측정된 온도	90℃- 측정된 온도
0초	38	37.6	38.2	38	38
30초	40	38.2	53.8		52.1
1분	41	38.7	54.8	56.8	56
1.5분	41	39	55	57	58.2
2분	42	39.2	54.7	57.1	59.6
2.5분	42	39.4	54.4	56.9	60.5
3분	43	39.5	54.2	56.8	61.4
3.5분	43	39.6	54	56.7	62
4분	43	39.7	53.9	56.4	62.6
4.5분	44	39.8	55.8	56.3	63
5분	44	39.9	55.5	56.2	63.4
5.5분	44	39.9	55.4	55.8	63.7
6분	44	39.9	55.4	55.6	64
6.5분	45	39.9	55.4		64.1
7분	45	39.9	55.3	60.3	64.4
7.5분	45	39.9	55.3	60.1	64.4
8분	45	39.9	55.3	60	64.6
8.5분	46	39.9	55.3	60	64.8
9분	46	39.9	55.3	60	65
9.5분	46	39.9	55.4	60.8	65.1
10분	46	40	55.3		
10.5분	46	40.1	55.3		
11분	47	40.2	54.8		
11.5분	47	40.2	54.5		
12분	47	40.2	54.2		
12.5분	47	40.3	54.2		
13분	47	40.3	54.3		
13.5분	47	40.4	54.2		
14분	47	40.4	54.2		
14.5분	47	40.5	52.8		
15분		40.5	52.8		
15.5분		40.6			
16분		40.6			

표 9-1
가열기구가 적절히 위치했다. 2 mm 활성종단 열전대가 반대편 섬유륜에 설치되었다.

(borderline degree) 세포손상 만을 보고하였다. 얻어진 온도자료는 섬유륜 온도가 계속 45℃ 이상으로 지속되기 위해 50-65℃ 의 범위에서 온도를 전달하도록 최초의 가열 실험계획안을 고안하였다(표 9-1 과 그림 9-13).

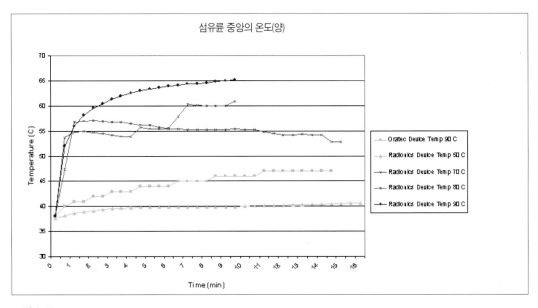

그림 9-13

고주파 섬유륜성형술(Radiofrequency annuloplasty)을 위한 환자선택

일단 동물실험을 분석하고 임상실험을 2001년 3월 19일 덴버 통증치료실에서 처음 환자에 시도하였다. 디스크내 가열요법(intradiscal thermal therapy)이 적용된 환자의 선택기준은 다음과 같았다.

디스크 분류(Disc Classification)

통증시 디스크내 압력(Intradiscal Pressure at Pain)

등급 Class	유발(Provocation)	통증정도(Pain Severity)	통증 일치성(Pain Concordance)
0 정상	〉100 psi	통증 없음	
1 무증상	50 psi 이상	〈6/10	일치
	〉50 psi	〉5/10	불일치
2 불분명	50 to 100 psi	〉5/10	일치
	〈50 psi	〉5/10	불일치
3 기계적	30 to 50 psi or	〉5/10	일치
	처음 압력 보다 15 psi 이상		
4 임상적	〈30 psi and	〉5/10	일치
	처음 압력 보다 15 psi 이상		

덴버 통증치료실의 포함 정의(DMP exclusion criteria)

1) 완전히 디스크성 원인으로 규명되고 6개월 이상의 심한 견디기 어려운 요통을 갖는 환자로서.

   (1) 유발성 추간판조영술(provocative discography)에서 양성반응-(4번을 보라)

   (2) 제안된 디스크내 전기열 섬유테성형술 위치에서 후관절차단 시 20% 미만의 제통 효과

   (3) 만약 엉덩이 증상이 주 증상인 경우 천장관절 주사에서 음성

   (4) 근근막 원인은 평가 하고 치료하였다.

2) 디스크 높이가 보존된 경우(30% 미만 손실)

3) Derby의 개요(protocol)에 의해 디스크내 압력을 감시하면서 디스크조영술 시행 시 화학적 민감디스크(chemically sensitive disc) 양상을 보이는 경우

4) Post disco CT에서 후방 섬유륜의 국소적 방사형 섬유륜 째짐(focal radial annular tear)이 있는 경우. 전방이나 원형균열은 아주 적거나 없다.

5) 보상가능한 손상(compensable injury)을 보이는 환자는 다음과 같은 사항에 대해 정신과의사의 평가를 받는다

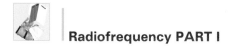
(1) 중재술(intervention)의 적절성 평가 2)적절한 인지 중재술(cognitive intervention) 3) 합리적인 예상의 성취

덴버 통증치료실의 제외원칙(DPM Exclusion criteria)

척추관 협착증, 추간판 탈출증, 두개 이상의 부위에 증상이 있을때, 전에 수술한 경우, 불안정성 (instability)이 있는 경우, 하지의 어떠한 감각, 운동, 반사 손실이 있는 경우, 비기관성 통증(Non-organic pain) 도형(diagram), 어떠한 양성 Waddell 반응을 보일 때, 하루에 4개비 이상 담배 피우는 흡연자.

섬유륜내 이온성 가열카테터(Intra annular ionic heating catheter, discTrode)를 설치하는 기술

DiscTrode 설치를 위해 절연된 17G 유도바늘(introducer needle)을 사용하여 일상적인 추경외 디스크 접근(Extrapedicle disc access)방법으로 후외측 추간판에 접근한다(그림 9-14 에서 9-16). 유도자 (Introducer)의 종단을 이용하여 지속적으로 교류저항을 측정하면 섬유륜(300-400 ohms)을 만나게 된 다. 유도자는 외측 섬유륜에 단단하게 닿는 것을 느낄때 까지 조금씩 전진한다. discTrode를 이때 섬유 륜 속으로 부드럽게 밀어 넣게 되면 섬유륜의 판(annulus lamella)중의 하나에 도달된다. 카테터의 진행 은 측면 조영영상(lateral fluoroscopic view)으로 감시해야 한다. DiscTrode는 전방 쪽이 아니라 멀리 달 아나는 것처럼(traveling "away") 보일 것이다. 만약 discTrode의 방향이 전방인 경우 섬유륜 판 내의 후 방에 머물도록 방향을 재조절 한다. 아울러 카테터는 척추강 쪽인 후방으로 벗어나면 안되는데 이렇게 되면 마미 손상의 위험성이 있다. 지속적으로 적당한 압력을 가하면 discTrode는 디스크의 뒤쪽을 가로 질러 반대편 추경 쪽으로 진행된다. DiscTrode가 디스크의 반대쪽에 도달 시 카테터는 섬유륜의 굴곡을 따라 전방으로 꺾이게 된다. 이때 정면상은 후방 섬유륜의 적절한 치료를 위해 추경에서 반대편 추경 사 이를 완전히 포함함을 증명하게 된다. 2 mm 활성종단을 가진 15 mm SMK 바늘을 디스크 접근시와 같은 방법으로 온도감시를 위해 반대편 섬유륜에 설치한다. 이 바늘은 한번 최고전달 온도(peak delivered temperature)에 도달하면 경막외 온도(epidural temperature)를 측정하기 위해 이 기술과 같이 섬유륜 온 도의 감시는 필수적으로 여겨진다. 섬유륜과 반대편 경막외 온도의 감시는 척추강 내의 위험한 온도를

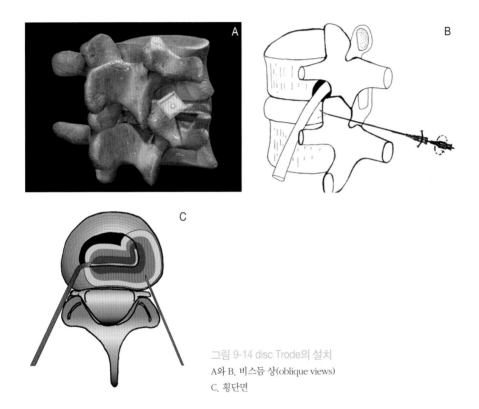

그림 9-14 disc Trode의 설치
A와 B. 비스듬 상(oblique views)
C. 횡단면

방지하고, 섬유륜의 외측 1/3의 목표온도를 45℃로 유지할 수 있게 한다. 궁극적으로 가열 프로토콜은 열전대(thermocouple) 감시를 요구하지 않도록 고안해야 한다.

이 분야의 전문가들은 L2 후근신경절의 간헐적 병소형성은 제통의 시작을 가속화 할 것이라고 제안하였다. 1997년 Wright의 증례보고에서 L2 후근신경절의 차가운 병소화(cool lesioning)가 여러층의 척추통증이 있는 환자에서 6명중 5명이 상당한 증세호전을 보였다[24]. 박동성 고주파치료술(pulsed RF)은 보다 안전하고 술기의 효율성과 제통의 속도를 매우 향상시킨다.

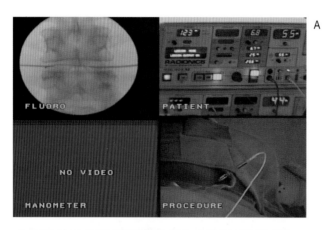

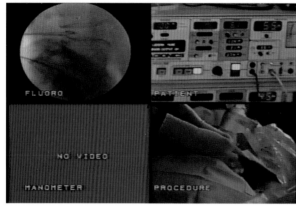

그림 9-15 위치한 disc Trode
A. 정면상
B. 측면상

고주파 섬유륜성형술의 가열성적
(Radiofrequency annuloplasty heating data)

기법(technique)의 순서는 상기와 같이 완성하였다. 반대편 디스크 섬유륜, 경막외강, 많은 예에서 같은쪽 섬유륜 내부 온도를 자세히 기록하였다. 두 예에서 신경근 밑의 온도도 측정하였으나 37℃ 이상 증가되지는 않았다. 이때 임상시험이 시작 되었고 온도 프로토콜은 확실치 않았으며 주로 실험실 연구와 양(ovine) 모델을 참조하였다. 실제적인 섬유륜 가열이 최초의 환자에서 서로 다른 프로토콜을 사용하여

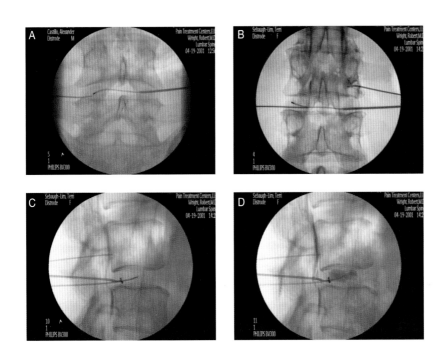

그림 9-16

A. 후방 섬유륜을 따라 위치한 disc Trode의 offset axial

B. 신경 밑에서 감지하는 무딘 바늘끝의 정면상

C. 후핵을 따라 disc Trode 위치를 나타내는 수핵내 조영제의 측면상

D. 수핵내와 신경주위 온도 감시와 위치한 disc Trode의 측면상

철저히 감시하였다. 초기 임상실험에서 경막외와 신경주위(perineural) 온도를 철저히 감시하여 안전을 강화하였다. 온도실험 요약은 그림으로 다음과 같이 나타내었다. 덴버에서 26명의 환자를 임상 프로토콜에 따라 시행하였다. 6개월 간의 성적은 유용하지 않다. 심각한 부작용은 없었으며 4명의 환자는 시술 후 생긴 방사통을 완화시키기 위해 경추간공 경막외 스테로이드(transforaminal epidural steroid)를 주입했다. 이 환자들에서 새로운 하지통이 3주 내 소실되었다. 통증과 기능을 평가하는 표준 결과측정(outcome measure)을 수집하였다. 여러 가열 프로토콜로 부터의 요약 성적이 다음에 도표로 제공된다.

반대편 섬유륜 중간의 최고온도(n=26)

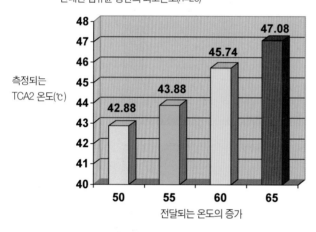

측정되는
TCA2 온도(℃)

48
47
46
45
44
43
42
41
40

42.88　43.88　45.74　47.08

50　55　60　65

전달되는 온도의 증가

디스크성 통증(Discogenic pain) 치료를 위한 적절한 온도용량(thermal dose, 온도 × 시간)은 잘 모르며 연구 중이다. 반대편 섬유륜의 온도를 45℃로 유지하고 4분간 이 온도를 유지하는 것은 다음 두 이유로 정했다.

1) 이 프로토콜은 기존의 디스크내 가열방법(intradiscal thermal techniques)으로 성립된 온도범위를 재현하였다.

2) 45℃는 신경파괴로 인정하므로 우리는 지속적으로 섬유륜 신경파괴(annular neuroablation)의 특별한 목표를 이룰 것이다.

덴버 통증치료실의 가열 프로토콜(heating protocol)

1) 시술 전 30-60분에 항생제를 정주한다.

2) 카테터는 3차원적 조영술 영상(offset axial 포함)으로 적절한 위치에 있음을 확인한다.

3) 절연된 유도자(shielded introducer)가 디스크 진입점까지 카테터 종단을 덮게 하고 척추강이나 신경공 위치에서 추간판의 밖으로 discTrode가 노출되지 않도록 한다. 또한 절연된 유도자 밖은 실제로 가열될 수 있음을 명심해야 한다.

4) 감시하는 열전대(thermocouple)는 반대편 섬유륜에 위치하고, 생리학적 온도(37±0.5℃)를 기록함

을 확인한다.

5) 각성된 환자에서 처음 50℃를 2분간 전달하면서 새로운 혹은 확실한 하지나 서혜부 통증(perineal pain)이 야기되는지 질문한다.

6) 반대편 섬유륜에 있는 열전대에 의해 측정된 온도가 45℃가 될 때까지 30-60초 간격으로 점차 전달되는 온도를 상향 조절한다.

7) 경막외 온도를 측정하기 위해 감시용 열전대를 빼어낸다.

8) 이 온도를 4분간 유지한다.

9) 일단 가열이 종료되면 감시용 바늘을 수핵으로 전진시킨다.

10) 디스크내 감염 예방(intradiscal antimicrobial prophylaxis)를 위해 항생제와 섞인 조영제를 주입한다.

요약(Summary)

디스크성 요통한자를 위한 디스크내 열치료(intradiscal thermal therapy)는 일정한 환자들에서 통증 완화를 제공한다. 디스크성 통증의 병리해부나 병리생리는 널리 연구되고 잘 이해되고 있다. 디스크내 열치료 후 제통을 이해하는 관점에서 똑같은 얘기를 할 수는 없다. 열치료 후의 제통기전들은 아직 잘 정의되고 있지 않다. 여하튼 디스크내 고주파 혹은 최근의 디스크내 열치료를 통해 많은 환자들이 실속있고 영속성있는 혜택을 누리고 있다[21].

최근 소개된 discTrode™은 침습적 통증치료의 새로운 방법이고 자료도 적으나 섬유륜에 이온성 가열 탐식자(ionic heating probe)를 위치시키는 것은 온도에너지를 후방 디스크에 전하는 효과적인 방법임을 나타낸다. discTrode는 목표온도를 45℃ 이상 유지하기 쉽고 디자인이 후방 섬유륜(posterior annulus)에 쉽게 위치하도록 하며 적절히 훈련받은 의사들에게는 매우 예견 가능하다. 실제적인 가열동안 절연된 유도자를 카테터 위에 위치시키는 것도 주목해야 될 기술이다. 아니면 SpineCath™ [26]처럼 환자가 discTrode에 의해서도 손상 받을 것이다.

작용기전의 지속적 연구가 중요하다. 서로 다른 가열원칙의 조절기전에 대한 지식은 기존 기술을 적

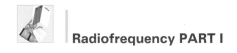

절하게 하고, 새로운 기술을 안전하게 발전시키며 디스크성 통증의 가열에 의한 조절(thermal modulation)의 기전들을 이해하기 시작하는데 필요하다.

디스크내 열치료(Intradiscal thermal treatment)에 따른 제통을 밝히는데 여러 기전이 있다.

1) 가열에 의한 파괴(Thermal destruction)

손상된 디스크의 외측 1/3에 있는 병적 통각수용체의 가열파괴는 아마도 많은 환자들에서 중요한 효과이다. 그러나 많은 환자에서 치료 후 수주간 초기 제통을 경험하지 못한다. 이 경우 중추성 기전으로서 신경파괴는 생각하기 어렵다. 여태까지 discTrode를 사용하면서 모든 경우에서 45℃ 섬유륜 역치를 얻을 수 있었다. 카테터 가열부위는 유도자를 빠져 나오는 곳으로부터 시작한다. 동측 섬유륜 온도는 최소한 반대측 온도만큼 뜨겁다. 이는 요추 디스크가 양측으로 신경지배 한다는 것을 고려할 때 중요하다. 우리 연구팀에서 시행한 일전의 연구에서 전기열 전도 카테터(electrothermal conductive catheter(SpineCath™)) 사용 시 동측 온도의 심각한 저하(fall-off)를 나타냈다.

2) 교원질 변형(Collagen modification)

가열치료가 디스크 구조물을 강화하고 섬유륜의 째짐을 역전시킨다는 가설은 매력적이다. 전열성 가열은 교원질 조절을 할 정도로 섬유륜에서 적절한 온도에 도달하지는 못한다. SpineCath™의 생화학적 연구에서도 치료된 디스크 분절의 기계적 변화를 입증하지는 못했다[25]. 동물실험에서 discTrode는 교원질 변형이 가능한 섬유륜 온도를 얻을 가능성을 나타내었다. 경막의 온도는 받아드려질만 하였으나 인간에 적용할 진보된 가열 프로토콜은 주의를 요한다.

3) 생화학적 변화(biochemical changes)

가열은 손상된 혹은 퇴행성 변화를 갖는 디스크의 섬유륜과 수핵의 염증 특성을 변하게 할 수 있다. 이 기전에 대한 연구는 기술적으로 어렵다. 수핵 내용물 표본을 쉽게 얻을 수 있는 능력은 이 분야에서 우리의 지식을 빠르게 발전시킬 것이다.

기전이 어떻든 간에 미세침습 디스크내 기술(microinvasive inradiscal techniques)은 디스크성 통증을 치료함에 있어 통증의사의 진료에 중요한 역할을 할 것이다. 디스크내 가열요법(intradiscal thermal therapies)의 보조기술로 Coblation™ 보조 수핵성형술(ArthroCare 회사)같은 미세침습 감압술 (microinvasive decompressive procedures)은 그들의 적소를 찾았다. 요통과 하지통을 가진 환자가 동시에 두 병소를 접근하도록 복합된 가열요법과 경피감압(percutaneous decompression)이 적용되는 논리 체계를 대할 날이 멀지 않았다.

임시로, 기존의 기술을 적절화하면서 디스크 재건을 위한 이상적인 온도를 결정하는 연구가 필요하다. 디스크내 고주파의 다음 중요한 이정표는 처음 시도된 디스크내 고주파치료 환자에서의 6개월간의 임상결과가 될 것이다.

References

1 Schwarzer A AC, Derby R, et al.
The prevelance and clinical features of internal disc disruption in patients with chronic low back pain.
Spine. 1995 (20):1878-1883.

2 Schellhas KP, Pollei SR, Gundry CR, Heithoff KB.
Lumbar disc high-intensity zone. Correlation of magnetic resonance imaging and discography.
Spine. Jan 1 1996; 21(1):79-86.

3 Adams MA DP, Hutton WC.
The stages of disc degeneration as revealed by discograms.
J Bone Joint Surg [Br]. 1986;68:36-41.

4 Derby R, Howard MW, Grant JM, Lettice JJ, Van Peteghem PK, Ryan DP.
The ability of pressure-controlled discography to predict surgical and nonsurgical outcomes.
Spine. Feb 15 1999; 24(4):364-371; discussion 371-362.

5 Bogduk N TW, Wilson AS.
The nerve supply to the human lumbar intervertebral disc.
J Anat. 1981 (132):39-56.

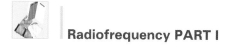
6 Coppes MH.
   Innervation of "Painful" Lumbar Discs.
   Spine. 1997 (22):2342-2350.

7 Khan AA RS, Campbell JN, et al.
   Bradykinin sensitizes nocioceptors to heat stimuli.
   Soc Neurosci Abst. 1986(12):219.

8 Ozaktay AC KS, Cavanaugh JM.
   Phospholipase A2 sensitivity of the dorsal root and dorsal root ganglion.
   Spine. 1998 (23):1296-1306.

9 Sluijter ME.
   Percutaneous intradiscal radio-frequency thermocoagulation.
   Spine. 1996; 21(4):528-529.

10 Derby R.
   Biochemical Injection treatment for discogenic low back pain using Glucosamine, Chondroitin Sulfate, Dextrose, and DMSO 2001.

11 Aoki M, Kato F, Mimatsu K, Iwata H.
   Histologic changes in the intervertebral disc after intradiscal injections of methylprednisolone acetate in rabbits.
   Spine. Jan 15 1997; 22(2):127-131; discussion 132.

12 Simmons JW, McMillin JN, Emery SF, Kimmich SJ.
   Intradiscal steroids. A prospective double-blind clinical trial.
   Spine. Jun 1992; 17(6 Suppl):S172-175.

13 Menei P, Fournier D, Alhayek G, et al.
   [Calcificated necrotic inflammatory granuloma after intradiscal injection of triamcinolone hexacetonide].
   Rev Rhum Mal Osteoartic. Oct 1991; 58(9):605-609.

14 Bertin P, Rochet N, Arnaud M, Treves R, Desproges Gotteron R, Charissoux JL.
   Intradiscal injection of triamcinolone hexacetonide for acute, subacute, and chronic sciatica. Results at 3 months an open-prospectus study of 30 cases and review of the literature.
   Clin Rheumatol. Sep 1990; 9(3):362-366.

15 Feffer HL.
Therapeutic intradiscal hydrocortisone. A long-term study.
Clin Orthop. Nov-Dec 1969; 67:100-104.

16 Lutz GE, Vad VB, Wisneski RJ.
Fluoroscopic transforaminal lumbar epidural steroids: an outcome study.
Arch Phys Med Rehabil. Nov 1998; 79(11):1362-1366.

17 Sluijter ME VKM.
The RF lesion of the Lumbar Intervertebral Disc.
Paper presented at: International Pain Conference; 1994, 1994; Atlanta.

18 Houpt J CE, McFarland E.
Experimental study of temperature distributions and thermal transport during radiofrequency current therapy of the intervertebral disc.
Spine. 1996 (21):1808-1813.

19 Barendse GA vDBS, Kessels AH, Weber WE, van Kleef m,.
Randomized Controlled Trial of Percutaneous Intradiscal Radiofrequency Thermocoagulation for Chronic Discogenic Back Pain: Lack of Effect From a 90-second 70 C Lesion.
Spine. 2001.

20 Derby R EB, Deaglan RP.
Intradiscal Electrothermal Annuloplasty.
Paper presented at: NASS; October 1998, 1998; San Francisco CA.

21 Karasek M, Bogduk N.
Twelve-month follow-up of a controlled trial of intradiscal thermal anuloplasty for back pain due to internal disc disruption.
Spine. 2000; 25(20):2601-2607.

22 Wright RE KS, Brandt SA, Finch P, Pflueger R, Rickles R.
In Vivo Measurement of Peak Intra-annular Temperature During Intradiscal Electrothernal Therapy (IDET).
Paper presented at: Internation Intradiscal Therapy Society; 2000, 2000; Williamsburg, VA.

23 Kitano T ZJ, Usui Y, et al.
Biochemical changes associated symptomatic human intervertebral disc.
Clin Orthopop. 1993(293):372-377.

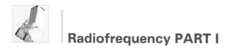
24 Wright R.
RF ablation of the L2 Dorsal Root Ganglion for intractable multilevel disc pain.
Paper presented at: International Injection Society, 1997; Denver.

25 Lee J LG, Campbell D, Rodeo S, Wright T.
Stability of the Spine after Intradiscal Electrothermal Therapy.
Paper presented at: ISIS; 1999, 1999.

26 Hsia AW, Isaac K, Katz JS.
Cauda equina syndrome from intradiscal electrothermal therapy.
Neurology. 2000;55(2):320.

10_ 특별한 통증 증후군들
(Some specific pain syndromes)

이 과에서는 몇가지 흔한 통증 증후군이 논의될 것이다.
- 12번 늑골 증후군
- 요추 절개술 후 통증
- 천장관절 통증
- 미골통
- 복합부위 통증증후군
- 박동성 고주파 - 말초신경의 치료

12번 늑골 증후군(The 12th rib syndrome)

12번 늑골 증후군의 원인은 모른다. 원인이 되는 기질적 질병(organic disease)를 찾아 보았으나 실패하였고 외상에 따른 질병은 아니다. 증상으로 흔히 요통이 동반되므로 통각수용성 자극이 12번 흉추(T12) 분절로 전환된 연관성 디스크성 통증(referred discogenic pain) 이라고 제안하고 싶다. 이는 그러나 생각일 뿐이다.

증상은 세 가지이며, 각 요소는 임상적 표현이 우월하게 나타난다. 1) 늑골부위 위에 국소적 통증이 있을 수 있다. 이 경우 진단은 쉽다. 2) 환자는 대개 일측성 요통을 호소할 수 있다. 3) 전복벽(anterior abdominal wall) 과 엉덩이 부위(hip region)로 연관통(referred pain)이 있을 수 있다. 2)3)의 경우 환자는 늑골 자체에 통증이 있다는 것을 대개 부정한다.

진단은 늑골 위에 국소적으로 국한된 압통(localized circumscript tenderness)을 발견함으로 이뤄진다. 부가적으로 종종 전 요추에 걸쳐 척주옆 압통(paravertebral tenderness)이 있어 후관절 통증으로 종종 오진한다. 진단을 실패하는 경우 이 질환에 대한 고주파 치료결과가 아주 우수하므로 좋은 치료기회를 놓치게 된다.

　진단은 진단적 T12 분절신경 차단으로 확진된다. 이것이 양성이면 다음 단계로 T12 후근신경절의 박동적 고주파치료(PRF)를 시행한다(그림 10-1). 방법은 상부 요추와 유사하나 목표부위가 상당히 표재성일 수 있음을 명심해야 한다. 전극의 위치는 초기에 측면투영에서 점검해야 한다.

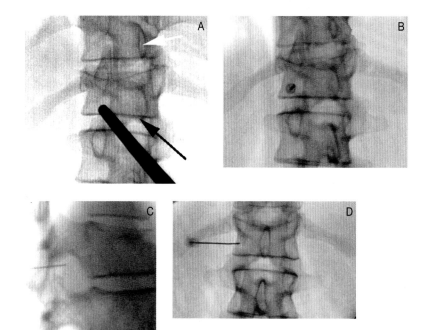

그림 10-1 T12의 후근신경절 시술

A. 진입점의 표시. T12의 미측종판이 이중윤곽 없이 투영된 것과(흑색 화살표) 또한 극돌기가 반대측 후관절 기둥
　(facetal column)의 내측에 투영됨(백색 화살표)을 유의하라.
B. 정위치의 전극 C. 측면상: 전극은 신경공의 두측, 전면과 후면의 중간위치에 있다.
D. 정면상(A-P view)

요추절개술 후 통증(Post-lumbotomy pain)

요추절개술 흉터의 통증은 매우 손대기 어려울 수 있다. 종종 흉터 주위에 감각과민(hyperesthesia)이 있는 신경병증성 요소(neuropathic component)가 있다. T12와 L1은 항상 포함되는 부분이다. 열응고술을 사용하던 때는 가장 중요한 분절을 알기위해 진단적 차단이 요구되었다. 이는 서로 접한 두 부위에서 후근신경절 열 병소화(DRG heat lesion)을 할 경우 시술 후 신경염과 불편함이 훨씬 증가하기 때문이다. 박동성 고주파치료법의 경우에는 더 이상 이런 주의가 필요 없고 두 개의 관련된 분절들을 확실히 알므로 진단적 차단을 할 필요성이 없다. T12와 L1 후근신경절을 한번에 박동성 고주파치료법을 하는 것이 치료의 원칙이다.

천장관절통(Sacroiliac Pain)

제4과에서 논의 되었듯이 천장관절통은 항상 천장관절만의 통증은 아니다. 천장관절은 인체에서 가장 강한 관절중의 하나이고 천장부위는 흔한 연관통의 부위이다. 여하튼 진정한 천장관절 통증도 존재한다. 진단은 조영술 하에 천장관절의 미측(caudal section)에 바늘을 넣거나 CT 유도하에 관절에 진단적 주사를 함으로써 확정된다.

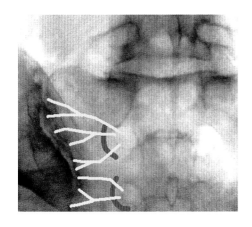

그림 10-2 천장 통증(sacroiliac pain)의 치료를 위한 후 천추지(poaterior sacral rami) 탐색해야 할 부분은 적색으로 표시된다.

183

일단 진단이 내려지면 종종 관절 내로의 steroid 주사로 치료하나 이는 장기적인 해결책은 아니다. 박동성 고주파치료법이 성공적인 방법이나 관절의 복잡한 신경분포로 인해 술기가 복잡하다. 최 우선적으로 후천추 신경공에서 나오는 후 천추지(posterior sacral rami)의 가지들로 목표를 정하고, 그 다음 관절을 향해 측면으로 눈을 돌린다. 대부분의 분포는 대개 S1, S2에서 온다. 이 신경들은 신경공으로 부터 나오자마자 즉시 가지를 낸다. 이 신경들을 박동성 고주파치료법의 전극에 노출시키기 위해서는 S1, S2 후 신경공의 바로 측방에 위치하고 이 부근을 50Hz 자극에 의해 순차적으로 찾아야 한다(그림 10-2). 자극 시마다 자극역치 0.5 volts 미만을 찾아 박동성 고주파치료법를 시행하는데 번거롭기는 하나 종종 노력할 만한 가치가 있다.

이는 항상 성공적이지는 않으나 관절의 배측(dorsal) 신경분포만 치료하는 격이므로 놀랄 일은 아니다. 전방 신경지배를 치료하기 위해서는 관련된 분절신경을 진단적 신경차단 하는 것이 요구된다. 가장 좋은 위치는 관절의 신경분포가 L4-S2로 복잡하므로 변동이 있을 수 있으나 현재까지 가장 좋은 결과를 나타내는 위치는 S2 분절이다. 술기는 제 7과에 기술되어 있다.
즉 천장통(sacroiliac pain)시 S1, S2의 후지 박동성 고주파치료법 + S2 분절신경 차단이 가장 효과적이다.

미골통(Coccydynia)

대개 외상 후에 발생하나, 항상 그렇지는 않다. "가성 미골통(pseudo-coccydynia)" 이라는 단어가 있는데 이는 광범위한 수술 후나 거미막염(arachnoditis)이 생기는 환자에게 자주 나타난다. 미골 절제는 하지 말아야 하나 박동성 고주파치료법 치료결과도 아직은 덜 확실하다. 열공을 통한 스테로이드(transhiatal steroid) 주사는 소용이 없다.

미골통은 박동성 고주파치료법(PRF)의 좋은 적응증이다. 이 기술은 간단한데 100 mm SMK 바늘을 천추열공(sacral hiatus)을 통해 바늘 끝이 S3 신경공의 하연(lower border)까지 전진시킨다. 수회의 박동성 고주파 치료법을 이때 시행하며 천골관의 한편에서 다른 편까지 모두 시행한다(그림 10-3).

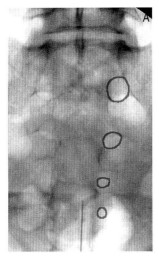 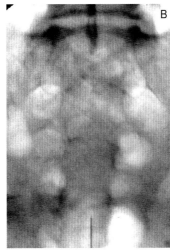

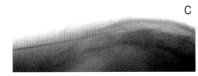

그림 10-3 박동성고주파치료-미골통을 위한 시술

A. 정면상(A-P view). 우측에 천추공이 표시되어 있다. 전극은 천추 3번과 4번 사이에서 천추공의 우측에 있다.

B. 중앙 전극 위치(median electrode position)

C. 측면상(lateral view)

천미골 교차점위(sacrococcygeal junction)의 바로 복측(ventral)에서 시행하는 홑신경절(ganglion impar) 시술의 경험은 아직 별로 없다. 이는 수술로 미골 절제를 한 환자에서 자주 시행되나 이 부위로의 쉬운 접근은 이미 수술을 시행한 경우이다.

복합부위 통증증후군(CRPS)

복합부위 통증증후군 치료시 고주파의 역할은 교감신경 사슬에 국한되어 왔다. 해당되는 분절신경과 연관된 후근신경절의 치료는 다분절성과 신경병증성(neuropathic) 유형의 통증에서는 확실히 금기이다. 박동성 고주파치료는 신경파괴 효과가 없으므로 고주파의 좀더 우월한 작용을 나타낸다. 반면 교감신경 원심성 자극이 복합부위 통증증후군의 병태생리의 주요 요소이며 원심성 신경원들에 적용시 박동성 고주파치료가 효과적인 이유는 확실치 않다.

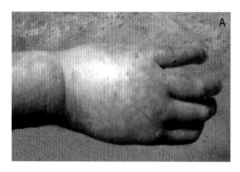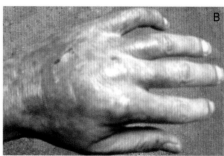

그림 10-4 복합부위 통증증후군을 위한 교감신경 사슬의 치료
A. 치료 전(교과서를 보라)
B. 처음 치료 후 2주 경과 시. 종창(swelling)의 감소가 확실히 보인다.

따라서 현재 박동성 고주파치료의 복합부위 통증증후군에 대한 역할을 말하기는 어렵다. 적절한 연구가 확립되지 못했고 임상경험은 부족하다. 여하튼 일부 임상경험에 의하면 박동성 고주파치료의 교감신경 사슬에 대한 효과를 제안했고 William Cohen에 의해 성공적인 예가 발표되었다(Nothern Plains Pain Relief Institute, Yankton, SD).

40세 남자가 1995년에 관절경 수술 후 하지에 복합부위 통증증후군 제 1형이 나타나 결국 등쪽기둥 자극기(dorsal column stimulator)를 설치하였다. 얼마 후 복합부위 통증증후군이 왼쪽 팔로 전파되어 다시 두번째 자극기를 달아 수개월 조절하였으나 기계가 잘 작동함에도 불구하고 수개월 후 최대로 조절장치를 높혔으나 통증과 종창에 비 효과적으로 되었다. 이는 기계는 잘 작동되었고 자극이 통증부위에서 느껴졌으므로 기계적 오류는 아니었다.

진단적 교감신경 차단이 통증과 종창을 완전히 제거하였다. 이에 뒤이어 C7, T1, T2의 교감신경 사슬에 박동성 고주파치료를 시행하였다. 바늘진입을 위한 피부팽윤 외에는 국소마취제를 사용하지 않았다. 이곳에 박동성 고주파치료를 시행한 후 종창과 통증이 상당히 감소하였다. 효과를 유지하기 위해 다음 6주간 2회 반복하였다. 마지막 시도 후 양호한 조건이 2개월 간 안정되었다. 그림 10-4는 치료전과 처음 치료 후 2주의 사진이다.

박동성 고주파치료-말초신경의 치료
(PRF-treatment of peripheral nerves)

열응고 고주파는 말초신경 치료 시 운동 신경섬유들도 역시 파괴되므로 취사선택 할 수 있는 것은 아니다. 그러나 박동성 고주파치료에 노출되는 것은 비 파괴적이므로 안전하다. 사실 제 7과에 기술된 많은 내용은 말초신경에 적용되는 기술이다.

만약 박동성 고주파치료를 말초신경에 적용하는 경우 더욱 적응증이 많아진다. 상견갑신경(Suprascapular nerve)에 많은 경험이 있고 결과는 매우 고무적이다. 늑간신경(Intercostal nerve)에도 경험이 있다. 이는 주로 상 흉부(upper thoracic)에서 도움이 된다. 이 위치에서 측돌기가 넓은 기저를 갖으므로 이런 해부학적 이유로 직선바늘(straight needle)로 후근신경절 접근이 어려우며, 또한 견갑골 때문에 비스듬 접근법(oblique approach)도 제한적으로만 가능하다. 이것이 이 부위에서 후근신경절 차단 시 천두공(burrhole)을 뚫어 시행하는 이유이다. 그러나 이는 더 이상 필요 없다. 이 경우 전극을 더 외측으로 위치시켜도 같은 정도로 효과적이다.

다른 말초신경에 대한 임상경험은 제한되어 있다. 이는 장래에 의미 있는 새로운 해법을 제공할 수 있는 미개척 분야이다. 증례보고 형식으로 예가 나올 것이고, 다시 Dr. William Cohen에 의해 제공될 것이다. 82세 남자가 1996년에 혈관질환으로 하지절단술 후 우측 잘린 끝(stump)에 통증이 있고 기구장치 후 더 심해졌다. 새 기구 장치에도 통증이 없어지지 않았고 잘린 끝의 재수술을 1998년 시행했다. 이는 수 개월 동안 제통을 시켰다.

통증은 재발되고 환자는 2000년 통증치료를 위해 소환되었다. 이 동안 부인이 사망하고 기억상실과 인성변화로 고생하였다. 그는 노인요양원에 기거하였고 여기서 간호사에게 통증을 계속 호소하였다. 온 종아리 신경(common peroneal nerve) 의 시험차단으로 완전히 제통이 되어 2000년 8월 SMK 전극으로 표준 박동성 고주파치료를 시행하였다. 이로 인해 즉시 완전히 제통이 되었고 박동성 고주파치료로 2개월간 통증 없이 지냈다. 다시 서서히 재발되어 2000년 11월과 2001년 2월에 2회 더 시행하였다. 현재 5개월 경과 결과는 마지막 치료 후 완전 제통이 되었다.

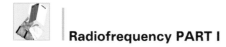

이는 내가 아는 한 큰 말초신경에 대한 박동성 고주파치료의 처음 치료 보고이고 더욱이 의심할 바 없는 신경병증성 통증의 경우이기 때문에 놀랄만 하다. 확실히 후각은 이 환자에서 네번째 조절양상(4th operating mode)이었다. 이러한 그의 기록된 시상 혈액순환(thalamic circulation)의 관찰은 매우 흥미롭다(제 11과 참조). 이는 신경병증성 통증에서 후각의 변화가 기능적이기 보다 해부학적이기는 하나 기능양상(functional mode)의 약간의 역전은 여전히 가능함을 나타낸다.

11_ 새로운 지평선
(New horizons)

장래에는 우리에게 무엇이 올까? 고주파에는 새로운 희망이 있는가? 물론 많다. 이는 이 책의 여러 곳에서 지적되었고 우리는 새로운 시대의 시작단계에 있다. 임상과 동물실험 양측에서 향후 많은 희망이 있는데 임상 쪽에서는 아직 잘 알려지지 않은 중요한 부분이 있다. 말초신경 치료의 가능성, 말초성 압통점과 박동성 고주파 치료, 여러 부위 후근신경절 시술을 한번에 치료하는 것들에 대한 가능성에 대한 연구가 아직 없다. 새로운 가능성이 가용해 질것이고 간편한 논리체계가 뒤집힐 수도 있다.

이것이 모두는 아니다. 이 책에 기술된 것은 척추통증을 연구하기 위한 새로운 요령에 비해 현저히 큰 분야를 기술하고 있다. 전기(electricity)를 보자. 전기는 일상생활에서 필수부분이다. 전기가 없으면 사실 일상생활이 불가능하다. 예를 들어 우리는 전기를 무기질 경로(mineral channel)의 개폐, 신호전달에 사용한다. 따라서 전기를 생물학적 과정을 변화시키기 위해 사용해온 것은 당연하다. 우리는 두 가지 방법으로 이를 시행해 왔다. 우선 전기충격 치료(EST, electroconvulsive therapy)같은 자극효과 혹은 운동효과(motor effect)를 얻기 위해 탈분극 세포(depolarized cell)를 갖고 있다. 둘째로 열 발전(heat generation)을 위해 전기를 사용하는데 생물학적 효과라는 관점에서 보면 이는 전기의 부산물을 이용하는 것이다.

만약 우리가 박동성 고주파치료법의 작용양상을 살펴보면 필수 주파수(duty cycle)의 박동성 양상은 생물학적 효과를 유도하기 위해서가 아니라 종단의 온도를 낮은 채로 유지하기 위한다는 사실이 재차 강조되야 한다. 박동성 고주파치료법의 생물학적 효과는 고주파장 과/혹은 전류의 효과이며 박동성(pulsing)이 효과는 아니다. 박동성의 유일한 효과는 현재 고주파치료법의 효과라는 것이 열효과(heat effect)와 개별적으로 연구될 수 있다는 것이다. 고주파치료법의 주파수는 생리학적 범위 이상이므로 우리는 전기로 세포를 탈분극 시키지 않으면서 세포의 습성(behavior)을 변형시키기 위해 사용해 왔다. 이는 확실히 전기를 사용하는데 있어 훌륭한 방법이며 다른 잠재적인 적응증을 돌아보지 않는 것은 단견이 될 것이다.

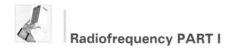

따라서 지평선 너머를 보는 것이 중요하며 약간의 검증되지 않은 생각들을 써 내려가는 것이 책 저자로서의 특권이다. 독자들은 이제 편안히 앉아 긴장을 풀고 약간의 꿈에 참여하기위해 마음을 가다듬자. 꿈은 이뤄질수도 있고 그렇지 않을 수도 있다. 많은 꿈처럼 이뤄지지 않는다면 이것은 여전히 가져야할 즐거움이며 이는 작은 씨앗과 같아서 먼 장래에 이것으로 부터 꿈이 자라게 될것이다.

우선 이제 일본의 동경에 있는 Ebara Metropolitan 종합병원의 Nagafumi Doi 의사의 연구로부터 무엇이 다가올지를 이야기 해보자. 많은 거론된 사실들은 저자가 그와의 대화에 의한 것이다. 다음의 우리의 여행은 신경병증성 통증 환자에 초점을 맞추듯이 예견치 못한 장소에서 시작된다. 제 1과에서 기술했듯이 이 환자들의 상당수는 Iadarola 등이[1] 처음 기술했듯이 반대편 시상(thalamus)에 저순환(hypocirculation)이 생긴다. 양측성 통증이 오는 경우는 환자에서 정량화하기 어려우나 통증이 편측성인 경우는 확실하다.

이 현상에 대한 약간의 사실적 정보가 타당하다. 흥미롭게도 시상의 저순환은 신경병증성 통증을 갖는 모든 환자에서 발견되는 현상은 아니다. 예를 들어 복합부위 통증증후군 제 1유형 환자들은 대개 이런 현상이 없으나 제 2유형 환자는 예외없이 갖고있다. 여러 유형의 신경병증성 통증이 서로 다른 중추성 기전을 갖고 있고 두 유형의 복합부위 통증증후군은 서로다른 병태생리를 갖는다. 대상포진후 신경통 환자는 항상은 아니지만 자주 이 현상을 보인다. 이는 또한 예를 들자면 쉽게 예견하기 어려운 개흉술후(post-thoracotomy)의 환자에서도 가능하다(그림 11-1A). 시상의 저순환은 통각수용성 통증(nociceptive pain)에서는 나타나지 않는다.

이 현상의 의미는 무엇인가? 우리는 우선 우리의 지식에 큰 문제점이 있음을 인정해야 한다. 이것은 일정한 유형의 신경병증성 통증에 항상 나타나는가 혹은 개인마다 다른가? 질병의 진행 중 언제 나타나나? 그것은 치료적 접근에 어떤 의미가 있는가? 예를 들어 일단 저순환이 나타나면 환자는 어떠한 말초적 치료에도 반응하지 않는가를 제안할 수 있다. 반면 저순환은 효과적인 말초치료에 영향을 받을 수 있으며 이는 문서의 진행(document progress)상 좋은 방법이 될것이다. 이것이 아직 답은 나오지 않은 모든 질문들이다.

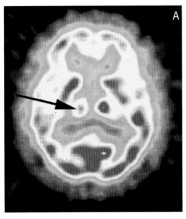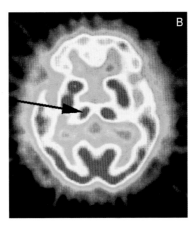

그림 11-1 70세의 개흉술 후 증후군의 노인에서 SPECT 스캔
A. 치료전. 우측 시상의 저순환이 확실히 보인다(화살표)
B. ECT 치료 후. 우측 시상의 저순환이 회복되었다.

다음 관심있는 부분이 이 환자들의 치료이며 이제 우리는 익숙한 곳에 와있다. 전기충격요법이 1940년 이후로 사용되어 왔다[2]. 그 이후로 이 방법은 종종 기술되어 왔으나[3, 4, 5, 6, 7] 모든 이 보고들은 단지 궤변적이었다. 내가 아는한 Dr. Doi가 처음으로 이런 유형의 치료를 여러 원인의 신경병증성 통증 환자에서 전신적으로 사용하였다. 그가 발견한 것은 시상의 저순환과 신경병증성 통증이 동반된 사람에서 일련의 전기충격요법을 사용 시 혈액순환이 정상으로 돌아왔으며(그림 11-1B, 11-2) 통증이 소실되었다[8]는 것이다. 흥미롭게도 우울증 환자에서 전기충격요법 사용 시 뇌의 혈액순환에서도 같은 효과가 나타났다[9]. 두 번째 중요한 관찰은 제통이 한번의 전기충격요법이 아니라 여러 번의 전기충격요법에 의해 성취될 수 있다는 것이다. 제통기간은 대개 4개월까지 였다. 이 시기가 되면 통증은 대개 재발되고 아울러 시상의 저순환도 다시 관찰되었다. 이 작용시간은 전기충격요법 후 우울증으로 부터의 회복기간과 유사하다[10].

전기충격요법 시 시상의 저순환과 제통은 큰 연관관계가 있는 것 같은데 예를 들어 저순환과 관계없는 복합부위 통증증후군 제 1유형에는 전기충격요법 효과가 의미 없고 통각수용성 통증에도 전기충격요법이 효과 없다. 이는 대상포진후 신경통과 전신적 골전이(generalized bone metastases)를 동시에 갖고

191

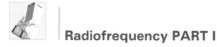

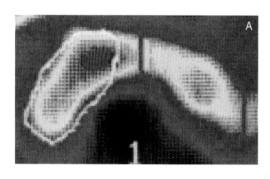
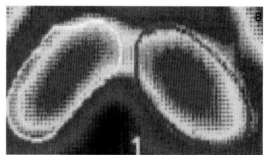

그림 11-2 대상 포진 후 신경통 환자에서 시상의 SPECT 스캔
A. 치료전
B. 전기충격요법으로 치료 후

있는 사람의 증례에서 설명된다. 전기충격요법 치료는 대상포진후 신경통을 완전히 치료하였으나 전이에 의한 통증에는 효과가 없었다.

많은 독자들은 이런 유형의 치료를 Pyrrhean이 상당히 고가인 전신마취 하에 4개월마다 일련의 전기충격요법을 해서 좋은 결과를 보인것으로 확인할 수 있다. 전기충격요법은 자동 생체운동기록 (autobiographical) 및 공공사건(public events)[11]에 대한 건망증(amnesia)을 유발한다. 이런 효과는 전극을 적절한 위치에 잘 부착함으로서 최소화할 수는 있으나[12, 13] 제거할 수는 없다. 그러나 우리가 여기에서 전기충격요법의 허와 실에 대해 논의하는 것이 아니므로 이 모든 것이 관심의 대상은 아니다. 중요한 사실은 일정한 유형의 신경병증성 통증에서 통증과 저순환이 전기치료에 반응한다는 것이다. 그렇다면 전기가 어떻게 작용한다는 것인가?

일반적으로 전기충격요법의 효과는 경련(convulsion)에 의한 것으로 생각되나 확실치는 않다. 전기충격요법과 유사한 방법으로 뇌를 강한 자기장(rTMS)에 노출시키는 방법이 있다. 이 방법은 경련을 유발하지는 않으나 임상효과는 있고 전기충격요법 만큼 효과가 강력하지는 않는데 특히 정신질환 환자에서 그렇다[14]. 역가(Potency)의 차이는 경련이 적절한 임상효과를 위해 꼭 필요하다는 것이 아니다. 이런 사실은 자기장(magnetic field)이 좀더 깊숙한 뇌구조에는 침투하지는 못한다는 것을 설명해 줄 수 있다.

경련이 아니면 그러면 무엇인가? 전기충격요법 후[15] 유전자 표현(gene expression)에 변화가 왔으며 [15] 효소와 뇌전달 물질의 농도에 많은 변화가 왔고[16] 해마(hippocampus)의 이끼섬유(mossy fiber)가 싹텄다[17]. 이는 유전자의 변화가 전기 충격요법의 효과에 기여할 가능성을 나타냈다. 유전자의 변화는 경련에 의한 것으로 볼 수 있으나 아시다시피 뇌의 유전력(전기를 유도하는 힘, dieletric forces)에의 노출로 볼 수도 있다. 만약 이것이 사실이라면 경련은 단지 방법의 부산물일 수 있고 따라서 전기충격요법과 고주파의 임상효과 사이에서 공통점을 찾는 것이 흥미롭다. 중기, 말기에는 물론 초기에도 유사점이 분명히 존재한다.

전기충격요법의 우울증에 대한 즉각적인 효과는 많이 알려지지 않았는데 최근 만성통증에 대한 즉각적 효과에 대해 좀더 많이 알게 되었다. 이는 예를 들어 대상포진후 신경통을 위해 전기충격요법으로 치료받았던 환자에서 설명된다. 이 환자들에서 이상감각 지역(zone of allodynia)은 전기충격요법 후 축소되는데, 10-12시간의 잠복기 후 축소된다. 전기충격요법 치료 후에도 같은 효과가 관찰된다. 전기충격요법 직후와 그 다음에도 이상감각 지역(zone of allodynia)은 우선 크기가 증가하기도 했다가 잠복기 이후 다시 위축된다. 이 일련의 이변은 유전자 표현의 기초하에 쉽게 설명될 수 있다. 이는 각자의 시간상수 (time constant)를 갖는 한 개이상의 진행의 가능성을 나타낸다. 시간상수는 고주파 후와 다를 수 있으나 두 방법(procedure)은 다상성 임상경과(multiphasic clinical course)를 따른다. 사실 이 일련의 사건들은 다량의 탈분극(massive depolarisation) 만으로는 설명하기 어렵다. 이것이 설명이라면 효과가 왜 즉시 나타나지 않는가?

중간시기(Intermediate period)에 두 유형의 치료는 모두 시술을 여러 번 반복함으로서 임상효과가 증가한다는 것이 일반적이다. 전기충격요법의 경우 이에 대한 많은 문헌이 있다. 고주파의 경우에는 이는 많은 관찰자들에 의한 임상견해이고 사실을 입증할 공식적인 연구는 없다. 효과의 증대는 전기충격요법 후와 마찬가지로[15] 유전자 표현(gene expression)의 정도와 기간의 증가에 의할 것이다.

결국 일단 만족스러운 효과가 있은 다음 양쪽 모두 4-6개월 후 재발할 수 있다. 아마도 유전력 (dielectric force)에 또 다른 노출이 없으면 신경원은 그들의 옛날유형(old pattern)으로 돌아감을 나타낼 수 있다.

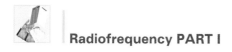

요약하면 신경원의 특성의 변화는 고주파 시와 마찬 가지로 전기충격요법의 효과에 구실을 할 확실한 가능성이 있다. 이 변화는 경련에 의할 수 있으나 신경원의 변화 없이 유전력에 노출됨으로 생길 수 있다. 이는 유전자 표현(gene expression)만이 전기충격요법의 임상효과를 확실히 설명할 수 있음을 나타내지 않는다. 예를 들어 무엇이 건망증을 유발하는지 모른다. 경련 혹은 유전력. 이는 다량의 탈분극의 결과이다. 유전력과 유전자 표현의 결과적인 변화가 어떻게 이런 효과를 나타내는지 알기는 어렵다.

이 책의 요지는 전기는 탈분극과 관계 없이 생물학적 효과를 나타내며 우리는 통증치료에 이를 이용할 수 있다는 것이다. 우리는 이런 지식이 신경계의 변두리에서만 더 이상 사용되지 않는 날을 볼 것이다. 우리는 이 치료의 원칙을 통증의 중심적 요소에 적용할 수 있다. 이렇게 되면 우리는 더 이상 단점으로 사용이 제한되어 있는 전기충격요법의 다량 탈분극과 광범위한 투약에 의지할 필요가 없다.

통증 이외의 강력한 적응증이 조명되고 있다. 전기충격요법은 몇몇 거명되는 우울증과 파킨슨증(parkinsonism)에 확립된 치료이다. 따라서 우리는 꿈의 마지막에 와있고 이제 깨어야 할 시간이다.

References

1 Iadarola MJ, Max MB, Berman KF, Byas-Smith MG, Coghill RC, Gracely RH, Bennett GJ
   Unilateral decrease in thalamic activity observed with positron emission tomography in patients
   with chronic neuropathic pain
   Pain 63:55-64, 1995

2 Pisetky JE
   Disappearance of painful phantom limbs after electric shock therapy
   Am J Psychiat 102:599-601, 1940

3 Boyd DA
   Electroshock therapy in atypical pain syndromes
   Lancet 76:22-25, 1956

4 Von Hagen KO
   Chronic intolerable pain – discussion of its mechanism and report of eight cases treated with
   electroshock
   JAMA 165:773-777, 1957

5 Bloomstein JR, Rummans TA, Maruta T, Lin SC, Pileggi TS
   The use of electroconvulsive therapy in pain patients
   Psychosomatics 37:374-379, 1996

6 Hoshino T, Sakamoto A, Suzuki N, Ogawa R, Kisi Y, Suzuki H
   Electroconvulsive therapy for the depressive patients associated with chronic pain
   Masui 48:763-766, 1999

7 Rasmussen KG, Rummans TA
   Electroconvulsive therapy for phantom limb pain
   Pain 85:297-299, 2000

8 Nakamura M, Doi N
   Thalamic dysfunction in patients with PHN
   Abstract, Worldwide Conference on Pain, San Francisco, 2000

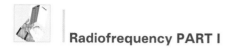
9 Petracca G, Migliorelli R, Vazquez S, Starkstein SE
SPECT findings before and after ECT in a patient with major depression and Cotard's syndrome
J Neuropsychiatry Clin Neurosci 7:505-507, 1995

10 Bourgon LN, Kellner CH
Relapse of depression after ECT: a review
J ECT 16:19-31, 2000

11 Lisanby SH, Maddox JH, Prudic J, Devenand DP, Sackheim HA
The effects of electroconvulsive therapy on memory of autobiographical and public events
Arch Gen Psychiatry 57:6, 581-590, 2000

12 Sackheim HA, Prudic J, Devanand DP, Nobler MS, Lisanby SH, Peyser S, Fitzsimons L,
Moody BJ, Clark J
*A prospective, randomized, double blind comparison of bilateral and right unilateral electroconvulsive
therapy at different stimulus intensities*
Arch Gen Psychiatry 57:425-434, 2000

13 Bailine SH, Rifkin A, Kayne E, Selzer JA, Vital-Herne J, Blieka N, Pollack S
Comparison of bifrontal and bitemporal ECT for major depression
Am J Psychiatry 157:121-123, 2000

14 Grunhaus L, Dannon PN, Schreiber S, Dolberg OH, Amiaz R, Ziv R, Lefkifker E
*Repetitive transcranial magnetic stimulation is as effective as electroconvulsive therapy in the treatment
of nondelusional major depressive disorder: an open study*
Biol Psychiatry 47:314-324, 2000

15 Zetterstrom TS, Pei Q, Grahame-Smith DG
*Repeated electroconvulsive shock extends the duration of enhanced gene expression for BDNF
in rat brain compared with a single administration*
Brain Res Mol Brain Res 57:106-110, 1998

16 Erakovic V, Zupan G, Varljen J, Radosevic S, Simonic A
Electroconvulsive shock in rats: changes in superoxide dismutase and glutathione peroxidase activity
Brain Res Mol Brain Res 76:2, 266-274, 2000

17 Vaidia VA, Terwilliger RZ, Duman RS
*Alterations in heavy and light neurofilament proteins in hippocampus following chronic ECS
administration*
Synapse 35:2, 137-143, 2000

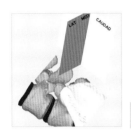

고주파 치료 제2부

1_ 경부상완통
(Cervicobrachialgia)

경부통증(Neck pain)

경부통증은 매우높은 유병율을 갖는다. 스웨덴에서의 연구에 의하면[1] 6개월 이상 지속되는 만성 경부통증은 여자 22%, 남자 16%의 빈도로 보고되고 있다. 경부통과 상완통(위팔신경통)에 관련되는 원인 혹은 선행요인들이 있다. 첫번째가 외상이다. 스웨덴에서의 연구에 의하면 경부 상완통증을 가진 환자의 1/4에서 머리 혹은 목에 대한 외상병력을 가졌다.

두번째 요인으로 직업적인 활동이 중요한 역할을 한다. 한 연구에 의하면[2] 94명의 농부들 중 81명이 트랙터 운전 중에 1~3일 동안 지속되는 경부통을 보고했다. 전신이 진동하는 직업 운전사와, 무거운 것을 드는 직업, 앉아서 일하는 직업은 통계적으로 경추 추간판탈출증 때문에 병원입원 빈도가 높다[3]. 장시간 컴퓨터 작업같은 다른 활동으로 인한 장애와 관련된 일도 자주 경부상완통(cervicobrachialgia)을 보인다.

마지막으로 경부 척추관이 좁은 사람의 경우 척추의 상황에 따라 통증에 보다 쉽게 노출되는 것 같다. 이는 외상 후 경부통증(제 5과 참조)이나 경추 추간판탈출증의 경우에 볼 수 있다(아래를 보라).

경부통증은 후관절이나 디스크 들로부터 초래될 수 있다. 후관절의 경우 직업적인 활동 중 자세변화와 인간공학적 요인(ergonomic factors) 들이 중요한 역할을 한다. 통증은 물론 퇴행성 변화에 의하여도 초래되지만 증상이 없는 많은 사람들에서도 퇴행성 변화는 발견된다[4]. 그럼에도 불구하고 퇴행성 변화와 통증과 장애사이에 전반적인 관련이 있다[5]. 그러므로 각 환자에서의 진단은 주로 진찰에 달려 있다.

경부 추간판 조영술은 매우 힘든 시술이다. 요추에서와는 달리 척추관은 척수를 포함하므로 합병증은 매우 심각할 수 있다. 철저하게 수련받은 사람만 시술할 수 있다. 합병증 빈도는 한 연구에서는[6] 0.6% 며 다른 연구에서는[7] 2.48%로 보고되고 있는데 후자의 경우 증례의 소수에서 오직 원인적 치료만 행해 지므로 진단적 시술로는 높은 빈도이다[8]. 환자의 절반 이상에서 세부위 혹은 그 이상이 통증의 원인으 로 파악된다. 이 점이 요추의 상황과 상당히 다른점이다.

경부상완통(Cervicobrachialgia)

경부상완통이라는 용어는 적절치않다. 이는 환자의 목과 팔에 통증이 있다는 것을 의미한다. 이것은 다른 원인들을 가지고 있을 수 있으며 따라서 용어에는 진단적 의미가 없다. 경부상완통은 다음의 원인 에 의하여 초래된다.

- 츨현하는 분절신경을 악화시키는 조건들
  - 경추 추간판탈출증
  - 추간공(척추사이 구멍)의 협착
- 기계적인 경부통증으로 인한 연관통증
  - 후관절로 부터
  - 연관된 디스크성 통증
- 말초신경 들의 압박
  - 흉곽출구(아래가슴문) 압박 증후군
  - 수근관(손목굴) 증후군
- 척수병증

출현하는 분절신경을 악화시키는 조건들(Conditions compromising the exiting segmental nerve)

경추 방사통은 추간판 탈출증이나 퇴행성 변화로 인한 추간공의 협착으로 초래된다. 경추 부위에서 추간판 탈출은 시간이 지나면 자연적으로 복귀하는 경향을 갖는다[9, 10, 11]. 경추 추간판 탈출증의 경우 신경학적 증상의 정도와 중대함은 척추관의 정중직경과 반비례한다. 추간판 탈출증을 가진 환자는 건강한 군보다 상당히 좁은 척추관을 갖는다고 보고되고 있다. 이것은 만약 척추관이 충분히 넓다면 추간판 탈출증은 증상을 초래하지 않을 수 있다는 것으로 해석된다. 사실 증상을 일으키지 않는 추간판탈출증은 건강한 사람의 25% 이상에서 발견된다.

보존치료가 합리적인 이유는 많은 경추 추간판탈출증은 시간이 지나면 소실되기 때문이다. 수술은 통증과 신경학적 증상 그리고 기능적인 상태를 개선하지만 수술 후 통증이 지속되는 경우가 26% 정도로 많다[14]. 장기간 추적할 때 보존치료의 결과는 분명히 더 좋다[15, 16]. 경제적 보상 형태의 잘못된 이득은 수술결과에 영향을 주지 않는다. 그리고 이점이 요추와 다르다[17] 추간공의 협착은 경추 신경근 병증의 중요한 원인이다. 나이가 들면서 추간공 높이의 변화는 거의 없으나[18] 노인에서 폭은 감소한다. 전방 후관절 비대(anterior facet hypertrophy)가 자주 원인이 된다. 역시 추간판의 공간폭도 중요하다. 디스크 간격이 1 mm 감소하면 추간공 부위가 20-30%, 2 mm 감소하면 30-40%, 3 mm 감소하면 35-45% 감소하게 된다[19].

기계적 경부통증으로 인한 연관통(Referral of mechanical neck pain)

후관절에서 일어나는 통증이 견갑부위에 연관통을 일으킨다. 팔의 좀더 말단으로 연관되는 통증은 예외적이다. 추간판성 통증으로 인한 연관통은 불분명한 피부분절 분포와 함께 상완통을 일으키는 보다 흔한 요인이다. 이 상황은 요추부와 비교된다. 요추에서는 전통적으로 다리를 신경 지배하는 큰 분절신경들 중 하나의 분포에 따라 초래되는 실제적인 신경뿌리 통증과 반면에 통증이 대퇴부 전면으로 오는 비전형적인 연관통 사이에 분명한 차이가 있다. 이것은 기능적인 요인이 관여되는 척도로 해석되어 왔다. 비전형적인 연관통에 대한 신뢰할만한 근거가 발견된 것은 훨씬 후의 일이다. 추간판의 전면에서 오는 많은 구심성 신경들(afferent)은 교감신경과 함께 위쪽으로 주행하여 L2 및 그 인접하는 층에서 척추관으로 들어 간다. 척추 분절에서의 과부하는 대퇴부의 전면에 대한 추간판성 통증의 연관통으로 잘 설명된다.

신경지배에 대한 해부는 경추 부위에서는 덜 연구되었지만 환경은 비슷할 것 이라고 추정하는 것도 매우 가능성이 높다. 만일 경추 추간판에서 나온 구심성 신경섬유는 교감신경 사슬과 주행하지만 어디에서 척추관으로 들어갈 것인가? 가장 가능성 있는 점이 중 경추신경절(middle cervical ganglion)이 있는

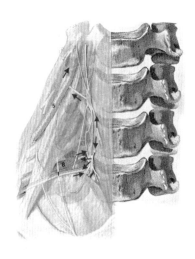

그림 1-1 디스크성 통증의 전도양상

C5 와 성상신경절이 있는 C8과 T1로 들어갈 것으로 여겨진다(그림1-1). 이것이 경부상완통에대한 진단적 분절신경 차단의 결과와 매우 잘 맞는다. C6나 C7에 전형적인 분절 분포를 갖지 않는 환자는 가끔 C5 에서의 진단적 신경차단이 매우 자주 양성이다. 다음은 각 위치에서 시행되는 후근신경절(등쪽뿌리 신경절, DRG) 시술 회수를 나타낸다(그림1-2).

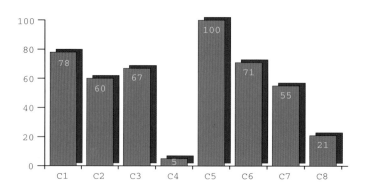

그림 1-2 2000-2002년의 스위스 paraplagic center에서 시행된 후근신경절 시술

말초신경의 압박(Compression of peripheral nerves)

손목굴(수근관) 증후군은 직업과 관련된 질환이다. 덴마크에서의 연구를 보면 컴퓨터 사용자의 10.9%에서 오른손의 저림 빈도를 보고한다[20]. 이들 환자의 1/3에서는 야간에 통증을 호소한다. 빈도는 키보드가 아니라 마우스 사용과 관련된다. 이들 환자는 경추 병변의 증거가 없이 팔의 좀더 원위부에서 통증을 주기적으로 호소한다. 사실 (손)바닥쪽 인대보다 원위부에서 정중신경의 운동전도의 서행이 관찰되었는데 이것은 아마도 역행성 축삭 위축으로 여겨진다[21]. 흉곽출구 증후군은 신경혈관 다발의 압박 때문이다. 이것은 혈관성 증상을 일으킬 수 있으나[22] 우리는 여기서 신경성 형태의 증상에 더 관심이 있다. 신경성 흉곽출구 증후군은 4가지 변종이있다. 즉

- 경추 늑골(cervical rib)로 인한 것
- 경추 외상 후
- 작업과 관련된 흉곽출구 증후군
- 특발성

신경혈관 다발이 전방과 중간의 목갈비 근육(scalenus muscles) 사이에서 압박될 수 있다. 이는 다발의

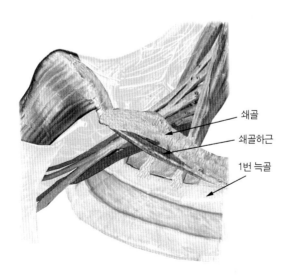

쇄골

쇄골하근

1번 늑골

그림 1-3 상박신경총으로 출현하는 신경들의 해부학

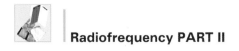

머리쪽인 주로 C5에 영향을 미친다. 다른 형태의 압박은 빗장밑근(subclavius muscle)과 1번 갈비 사이에서 이다(그림1-3). 그 경우 C8과 T1같은 미측 분절들이 관련된다.

운동과 감각증상이 다 나타난다. 팔의 힘이 떨어지고 뼈사이근(interossei muscles)의 지친 현상이 있을 수 있다. 운동 증상들은 통증 없이도 보고될 수 있다. 저린감, 무감각, 통증같은 감각신경 증상들이 있다. 근육의 지침과 객관적 증상이 있다면 진단은 분명하지만 저린감과 통증만 있다면 흉곽출구 증후군은 우선 임상적인 진단이고 따라서 매우 논란의 여지가 있다[23] 여하튼 젊거나, 혹은 건강한 사람에게 매우 영향을 미치는 결과를 볼 수 있다. 흉곽출구 증후군은 상지 장애들과 관련된 직업을 가진 많은 경우에서 볼 수 있다[24]. 그러한 직업은 컴퓨터나 악기의 사용과 관련되어 있고 일을 하지못하거나 해고당하는 주 원인으로 빠르게 진행한다.

다음 증례보고를 보자

23세의 남자로 직업과 관련되어 3년간 오른쪽 상완통을 가지는 것으로 보고 되었다. 그 증상은 오랜 시간 컴퓨터 작업이 필요한 TV 과학을 공부하기 시작하면서 시작됐다. 통증이 너무 심하여 9개월간 모든 활동을 중지하도록 권고되었다. 그 증상은 컴퓨터 작업이 줄어든 다른 일을 택함으로 처음보다는 완화되었다. 그러나 증상은 다시 재발되었다.

그는 우측 어깨 부위의 통증과 이 통증이 팔의 비정상적인 주행을따라 손의 척골신경 부위에서 끝나면서 저린감과 통증 그리고 무감각을 호소하였다. 통증은 컴퓨터작업 후에 분명하게 일어나지만 작업 후에도 몇시간에서 수일간 지속하였다.

진찰상 경추를 촉진할 때 통증을 호소하지는 않았다. 그러나 C5와 C8 부위에 심한 압통이 있었다. C8 분절신경의 진단적 신경차단으로 모든 상지의 통증은 완화됐지만 어깨 주변에 통증은 남아있었다. C8과 C5 박동성 고주파 후근신경절 시술로 치료하였다.

어떤 사람들은 이러한 환자에서 효과적인 치료 방법으로 후근신경절 치료를 수용하기 어려울 수도 있다. 통증은 효과적으로 치료될 수 있으며 저린감도 해결되는 것이 쉽게 관찰된다. 이러한 현상은 신경의 압박으로 초래된다고 생각되며 통증은 회로기전(cycle mechanism)을 일으켜 그것으로 인하여 증가된 근육의 긴장이 압박의 정도를 심하게 하는 것으로 보인다.

척수병증(myelopathy)

경추의 척수병증은 척수압박, 척추관의 퇴행성 협착, 혹은 큰 추간판탈출증에 의하여 초래된다. 이는 상지의 감각소실과 운동쇠약의 원인이 되며 하지의 긴 신경로(long tract)의 차단 때문에 하지의 신경결손이 또한 생긴다. 팔의 감각소실은 간혹 무해자극 통증(이질통)이 동반된다.

척수의 전방감압술은 팔의 운동기능을 개선하지만 지속적인 경직때문에 다리에서의 증상 개선을 경험하는 환자는 절반이 되지않는다[25].

치료(Treatment)

고주파 치료는 척수병증을 제외한 모든 종류의 경상완통의 치료에 중요한 역할을 한다. 전통적으로 요천골(허리엉치) 부위에서 보다 10%-20% 나은 결과를 보여 왔다. 이러한 현상에 대한 설명이 지금까지는 없었다. 최소한 부분적으로 수술의 결과도 허리에서 보다는 좋은 결과 때문에 고주파 영역 이외의 외적인 요인을 찾아야 했을 것이다. 고주파의 경우 경추에서 교류저항(impedance)은 낮고 보다 균일한 경향이고 열의 세척이 보다 큰 것은 경추에서 조직의 관류가 좀더 일정하고 좀더 크다는 것을 의미한다. 이런 상황은 물론 우연일 수 있으나 또한 전기장에 좀더 나은 환경을 제공하는 것으로 해석될 수 있다.

경부 통증을 치료하는데 C3에서 C6까지의 내측지에 대한 고주파 시술은 매우 좋은 결과를 보인다. 시술과정은 6장에서 자세히 기술 하였다. 과거 공식적인 연구가 있지는 않았지만 요추에 비하여 같은 시술일지라도 보다 나은 결과를 보이는 것을 많은 의사들이 느끼고 있다. 치료적응증은 1장에서 기술한 대로 진찰에 근거한다. 진단적 차단을 시행하는데 대한 찬반논란은 296쪽에 나와 있다.

만일 내측지에 대한 시술이 목 통증을 완화시키지 않는다면 진단적 분절신경 차단이 시행되어야 한

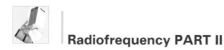

다. 부위는 진찰에 의하여 결정된다. 연관통이 없이 목 통증만 있는 경우라면 대부분 추간판성 통증이 진단이다. 이 경우 대부분 적절한 부위에서의 후근신경절 시술들로 치료 될 수 있다. C5 부위가 매우 좋은 대상이지만 C3 부위도 목 통증을 치료하는데 역시 효과적이다.

고주파를 이용한 방사통의 치료도 높은 성공률을 갖는다. 척수압박의 원인이 되는 급성 추간판탈출증은 분명 수술이 필요하지만 그 외의 경우는 후근신경절 시술의 아주 좋은 적응증이 된다. 통증완화의 시작은 보통 수일 이내이며 보존치료보다 상당한 장점을 가지는데 보존적 치료에서 환자는 서서히 통증이 감소되는 초기를 참아야 한다. 수술과 비교하여 장점은 분명하다. 즉 환자는 수술을 필요로 하지 않으며 지속적인 통증을 보이지도 않는다. 고주파 시술은 가끔 스테로이드 주사에서 처럼 반복시술도 필요하지 않다[26]. 또한 스테로이드를 이용한 신경근 소매 주사(root sleeve injections)는 완전히 부작용이 없는 시술은 아니다.

박동성 고주파를 이용한 흉곽출구 증후군의 치료가 논의되어 왔다. 고식적인 수술방법은 첫 번째 늑골을 절제하는 것이다. 이 수술의 초기 결과는 좋지만[27] 장기간 평가에서 수술환자와 수술을 하지않은 환자들 사이의 통계적 차이는 없었다[28] 외상 후 흉곽출구 증후군이 발생한 직업을 가진 환자의 연구에서 수술환자의 60%는 수술 후 1년에도 여전히 장애를 보였다.

척수병증에 의한 통증은 중추성 통증의 형태를 띤다. 적절한 진단을 하는 것이 중요하다. 전형적인 감각 소실과 이질통은 어떠한 고주파 치료에도 부분적으로도 개선되지 않는다. 진단적 분절신경 차단은 이런 환자들에서 결과가 치료양상을 보이지 않으므로 적응증이 되지 않는다. 척수병증을 가진 어떤 환자는 사실상 목 통증을 호소한다. 이 경우 기계적인 기전을 가지며 고주파치료를 시행할 수 있다.

수술 후 지속적인 통증을 가진 환자들은 허리와 마찬가지로 매우 어려운 범주에 속한다. 어떠한 치료가 시행되기 전에 광범위한 진단적 차단을 필요로 한다. 진단적 차단에는 교감신경 사슬을 포함하여야 하는데 자주 교감신경으로 인한 통증 요소가 있기 때문이다.

부록(Appendix)

목의 진찰(Physical examination of the neck)

목의 진찰은 진단을 하는데 매우 중요하다. 압통점이 비 특이적이고 관련된 여러 분절부위를 분명히 구분하는 것이 어려운 요추 부위와는 상황이 매우 다르다.

움직임과 회전의 범위가 반드시 검사되어야 하며 신경학적 검사도 중요하지만 우리는 압통점(tender spots)에 관심이 있다. 목에는 통증의 원인이 되는 구조와 분절위치에 대한 가치 있는 정보를 주는 몇 개의 전형적인 부위들이 있다.

후관절은 바깥쪽에서 안쪽으로 촉진되어야 한다. 관절은 목의 긴 뒤쪽 근육들의 바로 뒤쪽에서 만져진다. 2번째와 3번째 손가락을 사용하고 다른손은 환자의 머리를 지지한다. 이 방법은 촉진시 통증이 오면 환자가 회피동작을 보일 수 있고 검사자는 얼마만큼의 압력이 시도됐는가를 잊어 버릴 수 있기 때문에 유용하다(그림1-4).

여러 후두신경(그림 1-5)은 환자의 후두부에서 검사자의 손을 위치시키고 엄지로 압박하여 후두부 테두리에 신경이 눌림으로 가장 잘 촉진된다. 다른 손은 머리를 지지하는데 사용된다(그림1-6).

환축(AA)관절과 환추 - 후두(AO)관절에서 유래된 통증은 C1 신경절과 신경에 대한 고주파 치료의 좋은 적응증이 된다. 이러한 통증을 관찰하려면 검사자는 환추(atlas)를 회전시키려고 노력한다. 이는 후관절의 경우에서와 같이 외측에서 안쪽으로 압력을 가해서는 관찰될 수가 없다. 후두부 바로 아래서 찾을 수 있는 환추의 활(arch) 위에 압력이 가해져야 한다. 2번째와 3번째 손가락을 사용하여 뒤쪽에서 앞쪽으로 강하게 누른다(그림 1-7). 다른 손은 환자의 머리를 지지한다.

C4 - C8 신경의 경우 등세모근(승모근) 주위의 부위가 중요하다. 분절위치에 합당한 압통부위가 발견되고 분명히 구분되어 진다. 부위가 그림 1-8 A와 B에 나와 있다. 이러한 지역은 유발점과 혼동되지는 않는데 통증이 실제 압통부위로 부터 방산되지 않기 때문이다. 동시에 바늘로 천자될 때 특이하게 낮은 자

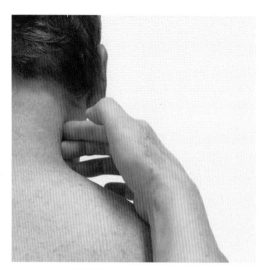

그림 1-4 후관절들의 검사

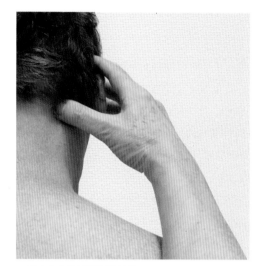

그림 1-6 후두신경들의 검사

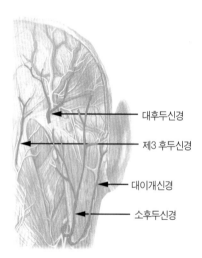

대후두신경

제3 후두신경

대이개신경

소후두신경

그림 1-5 후두신경들

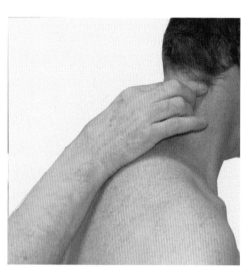

그림 1-7 환추 궁(Arch of the atlas) 돌려보기

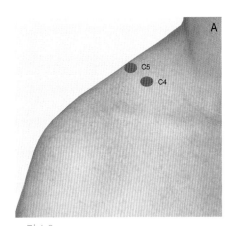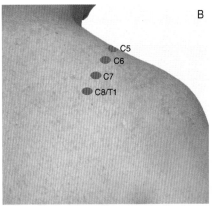

그림 1-8

A. C4와 C5 목표점

B. C5-T1 목표점

극역치(low stimulation threshold)가 발견되지 않는다. 이 부위들을 특이한 통증부위들(specific painful areas) 혹은 짧게 지점들(points) 이라고 명명하는 것이 낫다

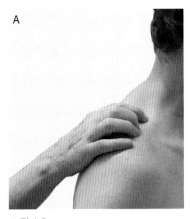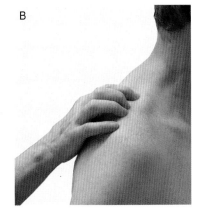

그림 1-9

A. C4 목표점의 검사

B. C5 목표점의 검사

209

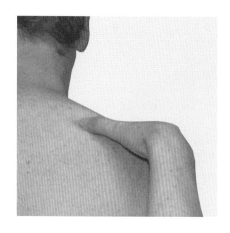

그림 1-10 C6 목표점의 검사

현재까지 가장 중요한 표지자는 환자의 음성 반응이었다. C4 에서 C8 신경에서는 이부분이 매우 다르다. 물론 환자로 부터 얻은 정보는 가치있는 것이다. 그러나 보다 중요한 것은 관련된 지점에 압박을 가함으로 생기는 근육들의 긴장(tensing of muscles)이다. 촉진하는 손가락 아래에서 이러한 근육의 긴장은 즉각적이고 환자가 음성반응을 하기 전에라도 인식된다. 따라서 잠시 후에 나타나는 회피동작과는 차이가 있다.

C4와 C5 지점들은 2번째와 3번째 손가락을 아래로 누르면서 촉진하며 C4의 경우 약간 후방으로 한다. 다른 손은 반대쪽 어깨를 지지한다(그림1-9). C6에서 C8 까지는 엄지 손가락으로 촉진한다(그림1-10).

전번 혹은 다음번 검사결과와 비교하기 위해 환자의 진료기록부에 검사결과를 기록하기 위한 표준을 갖는 것이 유용하다. 단순 평가등급은 다음과 같다.
- 0 = 무반응
- 1 = 중등도 긴장, 회피반응 결여, 중등도 통증이 보고됨
- 2 = 강한 긴장, 회피반응 결여, 현저한 통증이 보고됨
- 3 = 강한 긴장, 회피반응이나 강한 통증이 보고됨

References

1 Guez M, Hildingsson C, Nilsson M, Toolanen G.
The prevalence of neck pain: a population-based study from northern Sweden.
Acta Orthop Scand 2002 Aug; 73(4): 455-9.

2 Sjaastad O, Bakketeig LS.
Tractor drivers' head- and neck-ache: Vaga study of headache epidemiology.
Cephalalgia. 2002 Jul; 22(6): 462-7.

3 Jensen MV, Tuchsen F, Orhede E.
Prolapsed cervical intervertebral disc in male professional drivers in Denmark, 1981-1990.
A longitudinal study of hospitalizations.
Spine. 1996 Oct 15; 21(20): 2352-5.

4 Gore DR, Sepic SB, Gardner GM.
Roentgenographic findings of the cervical spine in asymptomatic people.
Spine 1986 Jul-Aug; 11(6): 521-4.

5 Marchiori DM, Henderson CN.
A cross-sectional study correlating cervical radiographic degenerative findings to pain and disability.
Spine 1996 Dec 1; 21(23): 2747-51.

6 Zeidman SM, Thompson K, Ducker TB.
Complications of cervical discography: analysis of 4400 diagnostic disc injections.
Neurosurgery 1995 Sep; 37(3): 414-7.

7 Guyer RD, Ohnmeiss DD, Mason SL, Shelokov AP.
Complications of cervical discography: findings in a large series.
J Spinal Disord 1997 Apr; 10(2): 95-101.

8 Grubb SA, Kelly CK.
Cervical discography: clinical implications from 12 years of experience.
Spine 2000 Jun 1; 25(11): 1382-9.

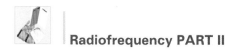

9 Bush K, Chaudhuri R, Hillier S, Penny J.
The pathomorphologic changes that accompany the resolution of cervical radiculopathy.
A prospective study with repeat magnetic resonance imaging.
Spine 1997 Jan 15; 22(2): 183-6; discussion 187.

10 Westmark RM, Westmark KD, Sonntag VK.
Disappearing cervical disc. Case report.
J Neurosurg 1997 Feb; 86(2): 289-90.

11 Vinas FC, Wilner H, Rengachary S.
The spontaneous resorption of herniated cervical discs.
J Clin Neurosci 2001 Nov; 8(6): 542-6.

12 Debois V, Herz R, Berghmans D, Hermans B, Herregodts P.
Soft cervical disc herniation. Influence of cervical spinal canal measurements on development
of neurologic symptoms.
Spine 1999 Oct 1; 24(19): 1996-2002.

13 Gorman WF, Hodak JA.
Herniated intervertebral disc without pain.
J Okla State Med Assoc 1997 May-Jun; 90(5): 185-90.

14 Sampath P, Bendebba M, Davis JD, Ducker T.
Outcome in patients with cervical radiculopathy. Prospective, multicenter study with independent
clinical review.
Spine 1999 Mar 15; 24(6): 591-7.

15 Heckmann JG, Lang CJ, Zobelein I, Laumer R, Druschky A, Neundorfer B.
Herniated cervical intervertebral discs with radiculopathy: an outcome study of conservatively
or surgically treated patients.
J Spinal Disord 1999 Oct;12(5): 396-401.

16 Persson LC, Carlsson CA, Carlsson JY.
Long-lasting cervical radicular pain managed with surgery, physiotherapy, or a cervical collar.
A prospective, randomized study.
Spine 1997 Apr 1; 22(7): 751-8.

17 Kaptain GJ, Shaffrey CI, Alden TD, Young JN, Laws ER Jr, Whitehill R.
    Secondary gain influences the outcome of lumbar but not cervical disc surgery.
    Surg Neurol 1999 Sep; 52(3): 217-23; discussion 223-5.

18 Humphreys SC, Hodges SD, Patwardhan A, Eck JC, Covington LA, Sartori M.
    The natural history of the cervical foramen in symptomatic and asymptomatic individuals aged
    20-60 years as measured by magnetic resonance imaging. A descriptive approach.
    Spine 1998 Oct 15; 23(20): 2180-4.

19 Lu J, Ebraheim NA, Huntoon M, Haman SP.
    Cervical intervertebral disc space narrowing and size of intervertebral foramina.
    Clin Orthop 2000 Jan; (370): 259-64.

20 Andersen JH, Thomsen JF, Overgaard E, Lassen CF, Brandt LP, Vilstrup I, Kryger AI,
    Mikkelsen S.
    Computer use and carpal tunnel syndrome: a 1-year follow-up study.
    JAMA. 2003 Jun 11; 289(22): 2963-9.

21 Chang MH, Wei SJ, Chen LW.
    The reason for forearm conduction slowing in carpal tunnel syndrome: an electrophysiological follow-up
    study after surgery.
    Clin Neurophysiol. 2003 Jun; 114(6): 1091-5.

22 Sheth RN, Belzberg AJ.
    Diagnosis and treatment of thoracic outlet syndrome.
    Neurosurg Clin N Am. 2001 Apr; 12(2): 295-309.

23 Parziale JR, Akelman E, Weiss AP, Green A.
    Thoracic outlet syndrome.
    Am J Orthop. 2000 May; 29(5): 353-60.

24 Pascarelli EF, Hsu YP.
    Understanding work-related upper extremity disorders: clinical findings in 485 computer users,
    musicians, and others.
    J Occup Rehabil. 2001 Mar; 11(1): 1-21.

25 Chiles BW 3rd, Leonard MA, Choudhri HF, Cooper PR.
Cervical spondylotic myelopathy: patterns of neurological deficit and recovery after anterior cervical decompression.
Neurosurgery 1999 Apr; 44(4): 762-9; discussion 769-70.

26 Stav A, Ovadia L, Sternberg A, Kaadan M, Weksler N.
Cervical epidural steroid injection for cervicobrachialgia.
Acta Anaesthesiol Scand 1993 Aug; 37(6): 562-6.

27 Donaghy M, Matkovic Z, Morris P.
Surgery for suspected neurogenic thoracic outlet syndromes: a follow up study.
J Neurol Neurosurg Psychiatry. 1999 Nov; 67(5): 602-6.

28 Landry GJ, Moneta GL, Taylor LM Jr, Edwards JM, Porter JM.
Long-term functional outcome of neurogenic thoracic outlet syndrome in surgically and conservatively treated patients.
J Vasc Surg. 2001 Feb; 33(2): 312-7; discussion 317-9.
Comment in: J Vasc Surg. 2001 Oct; 34(4): 760-1.

29 Franklin GM, Fulton-Kehoe D, Bradley C, Smith-Weller T.
Outcome of surgery for thoracic outlet syndrome in Washington state workers' compensation.
Neurology. 2000 Mar 28; 54(6): 1252-7.
Comment in: Neurology. 2000 Nov 28; 55(10): 1594-5.

2_ 두통
(Headache)

빈도(Incidence of headache)

두통은 높은 유병율 때문에 건강관리상 중요한 문제이다[1-7]. 발작적이고 간헐적인 형태의 두통중 간헐적 긴장성 두통이 전 인구에서 30~60%의 높은 유병율을 갖는다. 전 생애에 걸쳐 유병율은 90%이며 개인적으로 긴장성 두통의 에피소드를 겪지 않는 사람이은 드물다. 편두통은 12-25% 정도이며 여자에서 3배 많다. 두통은 모든 사람들의 실제적인 문제는 아니었을지 모르지만 영국의 연구를 보면[4] 지난 3개월 동안 두통이 있었던 환자에서 23%는 최소 일주일 단위로 두통을 경험하였고 20%는 최소한 중등도의 두통과 연관된 장애를 가졌다고 하였다. 그러므로 이 집단에서와 같이 보수적으로 평가를 해도 전 인구의 10%는 실제적인 두통 문제를 가지고 있다.

만성 두통의 유병율이 이 숫자에 가산되어야 한다. 이 집단에서 만성 긴장성 형태의 두통이 3%를 차지하고, 만성 매일 편두통은 1.5-2%, 경추성 두통은 2-2.5%로 합하면 6-7%다. 다른 형태의 두통 유병율은 1% 미만이다. 만일 외상 후 두통을 심각한 두통문제를 가지는 개인의 전체 발생수로 고려한다면 20%를 확실히 초과한다. 그림 2-1은 중요한 형태의 두통의 상대적 빈도를 보인다.

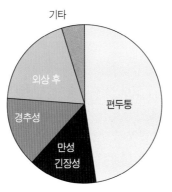

그림 2-1
두통의 주요 형태에 따른 상대적 유병율

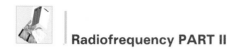

이 그림은 삶의 고통과 질을 두고볼때 큰 문제다[8]. 두통으로 인하여 노동일수의 상실[9], 의료비, 약품비로 인하여 사회에 상당한 재정적인 부담을 주고 있다.

두통은 우울증과 불안장애가 동반되어 왔다[10]. 두통과 낮은 사회경제적 수준 사이에도 역시 관련이 있다[11]. 그러나 두통으로 고통받는 환자들이 우선적으로 생물학적 장애를 갖는다는 점에 대하여는 점차 의견의 일치를 보고 있다. 두통의 치료는 그러나 만족스럽지 못한데[12] 그 이유는 불완전한 혹은 부정확한 진단 그리고 부적절한 약물 및 비약물적 치료 때문이다.

따라서 두통치료를 개선하기 위한 여러 노력은 각각의 이유가 있다. 고주파 병소를 만드는 것과 같은 침습적 방법은 신경을 파괴하는 특성과, 특히 두통에서는 통각수용 자극을 전도하는 구심성 신경로가 복잡하므로 선호되지 않았다. 이제 우리는 두통에서 새로운 시야인 박동성 고주파를 제안한다.

두통의 분류(Classification of headache)

두통은 하나의 증상이고 여러 질병의 공통된 하나의 종착역이다. 어떤 종류의 두통에서는 기저를 이루는 조건들이 잘 알려져 있지만 다른 형태에서는 그렇지 않다. 적절하고 효과적인 치료의 계획은 따라서 주로 정확한 진단에 달려있다. 지속적 반두통(hemicrania continua)과 같은 원인이 불분명한 단순한 형태의 두통은 한번의 단순처방으로 완치될 수 있다. 반면에 뇌종양으로 인한 두통을 잘못 진단하면 심각한 결과를 초래할 수 있다.

따라서 정확한 분류가 필요하다. 그 분류는 매우 심각하게 고려하여 분명하고 이용할 수 있는 기준에 근거해야 한다. 여기에는 두가지 이유가 있다. 첫째는 분류가 되있지 않는다면 두통에 대하여 의사들이 의사소통을 할수 없다. 두번째는 진단없이는 효과적인 치료계획을 세울 수 없다. 이것은 보기처럼 간단하지 않다. 좀더 작은 장애물로는 어떤 환자의 경우 여러개의 진단이 필요하다. 이것은 일정한 두통 형태에서 높은 유병율을 갖기 때문인 것으로 생각된다. 환자가 분명히 구분되는 두가지 형태의 두통을 가진다면 별다른 문제는 없다.

큰 문제는 일정한 형태의 두통을 가진 어떤 환자들의 경우 확실하게 한 군으로 분류될 수 없다는 것이다. 그것은 분류가 잘못 되었거나 불완전한 것이 아니라 두통의 신경생리 때문이다. 어떤 형태의 두통에서는 한편에서는 중추신경계로 신호가 들어가고 다른 한편에서는 상부척수(supraspinal)의 영향과 관련이 있다. 그 둘은 삼차신경계와 상부 경추분절 사이에 연결이 있는 이차신경 세포에서 전환을 한다[13, 14]. 입력되는 신호는 편두통의 경우는 혈관구조, 긴장성 두통의 간헐적 시기에서는 근육, 경추성 두통에서는 경추구조로 부터 올 수 있다. 만일 이차 신경세포 위치에서 평형상태가 방해를 받는다면 두통이 발생한다. 대부분의 경우 두통은 장애의 근본과 일치하는 형태가 될 것이다. 그러나 어떤 환자들의 경우 환자에게 독특한 종말 경로를 가진다.

그러한 환자의 특이한 종말 경로는 편두통과 긴장성 두통으로 고통받는 환자에게 니트로그리세린을 투여한 실험에서 잘 설명된다. 니트로그리세린은 산화질소(NO) 제공자며 산화질소는 일차적인 두통의 원인을 초래하는데 중요한 역할을 하는 정보를 전달하는 분자다. 니트로그리세린을 투여하면 두통의 두 개의 최고점을 초래하는 원인이 되는데 비 특이적인 초기의 하나와 두 번째다. 이 최고점에서 환자는 과거의 진단에 따라 : 즉 편두통 혹은 군발두통 발작, 긴장성 두통을 경험한다[15, 16].

두통의 분류를 판별하는 능력은 그러므로 불완전하다. 불충분한 분류는 낮은 판별능력을 가질 것이며 좋은 분류는 높은 판별능력을 가지나 100% 완전할 수 없다. A라고 진단했던 환자들의 작은부분은 B 두통 형태의 특징과 일치하며 실제적으로 있을 수 있다. 예를 들어서 경추성 두통을 가진 환자의 상당수가 편두통에 대한 국제두통학회 기준에 부합한다[17]. 유사하게, 외상 후 두통환자는 경추성 두통과 긴장성 두통 기준에 적합할 수 있다.

물론 여기에서 혼동이 시작된다. 이러한 혼동으로 두가지 비참한 결과를 초래한다. 먼저 의사들은 좁은 시야의 관찰로 인하여 진단에 대하여 논쟁하기 시작하는 점이다. 두 번째는 이러한 혼동으로 인하여 매일 진료현장에서 아주 잘못된 용어를 사용하게 된다[18]. "경추성 편두통"과 "편두통성 후두신경통" 같은 용어는 모욕적이다.

따라서 사실 자연스럽게 형성된 딜레마로부터 어떻게 탈출하겠는가? 우선 용어를 매우 정확히 사용하여야 하며 위와 같은 잘못된 진단을 피해야 한다. 두 번째 우리는 "중간진단"을 최대한 피해야 한다. 마지막으로 모든 것이 실패하면 두가지 그룹의 두통 기준에 부합되는 형태의 두통에는 "혼합된 두통" 이라는 용어를 사용하는 것을 두려워해서는 않된다. 그다음 이 진단에 멈춰서는 않되며 우리는 그 혼합형태의 내용을 기술해야 한다 : 상관관계가 있는 두 유형의 두통

국제두통학회(IHS[19]) 분류에 의한 황금기준에는 13개 그룹이 있다.

그룹1 : 편두통(Migraine)

그룹2 : 긴장성 두통(Tension type headache)

그룹3 : 군발두통과 만성 발작성 반두통(Cluster headache and chronic paroxysmal hemicrania)

그룹4 : 구조적 병소와 관련되지 않은 여러형태의 두통(Miscellaneous headache unassociated associated with structural lesion)

그룹5 : 두부 외상과 관련된 두통(Hedache assosiated with head trauma)

그룹6 : 혈관질환과 관련된 두통(Hedache assosiated with vascular disorders)

그룹7 : 비 혈관성 두개내 질환과 관련된 두통(Hedache assosiated with nonvascular intracranial disorders)

그룹8 : 약물 혹은 이의 금단과 관련된 두통(Hedache assosiated with substances or their withdrawl)

그룹9 : 뇌와 관련되지 않은 감염과 관련된 두통(Hedache assosiated with non cephalic infection)

그룹10 : 대사성 질환과 관련된 두통(Hedache assosiated with metabolic disorder)

그룹11 : 두개골, 목, 눈, 귀, 코, 부비동, 치아, 구강 혹은 다른 안면부위, 두개구조의 질환과 관련된 두통이나 안면통(Headache or facial pain associated with disorder of cranium, neck, eyes, ears, nose, sinuses, teeth, mouth or other facial or cranial structure)

그룹12 : 두개신경통, 신경줄기 통증과 구심로차단 통증(Cranial neuralgias, nerve trunk pain and deafferentiation pain)

그룹13 : 분류되지 않는 두통(Hedache non-classifiable)

이 분류에 대한 몇가지 견해가 있다. 첫째로 경추가 두통의 잠재적 원인으로 인식된다 해도 이런 높은 유병율를 갖는 두통이 거의 관심을 끌지 못했다. 분류에서는 운동장애, 비정상적 자세같은 확실한 방사

선적 이상이나 혹은 척추굳음증이나 뼈연골증을 제외한 분명한 병리를 보이는 진단 11. 2. 1(경추와 관련된 두통)중의 하나이다. 한편으로는 모든 검사소견이 음성일 때 목통증에 대한 객관적 기준이 없기때문에 이 분류는 이해할 수 있는 상황이다. 반면에 증상이 없는 환자 들에서 방사선적인 이상이 많을 수 있으며[20] 척추통증은 방사선적인 이상과 필수적으로 연관되있지는 않다는 것은 잘 알려져 있다. 예를 들어 경추성 두통을 가진 환자의 방사선적인 검사에서 특이한 비정상이 발견되어오지 않았다[21]. 그러므로 이상소견이 없는 경추 통증에서 초래된 두통은 합법적인 진단이다.

둘째로, 국제 두통학회의 분류는 너무 광범위하다. 너무 완벽하여 또 그래야 하지만 매일 진료현장에서 쉽게 일할 수 있는 지침을 제공해 주지는 못한다. 이러한 공식적 분류가 단순히 그랬으리라고 생각되지 않기 때문에 그 주장에 대한 비판은 없다. 어떤 연구자들은 국제두통학회 기준에 따라 환자를 분류하는데 어려움을 겪기도 했다. 이것으로 "만성 두통"이라는 분리된 그룹이 제안됐다[2, 23]. 이 그룹은 다음 소집단으로 세분화 된다.

  1) 일차적 만성 매일두통(Primary chronic daily headache)
    - 만성긴장형 두통(Chronic tension type headache)
    - 만성매일 편두통(Chronic daily migraine)
    - 지속성 반두통(Hemicrania continua)
    - 신 만성매일 두통(New chronic daily headache)

  2) 이차적 만성 매일두통(Secondary chronic daily headache)
    - 경추와 관련된 두통(Headache associated with the cervical spine)
    - 외상후 두통(Posttraumatic headache)
    - 혈관질환과 관련된 두통(Headache associated with vascular disorders)
    - 비혈관성 대뇌질환과 관련된 두통(Headache associated with nonvascular intracranial disorders)

보는 바와 같이 이 소분류는 국제두통학회 분류에서 파생된 진단을 갖는다. 이러한 소분류가 선택되는 것은 이러한 환자들이 사실상 만성 매일두통을 가지며 때로는 소분류 사이의 감별진단이 어려울 수

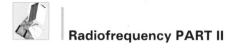
있기 때문이다. 만성 매일두통의 분류가 국제두통학회 분류에서 가능함에도 불구하고 불편하기도 하여 종종 여러개의 진단이 필요하다[23].

이것은 때로는 예상치 않게 비판을 일으키는데 특히 만성 편두통에 대해 그 기준이 불분명하며 소분류들은 이러한 환자들이 사실 상당한 두통을 갖는 환자들 보다 일반적으로 적다는 점에 대하여 비판적이다[24, 25]. 반면에 일상진료에서 보다 쉽게 일할수 있게하는 어떤 분류에 대한 욕구는 상당히 이해할만 하다.

이것은 통증클리닉에서 일하는 의사나 두통 환자를 보는 의사에게 있어서는 역시 사실이다. 이러한 진료조건에서 국제두통학회 분류에 언급된 모든 형태의 두통이 쉽게 보여지지 않는다는 것도 깨달아야 한다. 예를 들어서 통증클리닉에서 30년 이상 진료했지만 성생활이나 대사장애로 인한 두통환자는 아직 보지 못했다. SUNCT-증후군[26]도 아직 보지 못했다. 이러한 매우 드문 두통은 의학적 관심은 대단하지 만 이 장에서는 논의되지 않을 것이다.

일상 진료현장과 관련된 두통들의 목록은 다음과 같다.

A군 : 발작성 두통(paroxysmal headache)
- 편두통(migraine)
- 군발두통(cluster headache)
- 만성발작성 두통(chronic paroxysmal headache)
- 경추성 두통(cervicogenic headache)

B군 : 지속성 두통(continuous headache)
- 긴장형 두통(tension type headache)
- 경추성 두통(cervicogenic headache)
- 외상후 두통(posttraumatic headache)
- 약물관련 두통(substance related headache)

- 만성 일일 편두통(chronic daily headache)
- 지속성 반두통(hemicrania continua)
- 신형 매일 지속형 두통(new daily persistant headache)

C군 : 증상적 두통(symptomatic headache)

- 공간점유성 병변으로부터 오는 것(종양, 혈종,농양)(from space taking processes(tumors, hematoma, abscess))
- 아르놀드-키아리 제 1형 기형으로 오는 것(from Arnold-Chiari type I malformation)
- 다른 증상적 두통들(other symptomatic headache)

이러한 목록은 한가지 분류를 위한 구실을 가지지는 않으며 점검목록으로 의도되어 있다. 이것은 발작성두통과 지속성두통의 구분이 목록에서 제시하는 것보다 상당히 모호하기 때문에 매우 광범위한 점검 목록이다. 이 부분은 234쪽에서 논의될 것이다. 경추성 두통이 A군과 B군에 열거된 것은 이형태의 두통이 그 자체가 여러 가지 형태를 나타내기 때문이다.

"신경통" 들은 이 목록에서 의도적으로 제외됐다. "삼차신경통"과 "혀인두 신경통" 은 두통과 혼동될 수 없는 증상을 가진 분리된 상병들이다. "후두(뒤통수) 신경통" 은 문헌에서 광범위하게 잘못 사용되는 불행한 용어이다. 그 용어는 국제두통학회 기준에 따르면 신경의 기능을 상실한 환자에 국한되야 한다. 그렇지 않으면 단어 사용이 금지되야 한다.

두통의 증상학(Symptomatology of headache)

A군 : 발작성 두통(Paroxysmal headache)

신경영상학 기법의 연구와 발전에도 불구하고 신경혈관 두통인 편두통과 군발두통의 기원과 정확한 기전에 대해서는 많은 것이 알려져 있지 않다. 보편적인 몇가지 중요한 특징들이 있다.

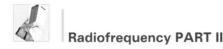

- 뇌안에 병리적인 병터가 있으며 두통 발작시 충혈을 보인다[27].
- 두통 발작동안 명백한 신경염증이 있다.
- 두통 발작 이외에 비정상적인 통증과정이 있다.

뇌내의 병리적인 병소가 중심적인 역할을 한다고 추정되나 어떻게 이런 병소가 두통을 유발시키는지는 분명하지 않다. 예를 들어 군발두통의 하루주기 시간회로(circadian time cycle)는 설명되지 않는다. 역시 두통발작 이외의 비정상적인 통증 진행과정의 원인과 의미는 분명하지 않다.

편두통(Migraine)
편두통의 임상양상(Clinical manifestation of migraine)

편두통은 두통중 가장 널리 알려져 있는 유형이고, 전형적인 편두통 발병시의 증상은 편두통의 질병특유증상(pathognomonic)이다. 그러나 전형적이 아닌 약간의 경우에서 다른 두통과의 감별진단은 그렇게 쉽지 않을 수 있다.

편두통 발병은 발병 사이에 증상이 없는 기간이 존재한다. 어떤 편두통 환자들에서는 이 기간이 점차 짧아져 더 이상 두통없는 기간이 없어지게 된다. 이는 점차 만성 매일편두통(chronic daily migraine)으로 발전해 나간다. 이에 대해 203쪽에 기술되어 있다. 편두통은 4-72시간 지속될 수 있으며 국제두통학회의 분류에 의하면 다음중 최소한 2개의 특징을 갖는다.
1) 편측성 위치(unilateral location)
2) 박동성 특징(pulsating quality)
3) 중등도 혹은 심한 강도의 두통(moderate and severe intensity)
4) 운동에 의해 악화된다.

여기에 최소한 다음 중 하나의 증상이 생긴다.
1) 고성공포증과 광선공포증(phonophobia and photophobia)
2) 오심 과/혹은 구토

편두통은 기분의 변화와 같은 전구증상이 선행될 수 있으며 이는 실제 발병 전 수시간 - 수일 전에 일어난다. 이 전구증상은 전조(aura)와 구분을 해야 하는데 편두통은 전조를 동반하는 것과 동반하지 않는 것이 있다.

전조가 있는 군에서 전조가 항상 각 발병 전에 올 필요는 없지만 두 군은 여러 이유로 서로 다른 군으로 분류된다.

	전조가 있는 경우	전조가 없는 경우
1. 역학조사	대개 유전적 요인[28, 29]	아마도 유전적 + 환경적 요소[28, 29]
2. 기간 및 강도	기간이 짧고 통증이 덜 심하다[30]	기간이 길고 통증이 심하다
3. 정신학적 차이	위약에 잘 안 듣는다	위약에 잘 듣는 편이다[31]

전조는 대개 두통 전에 선행하는 짧은 기간(대개 20~40분)의 국한성 신경학적 증상 들인데 가장 흔한 유형은 시각장애(visual disturbances)이다. 신경학적 결손의 상황들이 전조 중 생길 수 있는데 이들은 매우 빈도가 낮은 편두통의 유전적 아형이다[32]. 신경학적 결손은 일시적이지만 전조가 있는 편두통 환자들은 특히 12년 이상의 과거력 및 12 회/년 이상의 발병이 오는 경우 허혈성 뇌졸중(ischemic stroke)의 위험이 증가한다[33, 34].

편두통은 대부분 편측성 유형인데, 88-91%에서 전두(front of the head)에서 시작하며 눈-전두-측두 부위가 가장 흔하다[35, 36]. 75%에서 발병 중 한쪽에서 다른 곳으로 전이되는데[37] 이는 진단에 질병특유적(pathognomonic)인 것이다. 이는 군집통, 경추성 두통, 긴장성 두통의 편측성 경우, 지속성 반두통 같은 다른 유형의 편측성 두통에는 일어나지 않는다. 두통의 34%는 양측성이면서 편측이 우월하고 측면전이(side shift)를 갖는다. 다른 보고에서 측면고정(side-locked) 편측성은 편두통 환자의 20.8%에서 보고되었다[38]. 발병도중 후기에 절반 이상의 환자가 목의 통증이나 강직을 보고하고[39] 흔히 어깨로 방사된다.

다른 주의를 끄는 소견은 오심/구토인데 이 증상들은 두통이 최고조에 달하기 전, 대체적으로 발병 초기에 시작하는 것이 편두통의 특징이다. 다른 반두통에서 오심/구토가 가끔 일어날 수는 있으나 이는 대개 두통이 최대로 심할 때에 일어난다.

편두통의 기전(Mechanism of migraine)

전통적으로 편두통은 혈관성 두통으로 간주되어 왔으나 이제 새로운 신경영상 기술을 이용한 연구에서 편두통은 우선적으로 뇌로부터 일어날 수 있음을 제안한다. 발병 도중 충혈부위가 중뇌(midbrain)와 교뇌(pons)에서 나타났다[27]. 이 중추성 개념은 두통은 편두통의 구성성분중 단지 일부분이라는 관측과 일치할 것이다. 예를 들어 복부 증상들은 종종 편두통 발병의 양상이다.

최초의 시작은 정서, 스트레스, 수면장애와 같은 척수상 요소들(supraspinal factors)에 의해 유발될 것이다. 호르몬 영향이 중요한 역할을 할 수 있는데, 산모는 월경이나 임신중에 편두통이 없는 기간을 갖는다. 식사도 중요한데 편두통이 쵸콜렛이나 특별한 종류의 치즈에 의해 촉발된다. 예를 들어 부비동염으로 인한 통증[40]이나 경추부[41]로 부터의 통증성 자극같은 통각수용성 입력으로 유발되는 경우가 있다고 주장되어 왔으나 이에 대한 견해는 논쟁의 여지가 있다.

전조를 가지는 편두통에서 편두통 발병시 최초의 신경생리학적 사건은 후두엽 내의 피질 확산성 저하(cortical spreading depression(CSD))로서 전조의 시각적 특징을 설명해준다. CSD는 편두통에만 국한된 것이 아니므로 뇌피질에서 핀으로 찔러 CSD가 유발될 수 있는 동물들에서 연구될 수 있다. CSD 도중 뇌피질 항존전위(cortical steady potential)의 극적인 변화가 있으며 glutamate와 같은 신경전달 물질들이 증가한다. 단어가 나타내는 대로 진행은 뇌 위를 천천히 퍼져나간다. 흥미롭게도 CSD는 유전자 표현이라는 점에서 복잡한 반응을 조절한다. 표현된 유전자는 CSD의 전파에 내부적으로 나타나며 이는 동반되는 혈관반응을 통각적으로 받아드려 이의 가능한 병적양상으로부터 보호하게 된다[42].

CSD 시작 5분 후 중뇌동맥 같은 뇌외부 동맥들(extracerebral arteries)의 직경과 혈류가 매우 증가된다[43]. CSD는 또한 삼차신경 축삭 측부(trigeminal axon collaterals)들을 자극한다. 이는 substance P, CRGP, neurokinin A같은 혈관활성 신경펩티드(vasoactive neuropeptides)를 배출하게 되며 혈장단백질 유출과 혈관이완을 야기한다. 동시에 삼차신경의 안 분지(ophthalmic division)의 최종부위인 삼차신경 미측핵(trigeminal nucleus caudalis)의 복측부위의 제 1,2판에 c-fos 유전자 표현이 일어난다. 따라서 전조가 있는 편두통 환자에서 CSD, 혈관이완, 삼차신경 자극사이에 직접적 연결이 이뤄져서 사건들이 시작되며 결국 두통에 이르게 된다.

이 관측들은 발병도중 일련의 사건들과 연관이 있다. 편두통 환자들에서는 발병을 하지 않을때도 지적될 수 있는 중추적으로 존재하는 장애가 있다는 지적이 있다. 각막의 촉감, 각막반응과 통증역치는 편두통 환자에서 모두 낮은 역치를 보이며 가장 낮은 역치가 편측성 편두통 환자들의 증상이 있는 쪽에서 발견된다[44]. 이 민감화는 부비동염으로 인한 편측두통 환자들에서는 발견되지 않는다[45].

군발두통(떼 두통, *cluster headache*)
군발두통의 임상양상(Clinical manifestations of cluster headache)

군발두통은 아마도 모든 두통 중 가장 통증이 심하다. 사실 군발두통은 인간에게 알려진 통증 중 가장 심할 것이다. 편두통은 완화되는 기간이 있는데 비해 군발두통은 완화되는 기간이 없다. 환자는 타오르는 불에 머리를 디밀고 밤에 벌거벗은 채로 눈 위를 긋는 등 무엇이라도 해서 군발두통을 없애려고 노력한다. 군발두통 환자는 안절부절 한다. 이는 휴식을 찾는 편두통 환자와 대비된다. 군발두통은 상대적으로 드문 병으로서 전 인구의 1% 미만의 빈도가 있고 남자에 많아 성비는 남 : 여가 5 : 1이나 지난 30년간 연구에 의하면 점차 그 비율이 줄고 있다[46]. 이는 지난 10년간 여성들의 생활상이 바뀐 것에 기인한다고 본다. 군발두통은 유전병은 아니나 전에 생각했던 것 보다는 가족력이 흔하다[47]. 발병 연령은 20대에서 최고점을 보이고 [40] 여자에서는 50대에 두번째 최고점이 있다.

군발두통은 안와상 부위의 눈주위에 국한된 심한 통증이 15-180분간 지속된다. 빈도는 1-8 회/일로 다양하고 주로 저녁때와 이른 밤에 흔하다.

국제 두통학회의 분류에 의하면 다음 징후들 중 하나가 존재해야 한다고 한다.
- 결막 충혈(conjunctival injection)
- 눈물흘림(lacrimation)
- 비 충혈(nasal congestion)
- 콧물흘림(rhinorrhea)
- 전두 및 안면홍조(forehead and facial flushing)
- 축동(miosis)
- 안검하수(ptosis)
- 눈꺼풀 부종(eyelid edema)

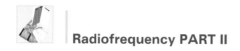

많은 군발두통 환자는 발병 외에 목의 증상을 가진다[48]. 목 통증이 진찰 상 없다고 해도 상부경추 후 관절 들에 압통이 있고 혹은 더욱 흔하게 발병한 쪽의 환추의 궁(arch) 위에 있다. 이 목부위가 관련된 의 미는 확실치 않다. 이는 하향 삼차신경핵의 안 신경 가지로의 지나친 통각입력으로 인해 대부분의 두측 경신경 분절부위로 넘치는 것으로 생각할 수 있다. 그러나 저자의 경험상 목의 증상을 고주파로 적절히 치료해도 즉각적인 증상소실이 안되는 것으로 보아 상기 제안을 설명하기 어렵다. 부가적으로, 효과적 인 약물치료 전까지 대 후두신경 차단이 성공적인 임시치료로 주장되어 왔다[49].

군발두통에는 두 가지 유형이 있다. 우발형(episodic type)과, 빈도가 적어 전체의 10% 정도인 만성형 (chronic type)이다.
 1) 우발형(Episodic type) : 2주-3개월에 걸쳐 발병은 일시적 군집으로 생긴다. 최소 2주간의 완화 (remission)에 의해 군집이 분리되나 완화는 대개 1년 심지어는 2년까지 길다. 많은 환자에서 군집 은 일년 동안에 발생하는 특별한 계절을 갖는다.
 2) 만성형(Chronic form) : 전체의 10%, 최소 1년에 2주 이상 지속되는 완화는 없다.

군발두통은 완전히 편측 두통이다. 측면에서 한 군집으로부터 다른 군집으로 변동될 수 있으며 가끔 한 군집 동안 측면이동이 있다. 발병 사이에는 완전한 완화가 있다. 매우 드물게 군발두통은 모든 전형 적 특징을 보이면서도 통증없이 일어난다[50].

군발두통의 기전(Mechanism of cluster headache)

편두통과 마찬가지로 신경혈관성 두통(neurovascular type headache) 이다. 급성 통증기에 동측 하부 시상하부 회백질(inferior hypothalamus gray matter)의 활성화가 나타나 이 부위의 기능장애를 암시하는 데 이것이 24시간 주기의 리듬성을 설명하기에는 어려우나 군발두통의 시상하부와의 어떤 연결성을 이 해하기에는 조금 도움이 된다.

이러한 군발두통의 중추성 개념은 삼차신경근의 완전절제를 시행한 환자를 관찰함으로서 도움을 받 을 수 있다[52]. 갓세르 신경절의 경피 전기소작이나 수술로 삼차신경을 탈신경하는 것은 군발두통 치료 로서 인기가 있다. 삼차신경 탈신경 후 혈관이완을 인식하지 못하고 신경염증성 진행은 일어나지 않을 것이다. 그러나 이런 치료는 항상 효과적이지는 않고 발병은 같은 빈도와 특성으로 지속될 수 있다.

여전히 좀더 복잡한 기전이 관여될 가능성이 있다. 긴장성 격통자극(tonic aching pain stimulation)을 위한 모델로 실험을 하는 도중 군집이 없는 동안의 군집통 환자는 자극을 두통이 있는 머리쪽으로 주면 대조군 보다 뇌혈류가 매우 적게 증가되는 것을 보여준다[53]. 자극을 정상쪽에 하면 반응에 대한 그러한 차이는 없다. 이는 군발두통 환자들은 증상이 있는 쪽으로 통증전달체계의 편측성 생물학적 수정 (modification)을 갖음을 의미한다.

발병중 통각자극의 전달을 위해 접형구개 신경절이 중요한 역할을 한다. 니트로글리세린으로 유발된 군발두통은 이 신경절을 lidocaine이나 cocaine의 국소적용으로 마취 시 사라진다.

만성 발작성 두통(Chronic paroxysmal headache)

만성 발작성 두통은 1974년 Sjaastad 와 Dale이 처음 기술하였다[55]. 주로 여성에게 많으며 여 : 남의 비율은 2.36 : 1이다[56]. 군발두통처럼 만성형(chronic form)과 완화형(remitting form)이 있는데 만성 발작성 두통은 만성형이 더 많으며 만성형과 발작형(episodic type)의 비율은 4 : 1 이다. 만성 발작성 두통의 발병은 군발두통과 유사하나 현격한 차이를 보이는 점은 1) 발병이 15분 정도로 짧다. 2)발병이 하루에 20회에 이를 정도로 빈번하며 하루에 5-6회 정도면 진단이 가능하다 3) 야간 두통이 일어나기는 하나 군발두통처럼 흔하지는 않다는 점이다.

따라서 만성 발작성 두통은 군발두통과는 임상적으로 전혀 다른 범주인데 이는 안압과 박동성 안혈류 (pulsatile ocular blood flow)에 대한 연구로 두 질환의 기본적인 차이를 알 수 있으며 확인된다[57].

만성 발작성 두통은 indomethacin에 절대적 반응을 보이며 이는 진단적 정의의 하나가 된다. 빈도는 매우 적어 저자는 30년 동안 1 례를 보았는데 치료가 간단하고 100% 효과적이므로 진단을 실수하면 안 된다. 만성 발작성 두통의 원인은 잘 모른다.

경추성 두통(Cervicogenic headache)

이 유형의 두통은 오래전부터 논란이 되어왔다. 즉 한편으로는 두통의 경추 발생을 얘기하면서 결국 "경추성 편두통(migraine cervicale)" 으로 명명했고[58], 반대의견은 두통 중 발생되는 모든 경추통은 후구개와(posterior fossa) 로부터오는 연관통이라는 견해이다. 후향적 연구를 해보면 아마도 두군 모두 진실이라고 보는데 감별진단은 환자에게 질문함으로써 쉽게 할 수 있다. 어떤 환자들은 두통이 목의 특정부위로 부터 시작된다고 하고, 다른 환자들은 두통이 어떠한 경추통보다 선행한다고 얘기할 것이다.

따라서 두통이 경추통을 야기할 수 있을것이라는 견해에는 이의가 없다. 경추통이 두통을 야기할 수 있다는 반대방향으로의 연결은 경추성 두통을 확고한 진단표준으로 Sjaastad[59]가 1983년에 개념화 함으로서 최종적으로 정착되었다.

경추성 두통은 다음과 같은 특징을 갖고있다[60] :

1) 편측성, 반대편으로 전이되지 않는 유형의 두통(unilateral, side locked form of headache)
2) 목으로부터 상부로 확장되는데 C2나 C3 분포를 따르며 눈 주위로 까지 연장된다.
3) 다음중 최소 한 개 이상의 목이 관련이 있다는 증상이나 징후가 있다.
   - 목 운동이나 후두신경들 위를 누름으로서 통증이 유발된다.
   - 목의 운동범위 감소
   - 동측 경상완통(ipsilateral cervicobrachialgia)
4) 두통은 박동성(pulsating) 특징이 없다.
5) 통증은 변동이 있으면서 지속형이거나 수시간-수주의 기간 차이가 있는 발병들이 있을 수 있다.
6) 선택적 특성들은 다음과 같다.
   - 오심, 고성공포증과 심한 두통이 오는 동안 눈부심(광선공포증)
   - 동측의 희미한 시야(ipsilateral blurred vision)
   - 연하 장애(swallowing difficulty)
   - 눈 주위의 동측 부종(ipsilateral edema in the periocular area)

언급 하였듯이 통증의 시작은 대개 머리의 후방부인데 항상 불변하는 원칙은 아니다. 21% 정도에서는 전방부에서 시작된다[36]. 88%가 전방부에서 시작되는 편두통과는 확실히 다르다.

많은 경추성 두통 환자에서 목의 외상 과거력을 갖는데 대개 두통 시작 수년전에 발병한 것이 흔하다. 그러나 이것이 진단에 꼭 요구되는 것은 아니다. 더욱 확실한 증거는 indomethacin, ergotamine, sumatriptan 같은 약제 복용시, 있다면 단지 경미한(marginal) 효과만 있다는 것으로 확증을 얻을 수 있다. 경추성 두통은 편두통처럼[61] 임신 중 완화되지는 않는다.

경추성 두통을 위한 재고된 정의에서[62] 약간의 조정이 있었다. 첫째 두통이 양측성 편측(unilaterally bilateral)이라는 견해아래 진단이 양측성 두통까지 연장되었다. 이는 다른편으로 전이(side shift)가 없다는 의미이고 목의 양쪽 특정 부위로부터 전파된다는 것이다. 정의를 연장한 이 견해를 읽고있으면 마지못해 결정했다는 감을 느낄 것이다. 편측의 예에 대한 과학적 노력을 제한하는데에 강조를 두었다. 양측(bilateral)의 경우들은 우화를 예로 들면 가족에서 검은 양이 나오는 것과 같이 여겨진다.

이러한 마지못해 한점을 이해하기는 쉽다. 경추성 두통의 원래 개념은 잘 정의되고 확실히 구별되는 두통이다. 이런 식으로 이해되야 한다. 만약 목에서 오는 다른 유형의 두통으로 개념이 희석되면 신뢰감을 잃을것이다. 같은 이유로 경추성 두통이 외상성 두통과 혼동되어온 것은 유감스럽다[63]. 외상성 두통은 제 3과에서 논의된 것처럼 그 자체의 특징이 있다. 외상후 두통을 갖는 어떤 환자들이 경추성 두통의 정의에 부합 되더라도 원칙적 개념에서 경추성 두통은 아니다. 다른 감별진단과 비교할 수 있어야 한다. 일부 경추성 두통 환자들은 국제두통학회 (HIS)의 정의에 따르면 편두통에 부합된다. 그러나 이들을 편두통 환자로 분류하지는 않는다.

경추성 두통을 경추구조물로부터 기원하는 두통의 아형으로 인정하는 것이 좀더 현명하다. 경추성 두통에 부합되지 않는 목으로부터 기원하는 두통을 갖는 많은 환자가 있다[64]. 이런 환자들은 다음 관점들에서 "실제적인" 경추성 두통과 다르다.

1) 두통은 양측성이고 어떤 환자들에서는 양측의 통증의 강도가 서로 다르다.

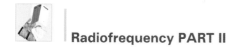

2) 실제적인 유발이 없다 : 후두신경들의 위를 압박하거나 움직일때 단지 단기간 지속되는 국소적 통증만이 있다.

3) 통증이 지속적이고 강도가 다양하며 시간양상으로 볼 때 실제적인 발병은 없다.

4) 어지러움증이 있을 수 있으나 모든 다른 경추성 두통의 선택적 특징은 이것이 없다.

통증클리닉에서 일하는 많은 의사들은 이런 특징들을 읽음으로서 기시현상(이미 본 느낌, *déjà vu*)을 느낄 수 있다. 이런 환자들은 고주파 치료에 잘 반응하므로 경추 질병과 두통의 연관관계를 의심을 갖고 규명해야 한다. 차이는 경추성 두통 환자에서 병에걸리기 쉬운 체질이 관찰되어 왔다는 것이다(다음을 보라).

경추성 두통은 단어로 부터 혼동이 시작된다. 경추성이라는 단어는 "목으로부터 온다" 라는 문헌적 의미이다. 이 단어는 Sjaastad가 목으로부터 기원하는 특별한 유형의 두통이라는 정의를 내림으로서 정당화 되었다. 이 단어는 이런 차이를 모르는 많은 의사들에게 의해 잘못쓰여져 왔다. 이 책에서 경추성 이라는 단어는 정의에 의한 의미로 쓰인다. 두번째 군은 "목과 관련된 두통(neck associated headache)" 으로 정의 될것이다.

경추성 두통의 정의가 바뀐 두번째 주제는 국소마취제로 진단적 차단을 하여 진단을 확정하는 것이다. 사실 진단적 차단은 진단에서 중요한 역할을 한다. 흔히 대 후두신경 차단을 사용한다[65]. 몇 가지 의견을 차례대로 언급하면, 첫째로 우리는 이것이 합리성이 부족하다는 것을 인식해야 한다. 진단적 차단 대상은 그자체가 통각수용 병터이거나 병터를 직접 신경 지배하는 신경이 마취된다면 합리적이다. 후두 신경 중의 하나를 차단할 때 대개 대 후두신경인데 이 신경은 이 조건에 부합되지 않는다. 경추성 두통에서 중요 후두신경에 문제가 있다고 가상하는 것은 이유가 되지 않는다. 신경압박을 했을때 매우 다른 통증을 야기하는 이유도 설명하기 어렵다. 이 방법은 척수의 입력이 과중된 분절에 신경입력을 추가시키는 것이다. 만약 어떤 원인이던 구심성 입력의 수렴에 의해 과중되면 이러한 가외적인 입력이 자체적으로 정상적인 통각자극이 아닐지라도 어떠한 부가적인 입력도 통증을 야기한다.

둘째로 진단을 확인 혹은 제외시키기 위해 차단해야만 하는 일정한 구조가 없다는 것을 인식해야 한다. 이는 경추성 두통이 목의 여러 구조로부터 올 수있기 때문이다[66]. 이들은 상경추 후지에 의하나 변칙적으로 C1-3 분절신경들이 포함될 수 있다. 얘기는 여기서 끝나지 않는데 이유는 C7 까지의 좀더 미측 경추분절들도 자주 흔히 포함되기 때문이다. 진단적 차단은 그러므로 경추성 두통을 확진하기 위해 가장 유용하다. 차단은 어떤 경우라도 가장 적절한 치료를 위해 행해져야 한다. 그러나 진단적 차단이 경추성 두통의 진단을 제외시키는 적당한 방법은 아닌 것 같다. 가능성이 있는 모든 신경들을 차단해 봐야하는 매우 번거로운 점이 있을 것이다.

경추성 두통의 기전(Mechnism of cervicogenic headache)

경추성 두통은 목의 특별한 한 구조로부터 나타나지는 않는다. 대부분의 경우에서 uncovertebral joints가 포함되는 것 같으며 이는 경추성 두통에서 내측지의 고주파 치료시 성공율이 높은 것으로 확인된다[67]. 우선 경추성 두통의 선택적 증상들 중의 하나인 경상완통의 비분절성 분포도 이 개념에 부합된다. 반면 멀리는 C7 까지도 관여되는 신경근들이 두통의 원인으로 기술되어져 왔으며[68, 69] 통증은 환추후두관절(atlantooccipital joint)로 부터 기원할 수도 있다[70].

두통을 일으키는 것은 하향 삼차신경핵(descending trigeminal nucleus)이 또한 위치하는 척수의 상부 경추분절로 입력이 수렴되는 것으로 설명되어야 한다(그림 2-2). 사실 이차 신경세포 차원에서 기능적 연결이 있으며 많은 신경세포 들이 경막, 또한 경추의 피부와 근육 범위에서 입력을 받는다. 이는 경막으로부터 입력에 대해 대 후두신경의 자극의 촉진성 영향을 나타내는 실험으로부터 결론지어져야 한다[13]. 이 실험에서 피부 구심성 신경세포보다 근육 구심성 신경세포의 자극효과가 더 큰것으로 보아 경추의 근육 긴장도의 변화가 경추삼차신경 연속(cervicotrigeminal continuum)으로 적절한 입력을 제공한다는 것을 암시한다.

경추부와 삼차신경계의 연결은 이런 중추적 연결에만 국한되지 않는다. 많은 구심성 신경섬유들을 갖고있는 경추 교감신경계는 내경동맥과 외경동맥 주위의 신경총과 연결을 갖는다(그림 2-3). 더우기 내경동맥 주위의 신경총은 삼차신경, 동안신경, 심부 추체신경(deep petrosal nerves)에 신경가지를 보낸다. 심부 추체신경은 익돌관의 신경(nerve of the pterygoid canal)을 통해 접형구개 신경절(sphenopalatine ganglion)에 이른다. 동안신경은 짧은 연결을 통해 모양체 신경절(ciliary ganglion)에 연결된다.

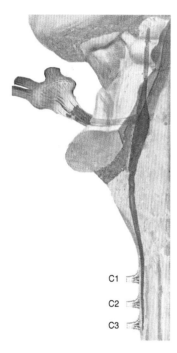

C1
C2
C3

그림 2-2 삼차신경의 척수핵은 C3까지 아래쪽 척수로 도달한다

　따라서 경추부의 통각초점으로부터 오는 두통의 발현은 여러 가능한 설명이 있다. 경추성 두통이 강하게 올 때 일어나는 눈주위 부종(periocular edema)은 상부 경수(cervical cord)에 하향 삼차신경핵이 노출됨으로서 시작되는 안신경 부위의 신경염증에 의할 수 있다. 변칙적으로, 방금 기술된 외부연결의 과다활동(hyperactivity)으로 야기된 접형구개와 모양체 신경절의 부위에서의 부교감 활동에 의할 수 있다.

　여전히 다른 요소가 포함될 수 있다. 이는 다른사람은 그렇지 않은데 경추에 통각초점이 있는 어떤 환자들은 왜 경추성 두통을 일으키는 지를 설명해줄 수 있다. 경추성 두통환자들의 cytokine 유형은 염증 상태에 의문을 갖게 하는데[71, 72] 이런 변화들은 전조증상이 없는 편두통과 건강한 대조군에서는 발견되지 않는다. 이는 논의 되었듯이 경추성 두통 환자마다 특이한 마지막 통로(end path)가 있다고 본다. 확실히 이런 것으로 경추성 두통과 목과 관련된 통증을 구분할 수 있다고 생각된다.

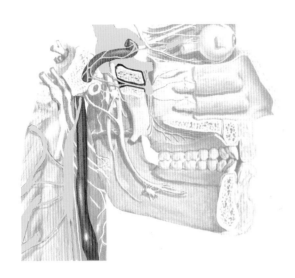

그림 2-3 경추와 삼차 신경부위 사이의 척수외적인
연결들

B군. 지속적 두통(continuous headache)

긴장성 두통(Tension type headache)

종종 스트레스, 정신적 원인, 근 긴장도와 관련이 있다. 긴장성이라는 단어는 이 견해가 더 이상 지속
되지 않는다.

* 국제 두통학회(HIS) 분류에 따르면 긴장성 두통의 조건은 다음과 같다.

1) 두통 〉 15 일/월 이상
    - 15일 이상/월 : 우발형(episodic type)
    - 14일 미만/월 : 만성형(chronic type)
2) 다음 중 최소한 2개
    - 누르는 듯한, 밴드 같은, 비 박동성 유형
    - 경도-중등도 강도
    - 양측성 위치

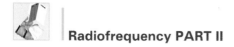

 - 운동에 의해 악화되지 않음
3) 필수사항
 - 오심 혹은 구토가 없다.
 - 광선공포증과 고성공포증(photophobia/phonophobia) : 1개 이상 있지는 않다.
 이 정의에서 보듯 양측성 두통은 진단의 전부가 아니다. 편측성 증상이 환자의 10%에서 발견되었고[2] 운동에 의해 흔히 악화된다(27.7%).

 긴장성 두통은 만성형과 우발형으로 나뉘는데, 한달에 몇일간 두통이 오는가에 따라 나뉜다. 국제두통학회 분류는 두개주위 근육들의 압통유무에 따라 환자를 더욱 분류하였다. 근육압통은 대개 우발형에서 발견되고 만성형에서는 발견되지 않는다. 우발형 환자는 섬유근통 환자들[22]에서 보이는 압통점을 보일수 있다. 국소마취제로 이 압통점을 주사하는 경우 두통을 제거할 수도 있다는 보고가 있다. 우발성 긴장유형의 환자들은 두통을 제거하기 위해 약물을 복용하고 의료의 도움은 별로 찾지 않는다. 따라서 통증클리닉을 찾는 대부분 환자는 만성형이다.

 긴장성 두통은 흔히 다른 두통과 함께 진단된다. 긴장성 두통을 갖는 많은 환자가 간혹 편두통 발병을 갖는다. 반대상황의 보고는 반박적이다. 어떤 보고자들은 대부분의 편두통 환자들은 발병과 발병 사이에 긴장성 두통의 기간을 갖는다고 한다[16]. 이는 두 종류의 두통이 사실은 연속의 양 극단이라는 가설과 일치한다. Olsen[73]은 이런 가정하에 혈관-척수상-근육 모델(vascular-supraspinal-myogenic model)을 제안했다. 이 모델에서 이 세가지 효과는 사람에 따라 다르고 같은 사람에서도 시간에 따라 변할수 있다. 그러나 역학조사에서 긴장성 두통은 편두통 환자보다 심각하게 흔하지는 않다고 본다[74]. 이것이 편두통과 긴장성 두통이 서로 다른 범주임을 나탄낸다.

긴장성 두통의 기전(Mdchnism of tension type headache)
 긴장성 두통의 원인은 여러 연구결과 애매한 결과를 보여주며 논의대상이다. 우발성은 근근막 요소와 통각의 말초성 감작, 만성형은 중추성 감작을 기술해 왔다[75]. 만성형에서 근육압통 같은 말초성 기전들은 단지 부분적 구실을 한다. 위약치료와 바늘침술을 비교한 연구에서 침술군에서 압력 통증역치는 매우 증가하였으나 두통의 강도에는 심각한 효과가 없었다 [76].

압력조절 촉진을 사용한 다른 연구에서 만성긴장성 두통 환자에서 내성극치는 손가락과 측두부에서 심각하게 감소했다[77]. 여러 연구결과를 통해 저자의 결론은 만성 긴장성 두통에서 중요한 문제는 척수 후각/삼차신경 신경핵 위치에서의 중추감작이다. 이는 발작기간 동안 두개주위 근근막 조직으로부터 장기적인 통각입력에 의한다.

동시에 botulinum 독소 A형의 주사는 휴식시 근육활성도(resting muscle activity)의 감소를 초래하나 만성 긴장성 두통의 두통강도에는 영향이 없다.

경추성 두통(Cervicogenic headache)

경추성 두통은 발작적 혹은 지속적으로 작용하는데 200쪽에 이미 기술되어 있다.

외상후 두통(Posttraumatic headache)

제 5과에서 논의되었다.

약물과 연관된 두통(Substance Related headache)

장기간 약물을 복용하는 경우 두통 환자 특히 편두통 환자들에서 만성 매일두통을 야기할 수 있다. 이는 류마티스성 관절염과 같은 비두통 환자들에서는 나타나지 않는다[79]. 약물 복용과 만성 매일두통의 발병 사이의 시간차는 복용한 약물에 따라 다르다[80]. Tryptans은 평균 1.7년, 약간 긴 에르고트 알카로이드는 평균 2.7년, 진통제는 평균 4.9년이다. 성공적인 중단 후에 재발율은 5년에 걸쳐 50% 정도 된다.

약물관련 두통은 양측성, 누르는 듯한, 헬멧과 유사한 두통으로 긴장성 두통과 유사하나 오심, 광선공포증, 고성공포증과 같은 편두통과 유사한 증상이 더욱 많다[81].

만성 매일 편두통(Chronic daily migraine)

전에는 전환된 편두통(transformed migraine)으로 불리웠는데 만성 매일두통[82]은 편두통이 첨가된 매일 혹은 거의 매일 두통이 있다. 이는 정상적인 발작성 편두통으로부터 점차 발달되고 이런 사실은 진단에 도움이 되는데 그렇지 않으면 첨가된 편두통이 만성 긴장성 두통으로 부터의 감별은 어려울 것이다.

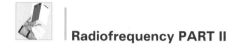

만성 매일 편두통은 전 인구의 1.5-2%의 추정된 유병율울 갖는 중요한 문제이다. 특수 두통클리닉을 찾는 환자들의 약 40% 가량이 만성 매일 두통이고 이들의 80%는 만성 매일 편두통을 갖고있다[83]. 이들의 대부분은 약물을 남용하여 만성 매일 두통과 약물관련 두통의 혼합된 유형을 갖는다.

만성 매일편두통에 이르는 기전은 확실치 않다. 비정상적인 대뇌피질 과정(cotrtical processing)이 레이저 열자극(laser thermal stimualtion)을 연구한 사람에 의해 제안되었다[84]. 또한 만성 매일편두통과 알러지, 천식, 갑상선 기능저하증, 고혈압과 카페인의 매일 복용과의 연관이 확인되었다[85].

지속적 반두통(Hemicrania continua)

지속적 반두통[86]은 비발작성이며 한쪽으로 고정된(side - locked) 두통이다. 예외적으로 매우 젊은 나이에 시작될 수 있다[86]. 50% 이상에서 통증은 시작부터 지속적이다. 다른 환자들에서의 시간양상은 완화되거나 완화유형으로 부터 지속적으로 발전된다(35%). 통증의 강도는 대개 중등도이나 심한 통증 강도로의 악화가 있다.

악화 시 75%의 경우에서 오심, 광선공포증, 고성공포증 및 자율신경 증상을 보인다[88, 89]. 70% 까지도 악화 동안은 국제두통학회 정의에 의하면 편두통에 해당된다[88]. 후두압통이 67.6%에서 관측되었으며 눈의 불편함이 악화 동안 혹은 악화 전에 나타날 수 있다[91].

모든 지속적 반두통 환자에서 indomethacin 투약에 절대적이고 지속적인 반응을 보인다. 약물복용과 제통 사이의 시간간격은 30분 으로부터 48시간 까지 걸린다[92]. Indomethacin에 반응하지 않는 경우가 보고되었는데 hemicrania generis incerti라고 명명되었다[93, 94].

지속성 반두통의 원인은 잘 모른다. 편두통과 비슷한 일반 양상을 보이나 sumatriptan은 비효과적이며 [95] 지속적 반두통은 다른 분야이다. 후두신경 차단으로 두통이 제거되지 않는 점으로 경추성 두통과도 구별된다[96]. 중간엽 종양(mesenchymal tumor)[97]과 경추 추간판 탈출증[98] 등에 의한 증상이 있는 예도 보고되었다.

새로운 매일 지속성 두통(New daily persistent headache)

매우 낮은 유병율을 갖는 희귀한 두통으로[99, 100] 지속적으로 매일, 양측성 두통을 보인다. 80%의 환자는 정확히 발병의 시간과 날짜를 안다. 30%는 바이러스와 유사한 감염과 관련이 있고, 71%의 사람은 Epstein-Barr 바이러스 항체에 양성을 보여 과거의 감염을 나타낸다. 38%의 환자는 두통 유 경험자이며 29%는 두통의 가족력이 있다. 발병의 최빈연령은 여자는 10대와 20대, 남자는 40대이다. 여자가 더 흔하며 65%에서 오심, 광선 공포증, 고성 공포증과 같은 편두통과 유사한 증상을 보인다.

C군 : 증상성 두통(symptomatic headache)

공간점유성 병변으로 인한 두통(Headache from space taking processes)

두통은 성인의 35-60%에서 뇌종양의 첫번째 증상이고 결국 60%에서 나타난다[101]. 두통은 대개 양측성, 전반적, 둔하고 깊은 통증이다. 뇌하수체 선종 환자에서 37%까지 두통이 보고되었으며 대개 양측성이고 머리의 전반부에서 나타난다[102]. 최근 시작된 모든 두통과 두통양상이 최근에 달라지면 의심해 보아야 한다.

Arnold-Chiari type I 기형으로 인한 두통(Headache from Arnold-chiari type I malformation)

Chiari I 기형은 불확실한 원인의 소뇌이상이다. 1/3의 경우에서 증상이 없고 대개 성인에서 시작되며 주로 후두와 후두하 부위에 주로 위치하고 기침에 의해 유발될 수 있다[103].

다른 증상성 두통들(Other symptomatic headaches)

다른 증상성 두통은 1)귀, 코, 부비동(sinus) 병소 2)혈관질환에 의해 발생된다. 혈관질환에 의한 증상성 두통은 대개 급성 유형이며 이 환자들은 통증클리닉에 진료의뢰를 하지 않는다.

두통의 진단(Diagnosis of headache)

두통의 진단을 내리기 전, 통증 클리닉 의사는 세 가지 중요한 과오를 범하면 안 된다. 중요한 순서대로 다음과 같다.

1) 부정확한 진단 만들기 : 두통 진단은 간단한 것부터 매우 복잡한 것까지 매우 다양하다. 제멋대로 진단을 하지 말고 일반적으로 받아드려지는 단어를 따른다. 최악의 경우 진단을 내릴 수 없다고 시인하고 이렇더라도 아무도 당신을 비난하기 어려울 정도로 두통은 어렵다.

2) Indomethacin에 잘듣는 두통의 유형을 실수하지 말라. 관계되는 두통은 적으나 매우 간단하고 효과적인 치료에 반응하는 두통을 놓치면 안 된다. 이 두통은 만성 발작성 반두통(chronic paroxsmal hemicrania), 지속성 반두통(Hemicrania continua)이다.

3) 증상성 두통의 경우를 실수하지 말라.

이런 실수를 하지 않으면 두통의 시간관련 분류로 시작이 쉽다.

상기 발작성과 지속성의 구별이 이뤄졌으나 많은 혼합시간 유형이 있으므로 좀더 세분화된 구별이 도움이 된다.

1) 발작성 두통(Paroxysmal headache)
   - 편측(Unilateral)
     · 측면 방향전환 없는(Side-locked)
       경추성 두통(Cervicogenic headache)
       군발두통(Cluster headache)
       만성 발작성 두통(Chronic paroxysmal headache)
       편두통(Migraine)
     · 측면 방향전환 있는(Side shift)
       편두통
   - 양측성(Bilateral)
       경추성 두통(Cervicogenic headache)
       편두통(Migraine)

2) 잔류통증이 있는 발작성 두통(Paroxysmal headache with residual pain)

　- 편측성(Unilateral)

　　· 측면 방향전환 없는(Side locked)

　　　경추성 두통(Cervicogenic headache)

　　　편두통(Migraine) + 긴장성 두통(tension type headache)

　　· 측면 방향전환 있는(Side shift)

　　　편두통+ 긴장성 두통(Migraine + tension type headache)

　　· 양측성(Bilateral)

　　　경추성 두통(Cervicogenic headache)

　　　편두통 + 긴장성 두통(Migraine + tension type headache)

3) 발작이 첨가된 지속성 두통(Continuous headache with superimposed attacks)

　- 편측성(Unilateral)

　　· 측면 방향전환 없는(Side locked)

　　　경추성 두통(Cervicogenic headache)

　　　긴장성 두통+편두통(Tension type headache + migraine)

　　　지속성 반두통(Hemicrania continua)

　　· 측면 방향전환 있는(Side shift)

　　　긴장성 두통+편두통(Tension type headache + migraine)

　- 양측성(Bilateral)

　　　목과 연관된 두통(Neck associated headache)

　　　긴장성 두통+편두통(Tension type headache + migraine)

　　　새로운 매일 지속형 두통(New daily persistent headache)

4) 지속형 두통(Continuous headache)

　- 편측성(Unilateral)

　　· 측면 방향전환 없는(Side locked)

경추성 두통(Cervicogenic headache)

긴장성 두통(Tension type headache)

지속성 반두통(Hemicrania continua)

- 양측성(Bilateral)

목과 관련된 두통(Neck associated headache)

긴장성 두통(Tension type headache)

약물과 관련된 두통(Substance related headache)

새로운 매일 지속형 두통(New daily persistant headache)

발작성 두통의 감별진단
(Differential diagnosis of paroxysmal headaches)

편두통과 경추성 두통(Migraine vs. cervicogenic headache)

두 종류의 발작이 전형적으로 온 경우 구별은 쉽다. 두 유형의 두통의 감별점은 다음과 같다.

	편두통(Migraine)	경추성 두통(Cervicogenic headache)
유발성(provocable)	예	아니오
통증의 시작	90%가 전방	75%가 후방
박동성 특징	예	아니오
오심/구토	발병 초기	심하게 올 때만
고성공포증/눈부심	매우 흔함	흔하지 않다
기간	4-72시간	수시간-수주
측면 방향전환(Side-shift)	90%에서	절대 없다
잔류두통	드물다	자주
경상완통	없다	자주

임상양상이 전형적이지 않을 때 구별은 어려워진다. 편두통 발작이 항상 심하게 오지는 않는다. 이때는 오심/구토, 박동성이 명확하지 않으며 논의된 대로 편두통은 20%의 경우에서 편측성으로 되어 있다. 반면 강하게 오는 경추성 두통은 편두통과 유사하여 약한 박동성 특징, 오심과 같은 편두통의 양상을 보이며 위에서 논의된 기전에 의하는 것 같다. 유발성은 덜 확실한 것 같다.

임상에서 분명한 감별진단은 불가능 하다. 즉 경추성 두통 환자의 20%는 국제 두통학회의 정의에 의하면 편두통의 양상을 보인다. 이는 저자의 경험과 일치한다. 편측성 두통을 갖는 80명의 환자를 상기된 지수에 의해 점수를 매기게 되었다. 여기에서도 단지 25%만 구분이 가능했다. 이 연구에서 가장 확실한 구별점은 박동성 특징과 발병이 시작하는 장소였다.

논의되었듯이 혼합형에 반하여 편두통과 경추성 두통이 공존하는 진단은 각자의 특성을 지닌 두 유형의 발병을 가진 환자들을 위해 남겨놔야 한다.

환자의 일부는 혼합된 유형을 갖고있다고 결론지어야 한다. 두 가지 양상의 발병을 가진 환자는 편두통과 경추성 두통이 공존한다고 본다. 혼합유형에서 단순한 진단의 정의를 적용할 방법은 없다고 본다.

군발두통과 만성 발작성 두통(Cluster headache vs. chronic paroxysmal headache)

두 질환의 구별은 아주 어렵지는 않다.

	군발두통	만성 발작성 두통
성별	대부분 남성	대부분 여성
발병의 횟수	1-8	20까지
발병의 지속시간	15-120분	5-20분
야간 발병	매우 흔함	흔하지 않음
Indomethacin 감수성	(–)	(+++)

지속성 두통의 감별진단
(Differential diagnosis of continuous headaches)

편측(Side locked)

긴장성 두통 환자가 실제로 편측성으로 오는 경우는 드물다. 주된 감별진단은 경추성 두통과 지속성 반두통(hemicrania continua)이다. 이는 문제가 될 수 있는데 두 증후군이 편두통과 비슷한 양상으로 악화될 수 있기 때문이다. 지속성 반두통에는 목부위에 압통은 있으나 도발은 없다. 의심이 나면 indomethacin의 효과를 적용해 보는 것이 현명하다.

양측성(Bilateral)

새로운 매일지속형 두통(New daily Ppersistant headache)의 진단은 전형적인 병력에 따라 진단이 쉽다. 약물과 연관된 두통에서 오심, 고성공포증, 광선공포증, 투약경험 등이 방법이나, 긴장성 두통과 목과 연관된 두통의 감별진단은 어렵다. 다음 목차가 도움이 된다.

	긴장성 두통	목과 관련된 두통
시작	갑자기 시작	점차적
밴드 같은 유형	있다	없다
야간 두통	흔하지 않다	흔하다
후관절 위의 압통	없다	있다
비특이성 통증유발점들	흔하다	없다
어깨로의 연관통	없다	흔하다

두통의 치료(Treatment of headache)

전통적으로 약물요법으로 해결했으며 자세한 것은 독자가 여기에 대한 문헌을 좀더 찾아보기 바란다. 우리는 여기에서 침습적 치료의 가능성과 불가능성이 관심의 대상인데 다음의 수기들이 요구되어 왔다.

주사요법(Injection techniques)

주사요법은 편두통 치료에서 시도되어 왔다. 안 신경(ophthalmic nerve) 의 신경가지 차단이 편두통 발작을 없애는데 효과적이라는 보고가 있다[105]. 대 후두신경과 안와상 신경을 발작이 없는날 날을 달리 하여 10회 정도 치료한 경우 85%의 환자에서 상당하고 지속적인 증상의 완화가 있었다[106].

코카인을 비강내 적용하던가 혹은 신경절내 주사에 의해 접형구개 신경절(sphenopalatine ganglion)을 마취하는 것은 군발두통의 발병을 경감시킨다[54]. 위에서 지적했듯이 대 후두신경의 주사는 효과적인 일시적 방법으로 알려져 왔다[49].

경추성 두통의 진단적 차단들은 치료방법으로도 쓰여왔다[107]. 경막외 스테로이드 주사의 효과는 단기적이다[108].

고주파 치료(Radiofrequency treatment)

상 경추부의 내측지에 대한 고주파 치료는 경추성 두통치료에 좋은 결과를 보여왔다[67]. 고주파 치료는 후두골의 골막(periosteum)에도 적용되었다[109]. 이 술기에서 많은 수의 열응고 병소가 관련된 부위에 만들어 졌다. 이렇게 해서 괴사에 의한 합병증을 야기할 수 있었던 것은 놀라운 것은 아니다. 장기적인 결과는 70%의 경우에서 좋은 결과를 보였다[110].

접형구개 신경절(sphenopalatine ganglion)의 고주파 시술이 군발두통을 위해 요구된다[111]. 이 작업은 동결방법(cryolesions)을 사용했던 Cook에 의해 처음 고안되었다[112]. 또한 갓세르신경절의 고주파 신경절파괴술(rhizolysis)이 군발두통 치료에 역시 사용되어 왔다[113, 114].

두통의 수술적 치료(Operative treatment of headache)

두통을 위한 신경파괴적 수술은 흔히 행할 수 있는것은 아니다. 무감각 통증(anesthesia dolorosa), 귀 머거리, 만성 현기증, 만성 각막염[116] 등이 보고되었는데 이 시술의 대부분은 군발두통의 치료와 관련되어 있다. 중간신경(intermediate nerve)과 함께 혹은 제외하고 삼차신경의 절제가 주장되었다. 삼차신경의 완전절제는 좋은 결과가 보고되었으나[116] 부분절제는 실망적이었다[117]. 완전절제에도 불구하고 발

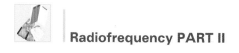

병은 같은 강도와 기간으로 지속될 것이다[52].

중간신경(nervus intermedius)의 절제 혹은 감압이 동반된 후구개와(Posterior fossa)에서 삼차신경의 감압술이 추천되어 왔다[118, 119]. 이 과정은 좋은 초기성공율을 보였으나 장기적으로는 50% 미만의 성공율을 보였다[118]. 삼차신경절 진입부(trigeminal nerve root entry zone)의 감마나이프(gamma knife) 치료도 좋은 결과가 보고되었다[120].

경추성 두통의 치료를 위해 여러 시술이 기술되었는데 상경추부의 전방유합[121, 122]과 후방 감압술 및 척추후궁 성형술(laminoplasty)[123] 등이다. C2 신경근의 혈관압박은 굴모양 정맥총(sinusoidal venous plexus), 신경절에 대한 동맥루프의 찌름(throbbing) 혹은 동정맥기형 (arteriovenous malformations) 등에 의할 수 있다[122]. C2 신경절 절제술은 사고 후 두통의 경우에만 효과적인 것으로 보고되었다[124]. 대후두신경의 감압은 장기적으로는 결과가 실망스럽다[125].

편두통에 민감한 비강내 부위(inranasal areas)가 발병을 조장할 수 있고 내시경적 코수술은 성공적일 수 있다[126, 127]. 편두통은 많은 환자에서 눈썹주름근(corrugator supercilli muscle)의 외과적 제거후 향상되었다[128]. 나중 보고에서[129] 같은 보고자들은 삼차신경의 측두지(temporal branch) 절제를 하든 안하든 눈썹주름근에 보톡스 주사로 83% 환자에서 반응을 보였고 연속된 수술에서 좋은 결과를 보였다.

고찰(Discussion)

침습적 치료에 관한 문헌을 읽다보면 혼동이 올 수 있다. 즉 중추기전을 갖는 신경혈관성 두통에 사소한 말초주사가 어떻게 효과적일 수 있나? 눈썹주름근에 보톡스 A형 주사가 어떻게 편두통에 효과적인가? 후두골의 골막이 어떻게 경추성 두통과 관련이 있는가? 삼차신경 감압이 어떻게 군집통에 효과적인가?

여기서 우리가 어떤 법칙을 찾을 수 있는가와 이 다양한 현상으로부터 무엇을 배울 수 있는가 알아보자. 우선 생각해야 할 간단한 일은 국소마취제 용액을 단독 혹은 반복 주사시 어떤 효과가 있는가 이다. 우리는 진단적 차단이 국소마취제의 작용시간 보다 훨씬 오래 심지어 수개월까지 가는 것을 잘 알고있다. 이는 일차 신경세포의 효과일 수가 없다. 만약 통각의 초점(nociceptive focus)이 있고 국소마취제의 효과가 점차 사라지면 이 차원에서 일반적으로 이것이 관계가 있을 이유는 없다. 따라서 후각의 기능상태(functional state of dorsal horn)에 대한 효과임에 틀림없다. 후각은 휴식(break)을 갖기를 좋아한다. 만약 많은 통각이 있으면 휴식은 짧고, 통각이 적으면 효과는 훨씬 연장될 수 있을 것이다.

우리는 여기서 무엇인가를 배울 수 있다. 편두통에 대해 안와상 신경과 대 후두신경 주사에 대한 놀라운 일은 이것이 작용은 별로 안하나 효과는 오래 지속된다는 것이다. 확실히 이는 하향핵(descending nucleus)/경추 후각 복합체(cervical dorsal horn complex)에 대한 효과이며, 확실히 편두통에서 정상적으로 말초로부터 통각입력은 적다. 편두통은 따라서 척수보다 상부의 영향에 의해 조절된다. 이는 편두통의 개념과 일치한다.

이는 군발두통시 대 후두신경에 주사를 하는 것과 같다고 말할 수 있다. 그러나 다른 견해가 있다. 이차신경세포 복합체(second neuron complex)가 제통이 생기는 곳에서 그렇게 선택적이지 못하다는 것이다. 대 후두신경은 편리함 때문에 선택되었고 아직도 시행한다. 이는 우리를 다른 결론에 이르게 한다. 주사치료 효과는 주사를 놓은 신경이 두통의 기원에서 도구가 되는 어떠한 통각을 운반했다는 것을 의미하지는 않는다. 그 효과는 부위의 어떤 곳에서 부터라도 아마도 정상적인 구심성 입력의 양을 일시적으로 방해함에 기인하는 것 같다.

경추성 두통인 경우는 상황이 약간 다른데 이 유형의 두통에서는 통각의 요소가 말초로부터 오기 때문이다. 동시에 경막외 스테로이드 주사와 C2/C3 위치에서의 주사는 일시적 혹은 덜 일정한 효과가 있다.

고주파를 생각해 보자. 고주파는 제 1과에서 논의되었듯이 열에 의한 탈신경이나 후각에 대한 경시냅스 효과(transsynaptal effect)를 통해 작용한다. 전자는 가장 가능성이 없다. 그 이유는 첫째로 바늘종단에서 앞으로 나가는 열은 매우 제한적이므로 C3 위치에서 하나의 병소로, 즉 측면에서 직각으로 내측지에 고주파 병변을 만드는 것은 후관절을 탈신경하기 어렵다. 둘째로, 탈신경 개념이 사실이라면 어떻게 목덜미 부위면(planum nuchale)의 골막에서의 병소가 내측지 시술과 유사하게 효과적인가? 후각의 경시냅스 효과가 효과를 설명하는 것이 더 가능성이 많다. 목덜미 부위면 시술의 효과가 우리 결론의 두가지의 기초가 된다. 치료효과는 경추성 두통이 주로 후두골막으로부터 기인한다는 말은 아니다. 이 부근

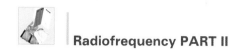

에서 통각을 잠재우므로서 항구적인 효과를 상상하기는 어렵다. 또한 후각은 바람직한 영향이 유발되는 곳으로는 선택적이지는 않는 것 같다.

접형구개 신경절은 부교감 신경절로서 군발두통 유발기간 동안 고주파 치료는 부교감 증상치료에 효과적이었다고 생각된다. 후향적 연구에서 이 시술후 눈물흘림이 정상이고 코 건조함이 예외적으로 존재하여 의문점이 많았다. 확실히 신경절은 완전히 파괴되지 않았는데 아마도 이 매우 혈관분포가 많은 곳에 열 병소가 너무 작았기 때문이라고 본다. 또한 군집통을 없애는데 부교감신경을 차단하는 것이 수단이 되는지 알기 어렵다. 신경절은 많은 이차가지 감각섬유를 포함하므로 이 시술은 하향신경핵의 기능상태에 대한 경시납스 효과일 것이라고 믿는다. 확실히 이 방법은 목적달성을 위해 더 복잡한 방법이나 지금까지 좀더 간단한 방법은 시도되지 못하고 있다.

수술과정을 위해서는 우리는 유발 통각초점(triggering nociceptive focus)을 제거하기 위한 시술과 두통이 만개했을 때 구심성 입력을 차단하려는 시도를 구별해야 한다. 첫번째 범주에서 우선 두개강내 시술에 대한 결과가 관심대상이다. 이 과정의 성공율은 비강 내부의 병소가 실제로 갑작스런 통각기간을 통해 편두통 발작을 실제로 유발하는 것을 의미하는 것은 아니다. 이것이 사실이라면 이런 환자들은 술전 비정상적 유형의 발병이 있어야 한다. 관련된 연구에서 이것은 제안되지 않았다. 또한 신경혈관성 두통이 이런 방법으로 조절되지는 않는 것 같다. 신경생리학적 견해로 보면 이는 한편으로 이차신경세포 복합체(second neuron complex)의 기능성 상태와 다른 편으로는 척수상 영향과의 사이에 불확실한 평형상태가 있는 상황이다. 비강 내부의 병리가 중등도나 전자에 영향을 주는 현재의 불안정한 요소라는 것이 더욱 그럴듯하다.

눈썹주름근의 제거에 대한 영향을 설명하기는 정말 어렵다. 같은 이유로 이는 정말 우리의 상상력을 펼치게 한다. 말할수 있는 모든 것은 이 견해가 편두통의 이해에 필요하고 그들은 안 신경의 부위는 편두통에 특별히 의미가 있다는 것을 강조한다. 우리는 우리의 상상을 적응시켜야 한다.

군발두통을 위한 후구개와의 감압술은 같은 맥락이다. 군발두통의 원인으로 이 부근의 혈관압박을 고려하는 것은 추론하기 쉽지않다. 또한 이것이 사실이면 삼차신경통을 위한 시술의 결과에 합당한 혈관

감압술의 좀더 영구적인 결과를 기대할 수 있을것이다. 군발두통을 위한 혈관감압술의 효과의 가능성에 대해서는 매우 다른 설명이 있다. 이 수술중 출혈을 중지시키기 위해 전기소작이 사용되는데 이는 신경에 매우 근접해 있다. 이것이 고주파장의 경시납스 유도를 유도하고 또한 하향 신경핵에 영향을 주지 않을까? 이것이 고주파에 더 이상의 노출이 없을 때 재발율을 설명할 수 있을것이다.

군발두통에 대한 탈신경 시술은 과감한 방법으로, 얼굴의 저린감과 다른 심각한 장애 합병증을 야기한다. 100% 성공하더라도 적응증은 논쟁의 여지가 있고 적응증이 아닐 수도 있다. 변함없는 효과를 보이지 못하는 이유는 일반적으로 탈신경 시술의 효과에서 찾아야 한다. 이러한 불확실한 평형을 이루고 있는 이차신경세포 부위를 포함한 탈신경 부위보다 전방의 신경세포 사슬은 이런 일들을 적절히 보여주지 못한다.

경추성 두통을 위한 수술의 경우와 마찬가지로 C2 신경근의 혈관감압술의 결과를 약간의 의심을 갖고 보는 경향이 있다. 증상이 없는 환자가 이런 혈관의 모습을 갖는지는 확실치 않다. 또한 어떻게 혈관조건이 움직임에 의해 확실히 유발될 수 있는 두통의 원인이 되는지 알기 어렵다. 또한 일상적인 견해는 아니지만 고주파가 작은 혈관을 소작시킬 때 신경 가까이에도 적용된다는 사실이다.

척추수술의 결과는 좋았으나 이러한 숫자는 상대적으로 적으며 어떤 통증전문의들도 척추수술을 어느정도 의심을 가지고 보고있다. 지금까지의 어떤 척추수술도 일정부분의 환자들은 통증이 제거되지 않고 악화된 환자들이 있다. 수술 후에는 어떤 종류의 치료에 대한 예상도 수술 받지 않은 사람에 비해 매우 좋지 않다. 이런 사실이 일어나지 않는 첫번째 척추수술이 되기를 바라는 것은 기적이다. 골융합과 후방감압술이 요구된다. 저자가 지적했듯이 이는 매우 혼동이 온다. 골융합 후 관계되는 분절의 움직이는 부위로 부터의 통각이 제거될 것이라는 상상을 할 수 있다. C0-C2의 통각은 제거되지 않는다. 감압술 후 경막에 집중되는 통각은 사라질 것이다. 좋은 결과에도 불구하고 경추성 두통의 통각이 어디서 오는지는 의문으로 남아있다.

이 고찰의 결론으로 우리는 무엇을 배울 수 있나? 이차신경세포 저장고가 가장 그럴듯한 공통분모다. 신경혈관성 두통의 경우 이 저장고의 기능상태의 미묘한 변화는 증상 및 무증상 환자 간에 차이를 만들어 줄것이다. 이런 변화는 비강내부로 부터와 아마도 부정적 시각을 갖는 다른 병소로부터 올것이며 국소마취제의 단순주사와 다른 한편으로는 고주파 시술로 부터 올 수 있다. 경추성 두통의 경우 유사한 변화가 중요하나 심각한 통각의 영향이 훨씬 크다.

두통의 고주파 치료(Radiofrequency treatment of headache)

두통의 치료에서 고주파는 세가지 방법으로 사용된다.
1) 통각 존재하에 이차신경세포 복합체(second neuron complex)에 영향을 주기 위해
   - 경추성 두통(cervicogenic headache)
   - 목과 관련된 통증(neck related headache)
2) 통각이 존재하지 않는 이차신경세포 복합체에 영향을 주기 위해
   - 군집통(cluster headache)
   - 측면 방향전환이 없는 편두통(side locked migraine)
3) 통증유발점(trigger point)을 치료하기 위해

1)에서는 고주파를 요통과 같은 용도로 사용하는데 1) 2)의 가장 큰 차이점은 1)의 경우 시술 후 처음 3주간 불편함이 가장 심하나 2)에서는 일어나지 않는다. 치료가 잘되면 군집은 즉시 사라지고 편두통도 즉시 재발없이 사라진다. 확실히 말초로부터의 지속적인 통각은 술후 불편함을 위한 필수적인 것이다. 이것이 왜 2)에서 결과를 빨리 나타내는가는 설명하지 못한다.

통증유발점에 대해 간단히 정의하기는 어려운데 예를 들어 경상완통을 갖는 사람은 승모근(trapezius)의 상연에 압통부위를 갖을 수 있는데 C5 분절신경을 포함하는 것을 나타낸다. 이는 압통부위를 말할뿐 실제적으로 통증유발점을 나타내지는 않음을 나타낸다. 이때 바늘을 압통부위에 넣으면 자극역치가 0.5 volt 정도에 형성되며 박동성 고주파 시행 결과는 절망적이고 효과가 미미하다. 실제적인 통증유발점은 좀더 한계가 일정하고 좀더 통증이 오며, 분절신경과 일치하는 압통부위의 전형적 장소와 항상 일치할 필요는 없다. 실제적인 통증유발점은 절개반흔, 섬유근통과 만성 긴장성두통과 같은 과민한 환경들에서

일어날 수 있다. 이 통증유발점들에서 자극역치는 대개 0.1 volt 이거나 그 이하이다. 박동성 고주파가 효과적인 것 같은 곳은 이런 통증유발점들이다.

여러 종류의 두통에 대한 조건에 관해 자세하게 얘기하기 전에 몇 가지 일반적인 충고를 한다.

1) 적응증을 결정하기 전, 진단이 우선이고 신체검사 결과는 두 번째 이다.

당신은 만성 매일편두통(Chronic daily migraine), 만성 긴장성 두통과 같이 고주파에 반응하지 않는 질환들이 가끔 대 후두신경 부위에 압통점과 같은 신체검사 징후를 볼 수 있다. 이는 머리로부터 오는 목통증이고 척추상 부적합 조절(supraspinal disregulation)에 의한 삼차신경 경추복합체(trigeminocervical complex)의 과부하를 반영한다. 적절한 목표의 선택을 위해 신체검사와 진단적 신경차단이 필요하다.

2) 목표선택을 간편화 하기위해 고주파 시행 전 항상 50 Hz로 자극한다.

상기와 같이 이차신경세포 복합체가 선택되지 않으면 부정확한 것에 대한 변명이 있을수 없다. 목적은 최소 침습적이면서 최대효과를 얻는 것이다. 이는 우리의 표준을 지킬 때 가능하다.

발작성 두통을 위한 고주파치료(RF for paroxysmal headache)

편두통은 전통적으로 고주파 치료에 금기이나 측면 방향전환이 없는 편두통(side locked migraine)은 예외이며 이는 고주파에 반응한다. 저자는 이런 진단하에 많은 환자를 치료했으며 수년간 완전히 완화되는 것을 보았다. 사용되어온 방법은 접형구개 신경절의 고주파 치료이다. 상기 논의된 대로 짐작이긴 하나 불필요하게 복잡하다. 이는 눈 신경(안 신경, ophthalmic nerve)의 가지치료에도 마찬가지다. 만약 국소마취제의 반복 주사가 효과적이면 박동성 고주파도 같다고 보나 연구된 적이 없다.

군발두통 시 접형구개 신경절의 고주파 치료는 좋은 적응증이다. 논의된 대로 좀더 단순한 적응증이 있으나 연구되지는 않았다. 잘 낫지않는 경우의 치료에서 신체검사상 양성이면 상부 경추부 치료를 고려하는 것이 가치가 있다. 저자의 경험상 이 환자들은 환추(atlas)의 아치(arch) 위에 압통점이 있고 C1 신경의 고주파 치료에 잘 반응한다.

경추성 두통 : 고주파 치료의 훌륭한 적응증이다. 많은 예에서 상부 및 내측 경추부에서 내측지 치료가 효과적이다. 아니면 진단적 분절신경 차단을 하여 후근신경절 치료의 적절한 위치를 결정한다. 만약

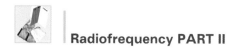

더 미측 경추부가 해당되는 것이 의심되면 이 미측부에서 진단적 차단을 시작하는 것이 현명하다. 예를 들어 C5 분절이 자주 해당되는데 이는 디스크성 통증의 요소를 반영할 수 있다(제 1과 참조).

후근신경절 치료가 이때 적응증이 될 수 있다. 이때 여러 부위를 고려하려면 경험이 필요하다. C2. C3 는 박동성 고주파가 간단한 해결법이다. 후두신경은 직접 접근하여 치료할 수 있다. 이런 변칙적인 것에 대한 초기 경험은 바람직 했으나 결과가 후근신경절 치료와 같은지는 관찰해 보아야 한다.

만성 발작성 반두통(Chronic paroxysmal hemicrania)
고주파 치료의 적응증이 아니며 indomethacin을 처방 해야 한다.

지속적 두통의 고주파 치료(RF for continuous headache)
만성 긴장성 두통(Chronic tension type headache)
고주파 치료의 적응증이 아닌데 이유는 척수상 민감화(supraspinal sensitization)에 기인하기 때문이다. 가끔 후두밑 부위에 통증유발점이 있으며 국소마취제 주입으로 잘 반응하면, 이 경우 박동성 고주파를 시도할 수 있으나 내측지 차단이나 후근신경절 차단의 적응증은 아니다.

목과 관련된 두통(Neck associated headache)
경추성 두통처럼 고주파에 잘 반응하는데 내측지 차단를 우선 해 봐야 하고 성공하지 못하면 진단적 신경차단을 통한 평가를 다음으로 한다.

다른 지속적 두통이 이과에서 논의되어었다 : 만성 매일편두통(chronic daily migraine), 약물과 관련된 두통(substance related headache), 지속성 반두통(hemicrania continua)은 고주파의 적응증이 아니며 상 경추부의 신체검사에서 이 부위가 통각에 심각하게 관여하는 것 같아도 고주파 치료의 적응증은 아니다.

박동성 고주파 치료의 발전으로 두통의 고주파 치료 적응증이 증가되었다.
- 여러 후두신경의 치료가 가능해졌으며 매우 간단한 치료이다.
- 통증유발점의 치료는 더 나은 효능에 기여할 것이다.

- 눈신경의 가지 치료는 현재는 선택이다.

References

1 Rasmussen BK, Olesen J.
Migraine with aura and migraine without aura: an epidemiological study.
Cephalalgia 1992 Aug; 12(4): 221-8; discussion 186.

2 Rasmussen BK, Jensen R, Schroll M et al.
Epidemiology of headache in a general population – a prevalence study.
J of Clinical Epidemiology 44: 1147-1157, 1991.

3 Henry P, Auray JP, Gaudin AF, Dartigues JF, Duru G, Lanteri-Minet M, Lucas C, Pradalier A, Chazot G, El Hasnaoui A.
Prevalence and clinical characteristics of migraine in France.
Neurology 2002 Jul 23; 59(2): 232-7.

4 Boardman HF, Thomas E, Croft PR, Millson DS.
Epidemiology of headache in an English district.
Cephalalgia 2003 Mar; 23(2): 129-37.

5 Lampl C, Buzath A, Baumhackl U, Klingler D.
One-year prevalence of migraine in Austria: a nation-wide survey.
Cephalalgia 2003 May; 23(4): 280-6.

6 Finkel AG.
Epidemiology of cluster headache.
Curr Pain Headache Rep 2003 Apr; 7(2): 144-9.

7 Wang SJ.
Epidemiology of migraine and other types of headache in Asia.
Curr Neurol Neurosci Rep 2003 Mar; 3(2): 104-8.

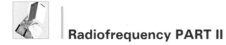
8 Bigal ME, Bigal JM, Betti M, Bordini CA, Speciali JG.
Evaluation of the impact of migraine and episodic tension-type headache on the quality of life and performance of a university student population.
Headache 2001 Jul-Aug; 41(7): 710-9.

9 Rasmussen BK, Jensen R, Olesen J.
Impact of headache on sickness absence and utilisation of medical services: a Danish population study.
Epidemiol Community Health 1992 Aug; 46(4): 443-6.

10 Zwart JA, Dyb G, Hagen K, Odegard KJ, Dahl AA, Bovim G, Stovner LJ.
Depression and anxiety disorders associated with headache frequency.
The Nord-Trondelag Health Study.
Eur J Neurol 2003 Mar; 10(2): 147-52.

11 Hagen K, Vatten L, Stovner LJ, Zwart JA, Krokstad S, Bovim G.
Low socio-economic status is associated with increased risk of frequent headache: a prospective study of 22718 adults in Norway.
Cephalalgia 2002 Oct; 22(8): 672-9.

12 Lipton RB, Silberstein SD, Saper JR, Bigal ME, Goadsby PJ.
Why headache treatment fails.
Neurology 2003 Apr 8; 60(7): 1064-70.

13 Goadsby PJ, Knight YE, Hoskin KL.
Stimulation of the greater occipital nerve increases metabolic activity in the trigeminal nucleus caudalis and cervical dorsal horn of the cat.
Pain 1997 Oct; 73(1): 23-8.

14 Chudler EH, Foote WE, Poletti CE.
Responses of cat C1 spinal cord dorsal and ventral horn neurons to noxious and non-noxious stimulation of the head and face.
Brain Res 1991 Aug 2; 555(2): 181-92.

15 Ashina M, Bendtsen L, Jensen R, Olesen J.
Nitric oxide-induced headache in patients with chronic tension-type headache.
Brain 2000 Sep; 123 (Pt 9): 1830-7.

16 Thomsen LL, Olesen J.
    Nitric oxide in primary headaches.
    Curr Opin Neurol 2001 Jun; 14(3): 315-21.

17 Sjaastad O, Bovim G, Stovner LJ.
    Laterality of pain and other migraine criteria in common migraine. A comparison with cervicogenic headache.
    Funct Neurol 1992 Jul-Aug; 7(4): 289-94.

18 Pollmann W, Keidel M, Pfaffenrath V.
    Headache and the cervical spine: a critical review.
    Cephalalgia 1997 Dec; 17(8): 801-16.

19 Headache classification committee of the International Headache Society.
    Classification and dignostic criteria for headache disorders, neuralgias and facial pain.
    Cephalalgia 1988: 8 (suppl. 7): 1-96.

20 Gore DR, Sepic SB, Gardner GM.
    Roentgenographic findings of the cervical spine in asymptomatic people.
    Spine 1986 Jul-Aug; 11(6): 521-4.

21 Fredriksen TA, Fougner R, Tangerud A, Sjaastad O.
    Cervicogenic headache. Radiological investigations concerning head/neck.
    Cephalalgia 1989 Jun; 9(2): 139-46.

22 Silberstein SD.
    Tension-type headaches.
    Headache 1994 Sep; 34(8): S2-7.

23 Bigal ME, Sheftell FD, Rapoport AM, Lipton RB, Tepper SJ.
    Chronic daily headache in a tertiary care population: correlation between the International Headache Society diagnostic criteria and proposed revisions of criteria for chronic daily headache.
    Cephalalgia 2002 Jul; 22(6): 432-8.

24 Welch KM, Goadsby PJ.
    Chronic daily headache: nosology and pathophysiology.
    Curr Opin Neurol 2002 Jun; 15(3): 287-95.

25 Sjaastad O, Frederiksen TA.
Chronic daily headache: is 'cervicogenic headache' one subgroup?
Cephalalgia 1998 Feb; 18 Suppl 21: 37-40.

26 Pareja JA, Sjaastad O.
SUNCT syndrome. A clinical review.
Headache 1997 Apr; 37(4): 195-202.

27 Goadsby PJ.
Neuroimaging in headache.
Microsc Res Tech 2001 May 1; 53(3): 179-87.

28 Russell MB, Olesen J.
Increased familial risk and evidence of genetic factor in migraine.
BMJ 1995 Aug 26; 311(7004): 541-4.

29 Russell MB, Ulrich V, Gervil M, Olesen J.
Migraine without aura and migraine with aura are distinct disorders. A population-based twin survey.
Headache 2002 May; 42(5): 332-6.

30 Rasmussen BK, Olesen J.
Migraine with aura and migraine without aura: an epidemiological study.
Cephalalgia 1992 Aug; 12(4): 221-8; discussion 186.

31 Bigal ME, Bordini CA, Sheftell FD, Speciali JG, Bigal JO.
Migraine with aura versus migraine without aura: pain intensity and associated symptom intensities after placebo.
Headache 2002 Oct; 42(9): 872-7.

32 Lykke Thomsen L, Kirchmann Eriksen M, Faerch Romer S, Andersen I, Ostergaard E, Keiding N, Olesen J, Russell MB.
An epidemiological survey of hemiplegic migraine.
Cephalalgia 2002 Jun; 22(5): 361-75.

33 Merikangas KR, Fenton BT, Cheng SH, Stolar MJ, Risch N.
Association between migraine and stroke in a large-scale epidemiological study of the United States.
Arch Neurol 1997 Apr; 54(4): 362-8.

34 Donaghy M, Chang CL, Poulter N.
    Duration, frequency, recency, and type of migraine and the risk of ischaemic stroke in women of childbearing age.
    J Neurol Neurosurg Psychiatry 2002 Dec; 73(6): 747-50.

35 Sjaastad O, Bovim G, Stovner LJ.
    Common migraine ('migraine without aura'): localization of the initial pain of attack.
    Funct Neurol 1993 Jan-Feb; 8(1): 27-32.

36 Sjaastad O, Fredriksen TA, Sand T.
    The localization of the initial pain of attack. A comparison between classic migraine and cervicogenic headache.
    Funct Neurol 1989 Jan-Mar; 4(1): 73-8.

37 Sjaastad O, Bovim G, Stovner LJ.
    Laterality of pain and other migraine criteria in common migraine. A comparison with cervicogenic headache.
    Funct Neurol 1992 Jul-Aug; 7(4): 289-94.

38 D'Amico D, Leone M, Bussone G.
    Side-locked unilaterality and pain localization in long-lasting headaches: migraine, tension-type headache, and cervicogenic headache.
    Headache 1994 Oct; 34(9): 526-30.

39 Blau JN, MacGregor EA.
    Migraine and the neck.
    Headache 1994 Feb; 34(2): 88-90.

40 Cady RK, Schreiber CP.
    Sinus headache or migraine? Considerations in making a differential diagnosis.
    Neurology 2002 May 14; 58(9 Suppl 6): S10-4.

41 Kidd RF, Nelson R.
    Musculoskeletal dysfunction of the neck in migraine and tension headache.
    Headache 1993 Nov-Dec; 33(10): 566-9.

42 Choudhuri R, Cui L, Yong C, Bowyer S, Klein RM, Welch KM, Berman NE.
    Cortical spreading depression and gene regulation: relevance to migraine.
    Ann Neurol 2002 Apr; 51(4): 499-506.

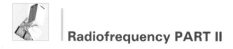
43 Bolay H, Reuter U, Dunn AK, Huang Z, Boas DA, Moskowitz MA.
Intrinsic brain activity triggers trigeminal meningeal afferents in a migraine model.
Nat Med 2002 Feb; 8(2): 136-42.

44 Sandrini G, Proietti Cecchini A, Milanov I, Tassorelli C, Buzzi MG, Nappi G.
Electrophysiological evidence for trigeminal neuron sensitization in patients with migraine.
Neurosci Lett 2002 Jan 14; 317(3): 135-8.

45 Katsarava Z, Lehnerdt G, Duda B, Ellrich J, Diener HC, Kaube H.
Sensitization of trigeminal nociception specific for migraine but not pain of sinusitis.
Neurology 2002 Nov 12; 59(9): 1450-3.

46 Ekbom K, Svensson DA, Traff H, Waldenlind E.
Age at onset and sex ratio in cluster headache: observations over three decades.
Cephalalgia 2002 Mar; 22(2): 94-100.

47 Finkel AG.
Epidemiology of cluster headache.
Curr Pain Headache Rep 2003 Apr; 7(2): 144-9.

48 Solomon S, Lipton RB, Newman IC.
Nuchal features of cluster headache.
Headache 1990, 30(6): 347-349.

49 Peres MF, Stiles MA, Siow HC, Rozen TD, Young WB, Silberstein SD.
Greater occipital nerve blockade for cluster headache.
Cephalalgia. 2002 Sep; 22(7): 520-2.

50 Leone M, Rigamonti A, Bussone G.
Cluster headache sine headache: two new cases in one family.
Cephalalgia 2002 Feb; 22(1): 12-4.

51 May A, Bahra A, Buchel C, Frackowiak RS, Goadsby PJ.
Hypothalamic activation in cluster headache attacks.
Lancet 1998 Jul 25; 352(9124): 275-8.

52 Matharu MS, Goadsby PJ.
Persistence of attacks of cluster headache after trigeminal nerve root section.
Brain 2002 May; 125(Pt 5): 976-84.

53 Di Piero V, Fiacco F, Tombari D, Pantano P.
Tonic pain: a SPET study in normal subjects and cluster headache patients.
Pain 1997 Apr; 70(2-3): 185-91.

54 Costa A, Pucci E, Antonaci F, Sances G, Granella F, Broich G, Nappi G.
The effect of intranasal cocaine and lidocaine on nitroglycerin-induced attacks in cluster headache.
Cephalalgia 2000 Mar; 20(2): 85-91.

55 Sjaastad O, Dale I.
Evidence for a new (?) treatable headache entity.
Headache 1974, 14: 105-108.

56 Antonaci F, Sjaastad O.
Chronic paroxysmal hemicrania (CPH): a review of the clinical manifestations.
Headache 1989 Nov; 29(10): 648-56.

57 Horven I, Russell D, Sjaastad O.
Ocular blood flow changes in cluster headache and chronic paroxysmal hemicrania.
Headache 1989 Jun; 29(6): 373-6.

58 Baertschi-Rochaix W.
Headaches of cervical origin.
In: *Handbook of clinical neurology*, Vinken P, Bruyn G, eds.
1968, North Holland Publishing Company, p. 192-203.

59 Sjaastad O, Saunte C, Hovdahl H, Breivik H, Gronbaek E.
'Cervicogenic' headache. An hypothesis.
Cephalalgia 1983 Dec; 3(4): 249-56.

60 Sjaastad O, Fredriksen TA, Pfaffenrath V.
Cervicogenic headache: diagnostic criteria.
Headache 1990 Nov; 30(11): 725-6.

61 Sjaastad O, Fredriksen TA.
Cervicogenic headache: lack of influence of pregnancy.
Cephalalgia 2002 Oct; 22(8): 667-71.

62 Sjaastad O, Fredriksen TA, Pfaffenrath V.
Cervicogenic headache: diagnostic criteria. The Cervicogenic Headache International Study Group.
Headache 1998 Jun; 38(6): 442-5.

63 Drottning M, Staff PH, Sjaastad O.
Cervicogenic headache (CEH) after whiplash injury.
Cephalalgia 2002 Apr; 22(3): 165-71.

64 Antonaci F, Ghirmai S, Bono G, Sandrini G, Nappi G.
Cervicogenic headache: evaluation of the original diagnostic criteria.
Cephalalgia. 2001 Jun; 21(5): 573-83.

65 Bovim G, Berg R, Dale L.
Cervicogenic headache: anesthetic blockades of cervical nerves (C2-C5) and facet joint (C2/C3).
Pain 1992, 49(3): 315-320.

66 Bogduk N.
Cervicogenic headache: anatomic basis and pathophysiologic mechanisms.
Curr Pain Headache Rep 2001 Aug; 5(4): 382-6.

67 van Suijlekom HA, van Kleef M, Barendse GA, Sluijter ME, Sjaastad O, Weber WE.
Radiofrequency cervical zygapophyseal joint neurotomy for cervicogenic headache: a prospective study of 15 patients.
Funct Neurol 1998 Oct-Dec; 13(4): 297-303.

68 Torbjorn AF, Stolt-Nielsen A, Skaanes KO, Sjaastad O.
Headache and the lower cervical spine: long-term, postoperative follow-up after decompressive neck surgery.
Funct Neurol 2003 Jan-Mar; 18(1): 17-28.

69 Michler RP, Bovim G, Sjaastad O.
Disorders in the lower cervical spine. A cause of unilateral headache? A case report.
Headache 1991 Sep; 31(8): 550-1.

70 Aprill C, Axinn MJ, Bogduk N.
Occipital headaches stemming from the lateral atlanto-axial (C1-2) joint.
Cephalalgia 2002 Feb; 22(1): 15-22.

71 Martelletti P.
Proinflammatory pathways in cervicogenic headache.
Clin Exp Rheumatol 2000 Mar-Apr; 18(2 Suppl 19): S33-8.

72 Martelletti P, Stirparo G, Giacovazzo M.
Proinflammatory cytokines in cervicogenic headache.
Funct Neurol 1999 Jul-Sep; 14(3): 159-62.

73 Olesen J.
Clinical and pathophysiological observations in migraine and tension-type headache explained by integration of vascular, supraspinal and myofascial inputs.
Pain 1991 Aug; 46(2): 125-32.

74 Rasmussen BK, Jensen R, Schroll M, Olesen J.
Interrelations between migraine and tension type headache in the general population.
Archives of Neurology 1992, 49: 914-918.

75 Jensen R.
Mechanisms of tension-type headache.
Cephalalgia 2001 Sep; 21(7): 786-9.

76 Karst M, Rollnik JD, Fink M, Reinhard M, Piepenbrock S.
Pressure pain threshold and needle acupuncture in chronic tension-type headache - a double-blind placebo-controlled study.
Pain 2000 Nov; 88(2): 199-203.

77 Bendtsen L.
Central sensitization in tension-type headache--possible pathophysiological mechanisms.
Cephalalgia 2000 Jun; 20(5): 486-508.

78 Rollnik JD, Karst M, Fink M, Dengler R.
Botulinum toxin type A and EMG: a key to the understanding of chronic tension-type headaches?
Headache 2001 Nov-Dec; 41(10): 985-9.

79 Bahra A, Walsh M, Menon S, Goadsby PJ.
Does chronic daily headache arise de novo in association with regular use of analgesics?
Headache 2003 Mar; 43(3): 179-90.

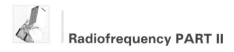
80 Katsarava Z, Diener HC, Limmroth V.
Medication overuse headache: a focus on analgesics, ergot alkaloids and triptans.
Drug Saf 2001; 24(12): 921-7.

81 Schoenen J, Sandor PS.
Headache.
In: *Textbook of pain*, Wall PD, Melzack R eds, 1999, 4th edition, pp 761-798.
Curchill Livingstone, Edinburgh London New York Philadelphia St Louis Sydney Toronto

82 Silberstein SD, Lipton RB.
Chronic daily headache.
Curr Opin Neurol 2000 Jun; 13(3): 277-83.

83 Pascual J, Colas R, Castillo J.
Epidemiology of chronic daily headache.
Curr Pain Headache Rep 2001 Dec; 5(6): 529-36.

84 de Tommaso M, Valeriani M, Guido M, Libro G, Specchio LM, Tonali P, Puca F.
Abnormal brain processing of cutaneous pain in patients with chronic migraine.
Pain 2003 Jan; 101(1-2): 25-32.

85 Bigal ME, Sheftell FD, Rapoport AM, Tepper SJ, Lipton RB.
Chronic daily headache: identification of factors associated with induction and transformation.
Headache 2002 Jul-Aug;42(7): 575-81.

86 Newman LC, Lipton RB, Solomon S.
Hemicrania continua: ten new cases and a review of the literature.
Neurology 1994 Nov; 44(11): 2111-4.

87 Fragoso YD, Machado PC.
Hemicrania continua with onset at an early age.
Headache 1998 Nov-Dec; 38(10): 792-3.

88 Peres MF, Silberstein SD, Nahmias S, Shechter AL, Youssef I, Rozen TD, Young WB.
Hemicrania continua is not that rare.
Neurology 2001 Sep 25; 57(6): 948-51.

89 Bigal ME, Tepper SJ, Sheftell FD, Rapoport AM.
Hemicrania continua: a report of ten new cases.
Arq Neuropsiquiatr 2002 Sep; 60(3-B): 695-8.

90 Peres MF, Siow HC, Rozen TD.
Hemicrania continua with aura.
Cephalalgia 2002 Apr; 22(3): 246-8.

91 Pareja JA.
Hemicrania continua: ocular discomfort heralding painful attacks.
Funct Neurol 1999 Apr-Jun; 14(2): 93-5.

92 Pareja J, Sjaastad O.
Chronic paroxysmal hemicrania and hemicrania continua. Interval between indomethacin administration and response.
Headache 1996 Jan; 36(1): 20-3.

93 Pareja JA, Vincent M, Antonaci F, Sjaastad O.
Hemicrania continua: diagnostic criteria and nosologic status.
Cephalalgia 2001 Nov; 21(9): 874-7.

94 Pareja JA, Antonaci F, Vincent M.
The hemicrania continua diagnosis.
Cephalalgia 2001 Dec; 21(10): 940-6.

95 Antonaci F, Pareja JA, Caminero AB, Sjaastad O.
Chronic paroxysmal hemicrania and hemicrania continua: lack of efficacy of sumatriptan.
Headache 1998 Mar; 38(3): 197-200.

96 Antonaci F, Pareja JA, Caminero AB, Sjaastad O.
Chronic paroxysmal hemicrania and hemicrania continua: anaesthetic blockades of pericranial nerves.
Funct Neurol 1997 Jan-Feb; 12(1): 11-5.

97 Antonaci F, Sjaastad O.
Hemicrania continua: a possible symptomatic case, due to mesenchymal tumor.
Funct Neurol 1992 Nov-Dec; 7(6): 471-4.

98 Sjaastad O, Stovner LJ, Stolt-Nielsen A, Antonaci F, Fredriksen TA.
CPH and hemicrania continua: requirements of high indomethacin dosages - an ominous sign?
Headache 1995 Jun; 35(6): 363-7.

99 Goadsby PJ, Boes C.
New daily persistent headache.
J Neurol Neurosurg Psychiatry 2002 Jun; 72 Suppl 2: ii6-ii9.

100 Li D, Rozen TD.
The clinical characteristics of new daily persistent headache.
Cephalalgia 2002 Feb; 22(1): 66-9.

101 Silberstein SD, Marcelis J.
Headache associated with changes in intracranial pressure.
Headache 1992, 32: 84-94.

102 Abe T, Matsumoto K, Kuwazawa J, Toyoda I, Sasaki K.
Headache associated with pituitary adenomas.
Headache 1998 Nov-Dec; 38(10): 782-6.

103 Taylor FR, Larkins MV.
Headache and Chiari I malformation: clinical presentation, diagnosis, and controversies in management.
Curr Pain Headache Rep. 2002 Aug; 6(4): 331-7.

104 Sjaastad O, Fredriksen T, Pareja JA, Stolt-Nielsen A, Vincent M.
Coexistence of cervicogenic headache and migraine without aura (?).
Funct Neurol 1999 Oct-Dec; 14(4): 209-18.

105 Dimitriou V, Iatrou C, Malefaki A, Pratsas C, Simopoulos C, Voyagis GS.
Blockade of branches of the ophthalmic nerve in the management of acute attack of migraine.
Middle East J Anesthesiol. 2002 Jun; 16(5): 499-504.

106 Caputi CA, Firetto V.
Therapeutic blockade of greater occipital and supraorbital nerves in migraine patients.
Headache. 1997 Mar; 37(3): 174-9.

107 Inan N, Ceyhan A, Inan L, Kavaklioglu O, Alptekin A, Unal N.
C2/C3 nerve blocks and greater occipital nerve block in cervicogenic headache treatment.
Funct Neurol. 2001 Jul-Sep;16(3): 239-43.

108 Martelletti P, Di Sabato F, Granata M, Alampi D, Apponi F, Borgonuovo P et al.
Failure of long term epidural steroid injection in cervicogenic headache.
Funct Neurol 1998, 13: 148.

109 Blume H, Kakolewski J, Richardson R, Rojas C.
Radiofrequency denaturation in occipital pain: results in 450 cases.
Appl Neurophysiol. 1982; 45(4-5): 543-8.

110 Sjaastad O, Stolt-Nielsen A, Blume H, Zwart JA, Fredriksen TA.
Cervicogenic headache. Long-term results of radiofrequency treatment of the planum nuchale.
Funct Neurol. 1995 Nov-Dec; 10(6): 265-71.

111 Sanders M, Zuurmond WW.
Efficacy of sphenopalatine ganglion blockade in 66 patients suffering from cluster headache: a 12- to 70-month follow-up evaluation.
J Neurosurg. 1997 Dec; 87(6): 876-80.

112 Cook N.
Cryosurgery of headache.
Res Clin Stud Headache. 1978; 5: 86-101.

113 Taha JM, Tew JM Jr.
Long-term results of radiofrequency rhizotomy in the treatment of cluster headache.
Headache. 1995 Apr; 35(4): 193-6.

114 Maxwell RE.
Surgical control of chronic migrainous neuralgia by trigeminal ganglio-rhizolysis.
J Neurosurg. 1982 Oct; 57(4): 459-66.

115 Black DF, Dodick DW.
Two cases of medically and surgically intractable SUNCT: a reason for caution and an argument for a central mechanism.
Cephalalgia 2002 Apr; 22(3): 201-4.

117 Morgenlander JC, Wilkins RH.
Surgical treatment of cluster headache.
J Neurosurg. 1990 Jun; 72(6): 866-71.

118 Lovely TJ, Kotsiakis X, Jannetta PJ.
The surgical management of chronic cluster headache.
Headache. 1998 Sep; 38(8): 590-4.

119 Rowed DW.
Chronic cluster headache managed by nervus intermedius section.
Headache. 1990 Jun;30(7): 401-6.

120 Ford RG, Ford KT, Swaid S, Young P, Jennelle R.
Gamma knife treatment of refractory cluster headache.
Headache. 1998 Jan; 38(1): 3-9.

121 Schofferman J, Garges K, Goldthwaite N, Koestler M, Libby E.
Upper cervical anterior diskectomy and fusion improves discogenic cervical headaches.
Spine. 2002 Oct 15; 27(20): 2240-4.

122 Jansen J.
Surgical treatment of non-responsive cervicogenic headache.
Clin Exp Rheumatol. 2000 Mar-Apr; 18(2 Suppl 19): S67-70.

123 Jansen J.
Laminoplasty--a possible treatment for cervicogenic headache? Some ideas on the trigger mechanism of CeH.
Funct Neurol. 1999 Jul-Sep; 14(3): 163-5.

124 Lozano AM, Vanderlinden G, Bachoo R, Rothbart P.
Microsurgical C-2 ganglionectomy for chronic intractable occipital pain.
J Neurosurg. 1998 Sep; 89(3): 359-65.

125 Bovim G, Fredriksen TA, Stolt-Nielsen A, Sjaastad O.
Neurolysis of the greater occipital nerve in cervicogenic headache. A follow up study.
Headache 1992 Apr; 32(4): 175-9.

126 Novak VJ.
Pathogenesis and surgical treatment of neurovascular primary headaches.
Ital J Neurol Sci. 1995 Nov; 16(8 Suppl): 49-55.

127 Novak VJ.
Pathogenesis and surgical therapy of migraine attacks caused by weather (Foehn) and menstruation.
Rhinology. 1984 Sep; 22(3): 165-70.

128 Guyuron B, Varghai A, Michelow BJ, Thomas T, Davis J.
Corrugator supercilii muscle resection and migraine headaches.
Plast Reconstr Surg. 2000 Aug; 106(2): 429-34; discussion 435-7.

129 Guyuron B, Tucker T, Davis J.
Surgical treatment of migraine headaches.
Headache. 2003 Mar; 43(3): 302-3.

3_ 외상 후의 상황
(Posttraumatic conditions)

편타(Whiplash) 손상은 말벌의 둥지이다. 이와 정반대의 의견을 제안하는 의학분야는 많지 않은데 이는 많은 요소들이 일치하기 때문이다. 이러한 많은 요소의 첫째는 환자의 이해할수 있는 태도 때문이다. 우리는 모두 죽을 운명이다. 우리는 병들어서 죽을 것이다. 그러나 이것이 타인의 실수에 의한 것이라면 경력이나 활동에 많은 변화를 가져오므로 문제가 다르다. 둘째로 돈이 관여되고 돈은 매우 감정적 문제가 될 수 있다. 극단적으로 환자는 그가 사고로 인해 완전히 무능력하게 되었다고 절규할 것이나, 보험회사나 고용주는 그가 거짓말을 한다고 주장할 것이다. 이 문제는 항상 주의깊게 피하기는 하나 의사도 역시 금전과 연관이 있다고 보는 것이 낫다. 이런 견해로 이득을 보게되는 측에서는 의사에게 전문가로서의 솔직한 의견을 요구하게 되고 의사는 그의 의견을 주장하게 되는데 만약 원하는대로 안되면 의사의 의견이 신빙성이 없다고 일축당하게 된다. 셋째로 환자의 증상과 일치하는 객관적이고 측정가능한 이상이 있는 경우 모든 것이 조절가능할 것 같으나 그렇지는 않다. 따라서 사실을 우선 직시해보자.

외상후 상황은 극히 일부에서만 척추골절 같은 관측가능한 병소가 있다. 이런 경우 물론 외상의 원인적 역할에 대한 이견은 없다. 만약 이런 환자에서 침습적 통증치료가 적용되더라도 일단 적절한 치료가 이뤄진 후 나중기간일 것이다. 이 과에서는 이러한 환자를 다루는 것은 아니다. 우리는 큰 병이 없는 경부 와/혹은 두부손상에 관심이 있다. 만약 두부외상이 없고 외상이 가속 유형(acceleration type)(굴곡/신전 유형, flexion/extension type)이면 "편타(whiplash)" 라고 기록된다.

이 종류의 외상 후 가능한 증상은 다음과 같다.
- 목 통증(neck pain)
- 두통(headache)
- 상완통(brachialgia)
- 현기증과 자세의 문제들(dizziness and postural problems)

- 인식장애, 기억과 집중의 손실 같은(cognitive disturbances, such as loss of memory and of concentration)
- 동반되는 문제점들
  · 시각 장애들(visual disturbances)
  · 얼굴의 감각의 변화들(sensory changes in the face)
  · 운동 장애들(motor disturbances)

유병율(Prevalence)

최근 스웨덴의 보고에 의하면 두경부 손상은 연간 주거인구 1000명 당 4.2명이며 이중 3.2명이 편타손상이고 이 환자의 32%는 영구적 장애를 갖는다고 보고하였다[1]. 다음 요소들은 나쁜 예후를 갖는다. 즉 외상 전 목 통증, 저 교육층, 여성, 편타손상 2-3급이다. 같은 지역의 기왕의 연구에서 경부통은 전인구의 43%에서 보고되었다. 이 군의 1/4 이상에서 두경부 손상의 과거가 있다[2]. 이 외상 후 환자중에서 단지 1/3만 편타 외상을 갖고있는데 이는 외상 후 목 통증이 다른 유형의 외상으로 부터로도 기인할 수 있다는 사실을 강조한다. 따라서 편타손상 후 영구적 증상을 갖는 환자의 유병율은 전 인구의 4-5% 정도에 해당한다.

자연스러운 경과(Natural course)

수상 후 3개월 시점의 상황은 향후 진행상항의 지표가 된다. 영국의 한 보고에 의하면[3] 50명중 15명은 그때가 되면 증상이 없어졌고 이중의 14명은 그 이후로도 없었다. 3개월 후 증상이 있었던 환자의 86%는 2년 후에도 증상이 있었다. 2년 이후의 추적기간 중에도 이런 양상은 전체적으로 큰 변화는 없었다. 그러나 놀랍게도 10-15년 사이에서도 일부 환자에서는 증세가 좋아지거나 혹은 악화 되었으므로 이 환자들은 대상에서 제외하였다[4]. 장기간의 장애를 갖는 환자는 그러나, 장기간 이후에라도 향상될 수 있다[5]. 두 번째 편타손상을 받는 환자는 첫번째 사고 이후 증상이 없었더라도 지속적인 불편함을 갖는다[6].

장기적으로 보면 다른 항목을 거론할 가치가 있다. 외상은 퇴행성 변화들의 발생을 가속화 한다. 스웨덴의 연구에서[7] 외상 당시와 2년 후의 MRI 촬영을 해보면 33%에서 2년의 추적기간 동안 수집진(medullary impingement) 혹은 경막집진(dural impingement)을 갖는 추간판탈출증을 보인다. 수집진을 갖는 모든 환자는 증상이 지속되거나 악화된다. 다른 연구에서[8] 전방 경추디스크 절제술 및 융합(anterior cervical discectomy and fusion)을 했던 환자에서 기왕의 편타손상의 빈도를 조사해 보았는데 대조군인 일반적인 정형외과 외래환자의 두배였다. 편타손상의 기왕력이 있는 수술환자의 평균나이는 45세, 이런 손상이 없는 환자는 55세 이하였다.

소견들(Findings)

경추(Cervical spine)

수상 후 2일 이내의 경추와 뇌 MRI는 외상과 관련된 병리를 확인할 수 없다[9]. 고소당한 편이 항상 그들을 유리하게 하기위해 MRI에 이상이 없음을 주장하므로 이는 중요하다. MRI로 부터 증상의 발전과 결과를 예견하기도 어렵다. 기존에 존재하는 디스크 병리를 위해 예외를 인정해야 한다. 이는 수상 후 6개월에 높은 두통의 빈도와 연관이 있다. 사실 유일한 양성 소견은 척추전방 음영의 비후(thickening of the prevertebral shadow) 이다[10]. 이는 외상, 종창과 경추의 전방부에서의 가능한 조직반응을 가장 잘 나타낸다.

외상 후 이 부위에서의 병리의 존재를 위해서는 추가적인 증거가 필요하다. 사고 후 즉사한 경우 디스크와 후관절이 동시에 손상받은 것으로 나타난다[11]. 어떤 경우는 디스크 좌상과 탈출이 있다. 그러나 흔한 디스크 손상은 전방 척추테두리(anterior vertebral rim) 가까이의 측면 찢어짐이 있었다(그림 3-1 A, B). 동시에 수상 후 생존한 사람의 확대 방사선 사진에서 전방 디스크 공간(anterior disc space)에 진공균열들(vaccum clefts)이 보인다. 후관절에 관해서는 혈관절증(hemarthroses)이 보이는데 이는 관절돌기의 골절이다. 이는 외상 후 환자에서 고빈도의 후관절통을 보이는 것과 잘 일치한다[12]. 또한 C2 신경 주위에 타박상(bruising)도 보인다(다음을 보라).

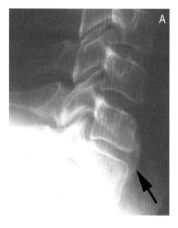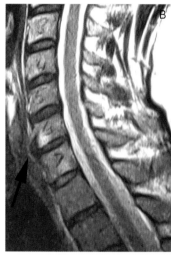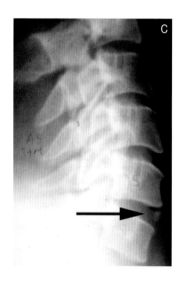

그림 3-1 디스크 전방부 손상의 증거
A. C6-7 부위의 전방파열을 나타내는 측면사진, B. 같은 환자의 MRI 스캔
C. 같은 부위의 진공틈새(vacuum cleft)와 석회화
이 그림은 호주 퍼스 시의 *Philip M. Finch*에 의해 제공되었다.

다른 연구에 따르면[13] 편타손상에 노출되었던 시체에서 동결 미세절편(cryomicrotome)을 보면 하부 경추의 구조적 변화를 보였는데 황색인대의 늘어남과 찢어짐, 섬유륜 파괴, 전방 종인대 파열, 낭성인대 파열(tear of ligamentum flavum, annular disruption, anterior longitudinal ligament rupture, capsular ligament tear)과 동반된 후관절의 손상이다.

더욱이 증상의 지속과 기존하는 척추의 구조와는 연결성이 있다. 지속적인 증상을 보이는 환자의 척수강은 증상이 없는 환자보다 매우 좁다[14]. 다른 관심사는 경추 전만증의 자태이다. 편타손상 환자는 증상이 없는 환자에 비해 C4-5 위치에서 더욱 굽어진 자세이다[15]. 일본의 일전 보고에 의하면 이런 연관성이 부인되었다[16]. 이는 인종간의 차이일 수 있다.

경추의 기능은 대개 수상 후 즉시 소실되는데[17] 수상 후 3개월에 대개 정상으로 돌아오며 두통의 강도와 운동범위는 반비례 관계가 있다[18]. 그러나 무증상인 환자에서 측면회전의 범위는 변수가 크다[19].

관련된 구조물(Associated structures)

익상인대(Alar ligament)에 대한 손상은 여전히 논쟁거리이다. 손상의 합리적인 분류가 없으나 영구적인 손상이 외상 후 보고되었다[20]. 다른 연구에서는[21] 환자와 대조군 간에 확실한 구별이 없었다.

측두하악 관절(Temporomandibular joints)들의 손상은 자주 일어나는 것으로 보고되었으나[22], 여러 다른 연구에서는 부인된다. 관절경 시행 중 병리학적 변화는 비특이적이며[23] 외상 후 측두하악관절 증상 들은 매우 적게 보고되었다[24, 25].

C2 신경절과 신경을 보면, 뼈에 의한 눌림 때문에 손상받을 위험성은 없다는 견해가 논란이 되어왔다[26]. C2 신경절은 매우 직경이 커서 출구방향의 대부분의 공간을 점유하여 특히 극한적 회전과 신전시 손상에 취약하게 된다[27]. 이는 환추와 C2 판(lamina) 사이에서 압박받을 수 있다. 이럴 때의 주요 임상양상은 C2 피부분절의 감각저하와 동반된 상 경추부와 후두통(upper cervical and occipital pain)이다[28]. 편타손상 후 지속적인 증상을 갖는 환자들의 42.1% 까지 빈도가 보고되었다[29].

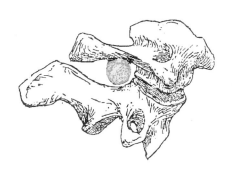

그림 3-2 C2 신경절이 환추의 아치와 C2의 추궁사이에서 눌릴 수 있다.

271

중추신경계(The Central Nervous System)

청각, 시각, 전정기관(vestibular system)의 장애뿐 아니라 안면감각 감소, 떨림(tremor), 다른 운동장애가 보고되었다[30]. 정상 혹은 준 정상 청력도(audiogram)에서도 외상 후 환자들에서 자주 청력 감소가 일어난다. 이는 소음속 말하기(speech-in-noise) 검사로 알 수 있다.

동안신경 기능(Oculomotor function)의 연구에서 속도, 정확도, 안 운동의 양상이 만성 무기력 증상을 갖는 20명의 환자에서 장애가 일어났다. 이런 이상은 19명의 무증상 환자에서는 나타나지 않았다. 저자들은 증상이 있는 환자에서 뇌간 병소(brain stem lesions)들을 기술하였다. 다른 연구에서 집중(convergence), 순응(accommodation)의 감소, 상사근 마비(superior oblique muscle paresis), 입체적 지각의 예민함(stereoacuity)의 감소가 나타났다. 한 환자에서 양측 유리체 박리(bilateral vitreous detachment)가 보고되었다. 이 이상소견들은 일반적으로 좋은 예후를 갖는다.

많은 연구에서 두경부 손상 후 많은 환자에서 균형잡기가 어려워지는 내이강 기능장애(vestibular dysfunction)가 보고되었다[34, 35, 36]. 이 환자들은 정확한 시각입력 의존도가 증가하고 내이강으로 부터의 정보사용이 불가능하다[37]. 기능장애의 기전은 잘 모르나 일정하지는 않은 것 같다. 비접촉 외상과 머리를 포함하는 외상에서 요로조영술 후 이상소견은 있으나 전기눈떨림검사(electronystagmo-graphic) 이상은 나중 군에서만 발견된다[38]. 또한 자세조절과 학습, 기억과 같은 어떤 인식기능 사이의 일상적 연결성이 보고되었다.

삼차신경계에 대한 손상도 있다. 대부분의 환자에서 세개의 삼차신경 가지[40] 모두에서 온도와 진동에 대한 감도가 감소하였다[40]. 이 감각 변화는 중추신경계와 관련된 증상과 연계되어 수년 이상 지속되는 경향을 보였다[41]. 이는 근 골격계 증상들에서는 보이지 않는다.

두통(Headache)

두경부 손상 후 대부분의 환자들은 두통을 호소한다. 묘하게도 두부 손상의 심한 정도와 두통의 강도는 역비례 관계에 있다[42]. 이런 유형의 두통은 급성 혹은 만성 유형으로 대별된다. 급성외상 후 두통은 대개 손상시간 부터 시작되나 외상 후 2개월 이내에 일어나는 어떠한 유형의 새로운 두통도 급성 외상 후 두통(acute post-traumatic headache) 이라고 부른다[43]. 전향적 연구에서 빈도는 82%로 보고되었다 [44]. 만약 외상 후 처음 2개월 이후에도 지속되면 만성 외상후 두통(chronic posttraumatic headache)이라고 부르며 25%에 이른다. 만성 상황에서는 두통이 급성 상황과 성격이 다르다. 따라서 두 유형의 병인(pathogenesis)은 다르다고 본다. 만성 상황에서는 대개 매일 일어나는 양상(daily pattern)을 보이며 주로 양측성(bilateral localization)을 보인다. 경추성 두통, 만성 긴장성 두통 그리고 종종 편두통에서도 일반적인 특징일 수 있다. 그러나 금방 얘기했던[45] 유형과 혼돈을 막기위해 외상 후 두통(posttraumatic headache)을 다른 분류로 간주하자는 많은 논란이 있다.

상완통(Brachialgia)

상완통은 편타손상 후 많은 환자에서 나타나는데 어떤 보고에서는[46] 37.8%를 보고했다. 상완통이 없는 환자도 방사선 검사 및 정신적 상태는 차이가 없었다. 상완통이 있는 경우는 예후가 좋지 않았다. 상완통은 사각근(scalene muscle)의 손상과 어떤 경우 목디스크 질환을 동반하므로 종종 흉곽출구 증후군(thoracic outlet syndrome)으로 진단된다. 증상은 대개 팔의 척골부위에 존재하며 척골부위의 전달속도는 지연될 것이다. 환자의 확실한 두 가지 유형이 있다. 급성유형: 심한 목 통증과 경한 상완통 동반, 만성 유형: 증상이 2년 이상 지속되고 주요증상으로 흉곽출구 증후군을 동반한다[48].

경추 이외의 증상들(Extracervical symptoms)

편타손상 후 증상이 오래 지속되는 많은 환자는 다른 진단의 가능성이 있다. 38명의 환자중 52.6%가 관절주위 질환, 13.2%가 만성 기계적 요통, 섬유근육통(fibromyalgia)으로 진단내릴 수 있는 것이 10.5%가 있다[29]. 이 일련의 질병 중 31.6%가 흉곽출구 증후군이었다.

중추성 기전들(Central mechanisms)

두경부 손상 후 만성환자에서 통증인지(pain perception)의 중추성 장애를 나타내는 여러 연구가 있다. 이중 많은 환자가 진동(vibration)에 대한 반응으로 통증을 느끼는데 이는 건강한 사람과 다르다[49]. 정상에 비해 만성 외상후 환자들은 단순 혹은 반복 전기자극, 열에 대한 통증역치가 매우 낮은 것으로 나타났다. 이는 목과 하지에 적용되었다[50]. 고장성 생리식염수의 근육주사로 유발된 통증은 낮은 역치를 보였고 연관부위는 훨씬 넓고 통증부위 보다 훨씬 바깥쪽이었다[51]. 여러 신경정신학적 연구[52]와 신경

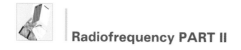

생리학적 연구[53]에서 전두기저뇌의 구조(frontobasal cerebral structure)와 상부 뇌간(upper brainstem)에 손상을 입은 것으로 판단되었다. SPECT 검사상 주로 측후두부(parietooccipital region)에서 저순환과 대사의 감소를 나타내었다[54, 55]. 반면 141명의 편타손상 환자의 전향적 연구에서 전반적이 아닌 단지 국소 민감화(focal sensitization)가 발견 되었으며 이는 수상 후 3개월 이상 지속되지는 않았다[56].

정신학적 요소들(Psychological factors)

소송과 거짓말에 대한 양상과 견해는 매우 다양하다. 네덜란드[57]에서 소송관련 환자와 정상 외래환자를 비교해본 결과 소송관련 환자는 높게는 61% 까지, 정상 환자는 29%가 거짓말을 하였다. 거짓말 환자는 기억과 집중검사(concentration test)에도 낮은 점수를 보였다. 저자의 경우 거짓말과 인지기능(cognitive function)의 저하는 만성 편타후 손상 환자에서 많았으며 뇌손상이라는 관점에서 경한 인지장애를 설명해 주지는 못한다.

일반적인 법적 체계는 편타손상 환자의 회복 속도에 중요한 영향을 준다는 보고도 있다. 캐나다의 Saskatchewan 주의 보상체계의 변경으로 캐나다는 새로운 항의의 30% 이상과 수상 후 보상까지의 시간을 50% 이상 줄였다[58]. 리투아니아에서는 만성 증상이 후방충돌에 의해 생긴다는 것을 아는사람들이 적은데, 사고 후 1-3년 후에 질문한 결과 손상받지 않은 사람들과 비교하여 두경부 통증은 차이가 없었고 손상받은 군의 아무도 장애와 지속적 증상을 보이지 않았다[59]. 이 연구는 전향적 대조군 연구에 의해 추적되었다. 수상 후 증상의 빈도는 매우 낮았으며(47%) 증상의 최대 기간은 20일 정도까지 짧았다[60]. 이는 수상 후 증상기간에 영향을 주는 요소로서의 예상형태를 나타내었다. 리투아니아와 캐나다 에드몬톤시의 환자들을 비교 하였는데 수상 직후 그들의 예견에 대해 질문하였다[61]. 리투아니아의 매우 소수환자 만이 증상이 지속될 것이라고 예견한 반면 캐나다인의 50%가 증상이 지속된다고 예견하였다.

이 연구들은 편타 증후군의 가치에 대해 확실한 의문을 던졌으나 합의에 이르지는 못했다. 문헌의 방법론적 평론상 편타손상 후 만성통증에 이르지 않는다는 주장에 대한 역학적, 과학적 근거가 없다고 결론지었다[62]. 소송에 관련중인 환자와 후의 환자를 비교 시 고용상태나 스스로 보고한 정신적 스트레스에는 차이가 없었다[63]. 그러나 소송중인 경우는 이로 인한 스트레스 때문에 더 많은 통증을 호소하였다. 편타손상의 정신과적 표현 과 다른 유형의 교통사고와의 비교 시 다른 유형의 사고와 유사하게 편타손상 후에도 정신학적 변수와 사회적 양상이 중요하였다[64]. 내측지 고주파치료를 진행중인 편타손상 환자의 추적연구에서 이차적 이득(secondary gain)의 가능성이 치료의 반응에 영향을 주지 않았다[65]. 유사한 연구에서 같은 치료를 진행중인 환자의 정신과적 경력을 치료 전과 치료 3개월 후를 비교하였다[66]. 완전히 통증이 치료된 경우 술 전 본인이 지니고 있었던 정신학적 곤란(psychological distress)이 해결되었음을 경험하였다. 대조적으로 한명을 제외한 모든 통증이 남아있던 환자들은 정신학적 곤란이 지속되었다. SCL-90-R 증상 점검목록에서 편타손상 환자의 전형적인 정신학적 경력을 얻기는 어려웠다[67].

고안(Discussion)

전체적으로 보면 중추성 손상이 매우 설득력 있다는 논란에 대해 우선 얘기해 보자. 환자가 어떤 방법으로도 결과를 변형할 수 없는 측정가능하고 정량적인 결과에 대해서는 아무도 무시하거나 부정할 수 없다. 보상문제가 회복과정에 역할을 한다는 것도 의심의 여지가 없다. 캐나다의 연구는 특히 이런 점에서 신뢰가 간다. 리투아니아의 연구는 통증인지에 대한 지역적 차이가 일정한 역할을 했을 가능성이 있다. 저자는 전 세계 환자를 치료해볼 경험이 있어 이런 차이를 잘 실감하고 있다. 네델란드처럼 작지만 인구밀도가 많은 나라도 많은 차이를 나타낸다. 약간 북쪽나라에서 온 환자들은 스토아 학파로 알려져 있다.

중요한 점은 중추성 손상과 말초통각이 여하튼 있는가 없는가가 아니다. 둘은 존재하고 크고 확실하

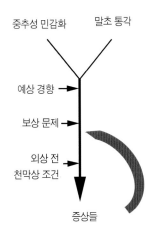

그림 3-3 통각수용성, 중추성, 정신학적 요소(교과서를 보라)

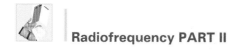

다. 실제로는 중추성 손상과 말초통각이 어떻게 증상으로 해석되는 것인가 하는 것이다. 그림 3-3은 보상문제, 예상유형, 기존하는 천막상 조건(preexisting supratentorial condition) 과 정신학적 스트레스들이 병리(pathology)에서 증상 방향으로 어떻게 영향을 미치는가를 나타낸다. 그러나 이것이 다는 아니다. 우리가 알듯이 성공적으로 통증이 치료된 환자는 정신적 양상도 정상화 시키려고 한다. 다른 말로 증상의 정도는 방향의 기능적 상태를 결정하는데 필수적인 요소들 중의 하나에 영향을 미친다. 확실히 그들의 증상들은 정신학적 스트레스를 야기하고 따라서 우리는 주기 기전(cycle mechanism)을 관찰하고 있다. 이 기전은 양방향으로 작용하여 증상을 증가시키는 한편 어떤 원인이던 스스로 강화시키는 경향이 있는 향상을 야기한다.

따라서 거짓말은 어디서 오는가? 거짓말 하는 사람은 이차적 이득과 본인의 기호를 위해 증상을 의식적으로 만들어 내거나 악화시키는 사람이다. 확실히 만성 편타손상 환자에 거짓말쟁이가 많다. 모든 사회에는 어떤 상황에서도 그들의 관심사를 들어내려는 사람이 있을 것이다. 그것은 사실이나 독일의 연구에서도 그것이 들어났는가? 답하기 어렵지만 성공적인 거짓말쟁이가 되기위해 노력한다. 이런 사람은 정신학적 검사나 훌륭한 신체검사를 통해 쉽게 들어난다. 무의식적 진행은 이 일의 뿌리에서 존재할 것이다. 소송에 따른 정신적 스트레스는 주기를 활동하게 만들고 증상을 악화시킨다. 어느 정도 이 주기기전이 효과적인가는 사고 전 천막상 상태에 달려있다. 스토아학과 환자인가 혹은 바늘진입 중 진정을 요하는가. 어떤 경우도 의식적으로 거짓말 하는 환자들과 천막상 상태가 스트레스 저항에 원하는 수준이 안 되는 경우는 다른 경우이다. 다른 말로 con-artist와 정서적으로 도전 받는 사람은 다르다는 이야기다.

이는 우리에게 법적 문제를 야기한다. 상기된 기전으로 인해 증상이 심한 환자에서 보상이 가능할 것인가? 대답이 부정적이라면 우리는 사고전 천막상 상태가 부적절했다고 고려하면서 환자를 원망할 것이다. 그러나 적절한 천막상 상태보다 못한 것에 대항하는 법률은 없으며 따라서 손해배상 요구를 부정할 이유는 없다. 따라서 사고가 증상이 시작될 때 였다면 그리고 환자가 의식적으로 거짓말을 한다면 환자가 말하는 것을 믿어야 한다. 이는 단순하다. 확실히 각 경우에 이는 불법의 뒷맛을 주지만 논란을 변화시키지는 못한다. 이 세계는 완벽하지는 않다.

다른 논의될만한 가치가 있는 것은 편타손상 후 발생하는 두통에 대한 단어이다. 이는 제 2과에서 논의된 경추성 두통과 편두통 간의 감별진단과 비유될 수 있다. 일부 환자들에서 일정유형의 두통이 다른 방법의 두통의 정의에 따른다면 이는 진단을 바꾸기에는 부적합한 환경이다. 사고 후 환자에서 긴장성 두통이나 경추성 두통의 진단이 되면 두통이 사고와 관련되지 않았다는 것을 의미한다. 이런 종류의 진단은 따라서 사고가 일어나기 전 관련된 유형의 두통을 가졌던 사람에 제한되야 한다.

경추성 두통에 관해서 보면[68] 경추성 두통의 전력을 갖는 많은 환자가 이미 사고의 기왕력이 있으므로 수상 후 일부 환자가 이런 종류의 두통을 갖는 것은 놀랄일은 아니다. 경추성 두통의 실제적 특징은 단기간의 외상 후 기간에서는 없다. 예를 들어 어떤 환자에서 두통은 반대편 후두신경들에 압력을 가했을 때 유발할 수 있다. "확실한(matured)" 경추성 두통의 진단은 유보하는 것이 좋을듯 하다.

치료(Treatment)

Lord[69] 등에서 나타났듯이 특별히 선정된 환자에서 후관절로부터 유래되는 외상 후 목통증의 치료방법으로서 상 경추부의 내측지의 고주파 치료는 훌륭하다. 같은 군의 최근 장기추적 연구를 보면[70] 만약 통증이 재발되어도 이 치료의 이점은 반복될 수 있다고 보고하였다. 그러나 첫번째 치료가 실패했거나 치료효과가 짧았던 환자에서의 반복 시술은 합리적이지 않다. 이는 일반적인 경험과 일치하나 이 주제에 대한 정식연구는 없다. 치료효과가 부정적이거나 단기간인 환자에서 고주파 치료의 단기간 반복 시술은 제통을 이루기 어렵다는 결론에 이른다. 이는 내측지나 후근신경절의 경우 모두 사실이다.

만약 내측지의 치료가 실패하면 분절신경의 진단적 차단이 필수적이다. 후근신경절 부위에서의 고주파 치료는 수년동안 통증이 있어 왔더라도 외상 후 환자들에서 특별히 효과적이지는 않았다. 여러부위 증상의 경우 다른 방법보다는 좀더 미측부위에서 시작하여 상방으로 진행하는 것이 항상 현명하다. 예를 들어 두통부분은 만약 심한 경상완통이 있는 경우 C1- C3 후근신경절 치료로 쉽게 반응하지 않는다.

만성 증상들에 대한 수술적 치료는 확실한 추간판 탈출이 있다 하더라도 다양한 결과들을 갖는다[71].

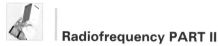

References

1 Sterner Y, Toolanen G, Gerdle B, Hildingsson C.
   The incidence of whiplash trauma and the effects of different factors on recovery.
   J Spinal Disord Tech. 2003 Apr; 16(2): 195-9.

2 Guez M, Hildingsson C, Nilsson M, Toolanen G.
   The prevalence of neck pain: a population-based study from northern Sweden.
   Acta Orthop Scand 2002 Aug; 73(4): 455-9.

3 Gargan MF, Bannister GC.
   The rate of recovery following whiplash injury.
   Eur Spine J 1994; 3(3): 162-4.

4 Squires B, Gargan MF, Bannister GC.
   Soft-tissue injuries of the cervical spine. 15-year follow-up.
   J Bone Joint Surg Br. 1996 Nov; 78(6): 955-7.

5 Olivegren H, Jerkvall N, Hagstrom Y, Carlsson J.
   The long-term prognosis of whiplash-associated disorders (WAD).
   Eur Spine J 1999; 8(5): 366-70.

6 Khan S, Bannister G, Gargan M, Asopa V, Edwards A.
   Prognosis following a second whiplash injury.
   Injury 2000 May; 31(4): 249-51.

7 Pettersson K, Hildingsson C, Toolanen G, Fagerlund M, Bjornebrink J.
   Disc pathology after whiplash injury. A prospective magnetic resonance imaging and clinical investigation.
   Spine. 1997 Feb 1; 22(3): 283-7; discussion 288.
   Comment in: Spine. 1998 Mar 1; 23(5): 642-3.

8 Hamer AJ, Gargan MF, Bannister GC, Nelson RJ.
   Whiplash injury and surgically treated cervical disc disease.
   Injury. 1993 Sep;24(8):549-50.
   Comment in:
   Injury. 1994 Aug; 25(6): 409-10.
   Injury. 1994 Aug; 25(6): 409; discussion 410.

Injury. 1994 Aug; 25(6): 409; discussion 410.

9 Borchgrevink G, Smevik O, Haave I, Haraldseth O, Nordby A, Lereim I.
   MRI of cerebrum and cervical columna within two days after whiplash neck sprain injury.
   Injury 1997 Jun-Jul; 28(5-6): 331-5.

10 Shmueli G, Herold ZH.
    Prevertebral shadow in cervical trauma.
    Isr J Med Sci. 1980 Sep-Oct; 16(9-10): 698-700.

11 Taylor JR, Finch P.
    Acute injury of the neck: anatomical and pathological basis of pain.
    Ann Acad Med Singapore. 1993 Mar; 22(2): 187-92.

12 Lord SM, Barnsley L, Wallis BJ, Bogduk N.
    Chronic cervical zygapophysial joint pain after whiplash. A placebo-controlled prevalence study.
    Spine 1996 Aug 1; 21(15): 1737-44; discussion 1744-5.

13 Yoganandan N, Cusick JF, Pintar FA, Rao RD.
    Whiplash injury determination with conventional spine imaging and cryomicrotomy.
    Spine. 2001 Nov 15; 26(22): 2443-8.

14 Pettersson K, Karrholm J, Toolanen G, Hildingsson C.
    Decreased width of the spinal canal in patients with chronic symptoms after whiplash injury.
    Spine 1995 Aug 1; 20(15): 1664-7.

15 Kristjansson E, Jonsson H Jr.
    Is the sagittal configuration of the cervical spine changed in women with chronic whiplash syndrome?
    A comparative computer-assisted radiographic assessment.
    J Manipulative Physiol Ther. 2002 Nov-Dec; 25(9): 550-5.

16 Matsumoto M, Fujimura Y, Suzuki N, Toyama Y, Shiga H.
    Cervical curvature in acute whiplash injuries: prospective comparative study with
    asymptomatic subjects.
    Injury. 1998 Dec; 29(10): 775-8.

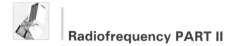
17 Dall'Alba PT, Sterling MM, Treleaven JM, Edwards SL, Jull GA.
Cervical range of motion discriminates between asymptomatic persons and those with whiplash.
Spine. 2001 Oct 1; 26(19): 2090-4.
Comment in: Spine. 2001 Oct 1; 26(19): 2063-4.

18 Kasch H, Stengaard-Pedersen K, Arendt-Nielsen L, Staehelin Jensen T.
Headache, neck pain, and neck mobility after acute whiplash injury: a prospective study.
Spine. 2001 Jun 1; 26(11): 1246-51.

19 Pfirrmann CW, Binkert CA, Zanetti M, Boos N, Hodler J.
Functional MR imaging of the craniocervical junction. Correlation with alar ligaments and occipito-atlantoaxial joint morphology: a study in 50 asymptomatic subjects.
Schweiz Med Wochenschr 2000 May 6; 130(18): 645-51.

20 Krakenes J, Kaale BR, Moen G, Nordli H, Gilhus NE, Rorvik J.
MRI assessment of the alar ligaments in the late stage of whiplash injury - a study of structural abnormalities and observer agreement.
Neuroradiology 2002 Jul; 44(7): 617-24.

21 Wilmink JT, Patijn J.
MR imaging of alar ligament in whiplash-associated disorders: an observer study.
Neuroradiology 2001 Oct; 43(10): 859-63.

22 Garcia R Jr, Arrington JA.
The relationship between cervical whiplash and temporomandibular joint injuries: an MRI study.
Cranio 1996 Jul; 14(3): 233-9.

23 Abd-Ul-Salam H, Kryshtalskyj B, Weinberg S.
Temporomandibular joint arthroscopic findings in patients with cervical flexion-extension injury (whiplash): a preliminary study of 30 patients.
J Can Dent Assoc. 2002 Dec; 68(11): 693-6.

24 Heise AP, Laskin DM, Gervin AS.
Incidence of temporomandibular joint symptoms following whiplash injury.
J Oral Maxillofac Surg. 1992 Aug; 50(8): 825-8.

25 Kasch H, Hjorth T, Svensson P, Nyhuus L, Jensen TS.
Temporomandibular disorders after whiplash injury: a controlled, prospective study.
J Orofac Pain 2002 Spring; 16(2): 118-28.

26 Weinberger LM.
Cervico-occipital pain and its surgical treatment: the myth of the bony millstones.
Am J Surg. 1978 Feb; 135(2): 243-7.

27 Lu J, Ebraheim NA.
Anatomic considerations of C2 nerve root ganglion.
Spine. 1998 Mar 15; 23(6): 649-52.
Comment in: Spine. 1999 Feb 1; 24(3): 308-9.

28 Keith WS.
'Whiplash'-injury of the 2nd cervical ganglion and nerve.
Can J Neurol Sci. 1986 May; 13(2): 133-7.

29 Magnusson T.
Extracervical symptoms after whiplash trauma.
Cephalalgia 1994 Jun; 14(3): 223-7; discussion 181-2.

30 Ellis SJ.
Tremor and other movement disorders after whiplash type injuries.
J Neurol Neurosurg Psychiatry. 1997 Jul; 63(1): 110-2.

31 Tjell C, Tenenbaum A, Rosenhall U.
Auditory function in whiplash-associated disorders.
Scand Audiol. 1999; 28(4): 203-9.

32 Hildingsson C, Wenngren BI, Bring G, Toolanen G.
Oculomotor problems after cervical spine injury.
Acta Orthop Scand. 1989 Oct; 60(5): 513-6.

33 Burke JP, Orton HP, West J, Strachan IM, Hockey MS, Ferguson DG.
Whiplash and its effect on the visual system.
Graefes Arch Clin Exp Ophthalmol. 1992; 230(4): 335-9.

34 Oosterveld WJ, Kortschot HW, Kingma GG, de Jong HA, Saatci MR.
Electronystagmographic findings following cervical whiplash injuries.
Acta Otolaryngol. 1991; 111(2): 201-5.

35 Toglia JU.
Acute flexion-extension injury of the neck. Electronystagmographic study of 309 patients.
Neurology. 1976 Sep; 26(9): 808-14.

36 Chester JB Jr.
Whiplash, postural control, and the inner ear.
Spine. 1991 Jul; 16(7): 716-20.

37 Rubin AM, Woolley SM, Dailey VM, Goebel JA.
Postural stability following mild head or whiplash injuries.
Am J Otol. 1995 Mar; 16(2): 216-21.
Comment in: Am J Otol. 1996 Jan; 17(1): 172-4.

38 Mallinson AI, Longridge NS.
Dizziness from whiplash and head injury: differences between whiplash and head injury.
Am J Otol. 1998 Nov; 19(6): 814-8.
Comment in:
Am J Otol. 1999 Jul; 20(4): 558-9.
Am J Otol. 1999 Sep; 20(5): 700-1.

39 Gimse R, Bjorgen IA, Tjell C, Tyssedal JS, Bo K.
Reduced cognitive functions in a group of whiplash patients with demonstrated disturbances in the posture control system.
J Clin Exp Neuropsychol 1997 Dec; 19(6): 838-49.

40 Knibestol M, Hildingsson C, Toolanen G.
Trigeminal sensory impairment after soft-tissue injury of the cervical spine.
A quantitative evaluation of cutaneous thresholds for vibration and temperature.
Acta Neurol Scand 1990 Oct; 82(4): 271-6.

41 Sterner Y, Toolanen G, Knibestol M, Gerdle B, Hildingsson C.
Prospective study of trigeminal sensibility after whiplash trauma.
J Spinal Disord. 2001 Dec; 14(6): 479-86.

42 Yamaguchi M.
    Incidence of headache and severity of head injury.
    Headache 1992 Oct; 32(9): 427-31.

43 Lane JC, Arciniegas DB.
    Post-traumatic Headache.
    Curr Treat Options Neurol 2002 Jan; 4(1): 89-104.

44 Balla J, Karnaghan J.
    Whiplash headache.
    Clin Exp Neurol. 1987; 23: 179-82.

45 Dumas JP, Arsenault AB, Boudreau G, Magnoux E, Lepage Y, Bellavance A, Loisel P.
    Physical impairments in cervicogenic headache: traumatic vs. nontraumatic onset.
    Cephalalgia. 2001 Nov; 21(9): 884-93.

46 Ide M, Ide J, Yamaga M, Takagi K.
    Symptoms and signs of irritation of the brachial plexus in whiplash injuries.
    J Bone Joint Surg Br. 2001 Mar; 83(2): 226-9.
    Comment in: J Bone Joint Surg Br. 2001 Aug; 83(6): 931.

47 Kai Y, Oyama M, Kurose S, Inadome T, Oketani Y, Masuda Y.
    Neurogenic thoracic outlet syndrome in whiplash injury.
    J Spinal Disord. 2001 Dec; 14(6): 487-93.
    Comment in: J Spinal Disord Tech. 2002 Aug; 15(4): 334-5.

48 Capistrant TD.
    Thoracic outlet syndrome in whiplash injury.
    Ann Surg. 1977 Feb; 185(2): 175-8.

49 Moog M, Quintner J, Hall T, Zusman M.
    The late whiplash syndrome: a psychophysical study.
    Eur J Pain 2002; 6(4): 283-94

50 Curatolo M, Petersen-Felix S, Arendt-Nielsen L, Giani C, Zbinden AM, Radanov BP.
    Central hypersensitivity in chronic pain after whiplash injury.
    Clin J Pain 2001 Dec; 17(4): 306-15.

Radiofrequency PART II

51 Koelbaek Johansen M, Graven-Nielsen T, Schou Olesen A, Arendt-Nielsen L.
Generalised muscular hyperalgesia in chronic whiplash syndrome.
Pain 1999 Nov; 83(2): 229-34.

52 Serra LL, Gallicchio B, Serra FP, Grillo G, Ferrari M.
BAEP and E.M.G. changes from whiplash injuries.
Acta Neurol (Napoli). 1994 Dec; 16(5-6): 262-70.

53 Kischka U, Ettlin T, Heim S, Schmid G.
Cerebral symptoms following whiplash injury.
Eur Neurol. 1991; 31(3): 136-40.

54 Lorberboym M, Gilad R, Gorin V, Sadeh M, Lampl Y.
Late whiplash syndrome: correlation of brain SPECT with neuropsychological tests and P300 event-related potential.
J Trauma 2002 Mar; 52(3): 521-6.

55 Otte A, Ettlin TM, Nitzsche EU, Wachter K, Hoegerle S, Simon GH, Fierz L, Moser E, Mueller-Brand J.
PET and SPECT in whiplash syndrome: a new approach to a forgotten brain?
J Neurol Neurosurg Psychiatry 1997 Sep; 63(3): 368-72.

56 Kasch H, Stengaard-Pedersen K, Arendt-Nielsen L, Staehelin Jensen T.
Pain thresholds and tenderness in neck and head following acute whiplash injury: a prospective study.
Cephalalgia. 2001 Apr; 21(3): 189-97.
Comment in: Cephalalgia. 2002 Sep; 22(7): 560-2.

57 Schmand B, Lindeboom J, Schagen S, Heijt R, Koene T, Hamburger HL.
Cognitive complaints in patients after whiplash injury: the impact of malingering.
J Neurol Neurosurg Psychiatry 1998 Mar; 64(3): 339-43.

58 Cassidy JD, Carroll LJ, Cote P, Lemstra M, Berglund A, Nygren A.
Effect of eliminating compensation for pain and suffering on the outcome of insurance claims for whiplash injury.
N Engl J Med 2000 Apr 20; 342(16): 1179-86.

59 Schrader H, Obelieniene D, Bovim G, Surkiene D, Mickeviciene D, Miseviciene I, Sand T.
Natural evolution of late whiplash syndrome outside the medicolegal context.
Lancet. 1996 May 4; 347(9010): 1207-11.

Lancet. 1996 Jul 13; 348(9020): 124-5; discussion 125-6.
Lancet. 1996 Jul 13; 348(9020): 124; discussion 125-6.
Lancet. 1996 Jul 13; 348(9020): 125; discussion 125-6.

60 Obelieniene D, Schrader H, Bovim G, Miseviciene I, Sand T.
    Pain after whiplash: a prospective controlled inception cohort study.
    J Neurol Neurosurg Psychiatry 1999 Mar; 66(3): 279-83.

61 Ferrari R, Obelieniene D, Russell A, Darlington P, Gervais R, Green P.
    *Laypersons' expectation of the sequelae of whiplash injury. A cross-cultural comparative study
    between Canada and Lithuania.*
    Med Sci Monit. 2002 Nov; 8(11): CR728-34.

62 Freeman MD, Croft AC, Rossignol AM, Weaver DS, Reiser M.
    A review and methodologic critique of the literature refuting whiplash syndrome.
    Spine 1999 Jan 1;24(1): 86-96.

63 Swartzman LC, Teasell RW, Shapiro AP, McDermid AJ.
    The effect of litigation status on adjustment to whiplash injury.
    Spine. 1996 Jan 1; 21(1): 53-8.

64 Mayou R, Bryant B.
    Psychiatry of whiplash neck injury.
    Br J Psychiatry 2002 May; 180: 441-8

65 Sapir DA, Gorup JM.
    *Radiofrequency medial branch neurotomy in litigant and nonlitigant patients with cervical whiplash:
    a prospective study.*
    Spine 2001 Jun 15; 26(12): E268-73.

66 Wallis BJ, Lord SM, Bogduk N.
    *Resolution of psychological distress of whiplash patients following treatment by radiofrequency
    neurotomy: a randomised, double-blind, placebo-controlled trial.*
    Pain 1997 Oct; 73(1): 15-22.

67 Wallis BJ, Bogduk N.
    Faking a profile: can naive subjects simulate whiplash responses?
    Pain. 1996 Aug; 66(2-3): 223-7.

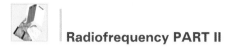

68 Drottning M, Staff PH, Sjaastad O.
Cervicogenic headache (CEH) after whiplash injury.
Cephalalgia 2002 Apr; 22(3): 165-71.

69 Lord SM, Barnsley L, Wallis BJ, McDonald GJ, Bogduk N.
Percutaneous radio-frequency neurotomy for chronic cervical zygapophyseal-joint pain.
N Engl J Med 1996 Dec 5; 335(23): 1721-6.

70 McDonald GJ, Lord SM, Bogduk N.
Long-term follow-up of patients treated with cervical radiofrequency neurotomy for chronic neck pain.
Neurosurgery 1999 Jul; 45(1): 61-7; discussion 67-8.

71 Algers G, Pettersson K, Hildingsson C, Toolanen G.
Surgery for chronic symptoms after whiplash injury. Follow-up of 20 cases.
Acta Orthop Scand 1993 Dec; 64(6): 654-6.

4_ 안면통
(Facial pain)

진단(Diagnosis)

안면통은 전형적인 삼차신경통을 나타냈으나, 적절한 단어와 진단적 정의가 어려워 잘 정의되기 어려운 군으로의 점차적인 전환이 있다. 비정형 안면통이란 단어는 서로 다른 원인의 여러 통증증후군의 집합소이다. 더욱이 안면통은 더 이상 안면으로 부터의 통증과 동의어는 아니다. 목으로 부터의 연관통이 흔하며 이는 환자가 증상의 일부로 목의 통증을 얘기함으로써 구별할 수 있다. 그러나 연관성 안면통이 워낙 심하므로 환자는 흔히 목에 문제가 있다는 것을 부정한다.

여러 가능성을 목록화하면 진단적 정의가 확실하고 완벽해 진다는 잘못된 인식을 갖을 수 있다. 독자는 이런 오류에 주의해야 한다. 다음은 이런 점을 염두에 두고 목록을 제공하는 것이다.

1) 삼차신경통
    - 정형 삼차신경통(typical trigeminal neuralgia)
    - 비정형 삼차신경통(Atypical trigeminal neuralgia)
2) 삼차신경병증(Trigeminal neuropathy)
3) 구강상악 병(Oromaxillary pathology)과 동반되는 조건
    - 치료되지 않은 병(Untreated pathology)
    - 구강상악 수술(Oromaxillary surgery) 후에
4) 경추부로 부터의 연관통
5) 알려진 병과 동반되지 않는 경우(비정형 안면통, Atypical facial pain)
    - 정신과적 요소(Psychological factors) 때문
    - 알수없는 이유(Unknown origin)

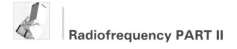
6) 신경병성 안면통(Neuropathic facial pain)
- 대상포진후 신경통(Postherpetic neuralgia)
- 사고나 고의적인 신경외상(Accidental or intentional nerve trauma) 후에

삼차신경통(Trigeminal neuralgia)

이는 말할 필요가 없는 잘 정의되고 잘 알려진 사실이다. 이 환자들은 삼차신경의 하나 이상의 가지에서 짧은 기간 동안 날카롭고 쏘는(sharp, shooting) 통증이 오며 특히 접촉에 의해 악화된다. 이를 소위 "통증 유발 부위(trigger area)"라고 하며 환자가 통증을 경험하는 삼차신경 가지와 항상 일치하지는 않는다. 예를 들면 제 1지에 통증이 있는 많은 환자들이 제 2지에 통증 유발부위를 갖고 있다.

전형적인 경우 통증이 나타나는 사이의 기간은 통증이 전혀 없으나 항상 그렇지는 않다. 42%에서 잔여통증(residual pain)이 보고되었는데[1] 이 경우 삼차신경통 및 비정형 안면통이 혼재되어 있다. 어떤 환자는 삼차신경통이 나타나기 전에 지속적인 통증을 보인 경우도 있다. 이 경우를 두 질병 사이에 연결성이 있는 것으로 보고 저자는 "전 삼차신경통(pretrigeminal neuralgia)"이라는 지속적 유형의 두통으로 명명하였다.

두 유형 사이에는 확실한 정의가 있으므로 혼동되는 단어이다. 만약 비정형 안면통에 확실히 전형적인 어떤 것이 있다면 전격통(shooting pain)은 없으나 통증이 쉴사이 없고, 지겨우며, 깊고, 저린감이 있는(unremitting, boring, deep quality, feeling of numbness)것일 것이다. 이는 정형과 비정형 삼차신경통에는 없다. 따라서 삼차신경병증으로서 삼차신경통의 지속적 유형으로 기록하는 것이 낫다.

삼차신경통은 50세 이상의 노인에 흔하지만 아주 젊은 사람도 가능하다. 저자의 경우 23세가 가장 젊다. 삼차신경근을 혈관이 누르는 것으로 생각되나, 증상적일 수도 있다. 많은 사람에서 다발성경화증에 동반될 수도 있다. 질병의 첫 증상일 수도 있으나 대개는 진단 후 평균 12년에 늦게 증상이 나타난다[2]. 이 연구에서 22명중 6명에서 비정형 삼차신경통이 있었고 17명은 뇌간이 관여된 징후가 있었다. 이 환자들에서 통증이 중추신경계 내의 플라크(plaque)에 의한 것인지 확실치는 않으나 환자 간에 뇌간의 관여 유무의 정확한 구별은 없었다. 삼차신경통은 신경섬유종(neurinoma)에 의해 발생될 수도 있는데 증상적 치료가 고려되기 전까지 대개 제외된다.

삼차신경통을 갖는 소수의 사람들은 관여된 부위에 국소적 저린감(focal numbness)을 보이는데 삼차신경 유발전위(trigeminal evoked potential) 실험에서 35%까지 이상을 보였다[3]. 이런 상황은 증상적 삼차신경통에서는 확실히 높은데 60%에서 감각소실 혹은 비정상적 각막반응(corneal reflex)을 보인다. 확실히 감각결손(sensory deficit)은 잘 모르는 채 지나간다. 반대상황이 비정형 안면통에서는 사실이다.

비정형 안면통에서의 상황은 더욱 복잡하다. 이 환자들은 수초보다는 수분의 좀더 긴 시간 통증이 오고 통증 사이에 잔여통이 있고 유발이 덜 확실하다. 이들은 진성 삼차신경통이라고 여겨지는데 삼차신경근을 감압 시 반응하기 때문이다. 이 결과는 신뢰가 덜 가는데 통증 재발까지의 간격은 확실히 짧다[4]. 갓세르 신경절의 열응고 치료 시에도 동일하다[5]. 정형 및 비정형 삼차신경통은 같은 질환의 진행 상황이라는 제안도 있어왔다. 이것이 사실인 경우 정형적 유형을 치료하지 않고 남겨두는 경우 결국 비정형 유형이 초래된다[6].

삼차신경병증(Trigeminal neuropathy)

삼차신경병증성 통증은 다양한 강도의 항시적, 비 유발적, 쉴사이 없는 편측성 안면통으로 표현된다. 이 경우 비정형 안면통은 간헐적 및 항시적 유형사이에서 중복되는 증후군이 될 것이다[7]. 이 환자들은 감각소실, 비정상적인 깜빡임, 턱반사와 같은 뇌간반사[8]로 나타나는 삼차신경계의 확실한 병리가 있다. 이런 개념으로 볼때 삼차신경통은 신경뿌리진입부(root entry zone) 부위에서 압박과 탈수초(demyelinization)와 관련이 있는 반면에 삼차신경병증은 좀더 말초 병소들로부터 기인한다.

구강상악 병(Oromaxillary pathology)과 동반되는 조건

구강상악 및 코부위 병의 제외는 안면통 환자의 진단적 논리체계에 필요하다. 대부분의 저자는 원인이 되는 병은 매우 예외적인 경우만 발견된다는데 동의한다. 물론 다른 의견도 있다[9]. 반면 좋은 의도였으나 잘못 조언하여 그 부위에 수술이 이뤄진 후 통증이 자주 일어난다. 후향적 연구에 의하면 수술한 경우 50% 이상에서 통증이 확실히 악화되었다[10]. 잘못된 수술은 결국 치료에도 잘 안듣고 복잡하면서 복합부위 통증증후군 양상의 통증을 야기할 수 있다. 수술은 발치, 근관치료술, 측두하악관절 수술, 상악

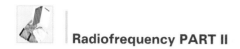
동 수술, 코의 비대칭 수술을 포함할 수 있다.

경추부로 부터의 연관통(Referred pain from the cervical region)

제 2과에서 논의 되었듯이 경추척수(Cervical cord)의 두측부분과 삼차신경계는 무한한 연결이 있다. 그러므로 목 통증이 안면으로 연관되는 것은 당연하다. 이 경우 환자는 경추통을 말할 수도, 혹은 안할 수도 있다. 이 상황은 진찰에 의해서만 나타나고 안면통에서 생략되면 안 된다. 이런 유형의 통증을 야기하는 목에서의 특별한 구조는 없다. 아주 제한된 후관절통에 기인하는 경우는 드물다. 좀 더 흔하기는 대개 분절신경 중의 하나가 포함되는데 C3가 가장 많이, C2가 다음, 또한 C1도 얼굴에 연관통이 가능하다.

비정형 안면통(Atypical facial pain)

이제 남은 것은 진성 비정형 안면통이다. 이의 가장 전형적 부위는 코의 기저부와 상악부이다. 삼차신경통보다 약간 이른 30-50세에 흔하고 여자:남자가 약 3:1이다. 비정형 안면통은 지속적이고 둔하면서 깊은 통증이며 저린 느낌을 동반한다. 많은 환자에서 삼차신경 유발전위가 정상이므로 주관적이다[3]. 이런 경우 정신적 장애에 대한 논쟁으로 해석될 수 있다. 뇌간이상은 청각 유발전위에 기초하여 보고되었다[11]. 그러나 삼차신경병증을 가진 경우가 있으므로 혼동이 갈 수 있다[11].

비정형 안면통이 있는 환자는 통증에 관해 볼 때 흔히 성격장애(personality disturbance)를 갖는 것으로 의심되는데 사실 긴장성 두통, 신경혈관 두통, 측두상악관절 기능장애 환자보다 MMPI 검사에서 점수가 높다[12].

신경병증성 안면통(Neuropathic facial pain)

대상포진후 신경통은 얼굴에 나타났을 때 특히 혼란스럽다. 대개 삼차신경 제 1지가 관여되고 각막 무감각(corneal anesthesia)을 동반하며 흔히 눈의 합병증을 동반한다. 이 종류의 통증은 초기에 중추화 된다. 뇌간의 저순환이 병의 급성기 두달 후에 기록되었다[13].

신경병증성 안면통은 갓세르 신경절 혹은 삼차신경 가지 중의 하나를 시술 후 나타날 수 있다. 무감각

통증(Anesthesia dolorosa), 각막 무감각과 궤양이 갓세르 신경절의 열응고 후 나타날 수 있는 합병증이다. 삼차신경의 가지는 우연히 손상받을 수 있다. 이는 사랑니 발치 시 하치조신경(inferior alveolar nerve)에서 볼 수 있으며 의도적으로 손상 받을 수도 있다. 안와하 신경(Infraorbital nerve) 파괴가 삼차 신경통 혹은 다른 안면통 증후군의 치료로 행해져 왔다. 같은 적응증으로 안와상 신경의 절단 (sectioning)도 이뤄졌다. 이는 이질통, 과민증 같은 탈신경 후유증을 야기할 수 있다. 안와상 신경은 큰 피부부위를 신경지배 하므로 특히 어렵다.

치료(Treatment)

젊고 건강한 사람은 미세혈관 감압술(microvascular decompression)이 치료의 선택이다. 이 경우 성공율이 높고 열응고시 문제가 되는 감각손실이 없다. 만약 합병증이 있다면 안면허약, 청각소실[14], 혹은 드물게 심각한 신경손상[15]이 예견된다. 다발성경화증 환자의 경우 삼차신경[16]의 일부절제가 동반된다면 이 시술이 효과가 있다[16]. 이 환자에서 좀더 중추성 기전의 가능성이 높으므로 논란이 될 수 있다.

제통 기간은 미세혈관 감압술이 갓세르 신경절 열응고 보다 길다. 그러나 재발 시가 문제다. 재수술시 재발성 혈관압박은 드물다[17]. 신경의 부분 절제가 선택이다. 그러나 재 수술시 합병증 비율이 확실히 높으므로 열응고와 같은 다른 방법이 요구된다[17, 18]. 그러나 수술한 사람에서 열응고의 양상은 덜 양호하다[19].

갓세르 신경절 열응고는 Sweet 와 Wepsic[20]에 의해 시작되었는데 각각 장단점이 있다. 이 방법은 이환율이 낮고 사망률은 없다. 통증재발 보고는 기술이 다르므로 매우 다양하다. 만약 심각한 감각손실이 야기되면 재발은 적다[19, 21]. 그러나 이 방법은 안면감각의 소실 및 동반되는 감각이상(paresthesia)이 이 시술의 부작용의 80%이다. 그러므로 조기재발과 고빈도의 감각이상 혹은 그 반대중의 하나를 선택해야 한다. 다른 합병증으로[22] 교근 허약과 마비(4.1%), 무감각통증(1%), 각막염(0.6%), 뇌신경 III, IV의 일시적 마비(0.8%), 아주 드물게 외전 신경마비(abducent nerve palsy)가 있다[23].

결국 어떤 방법이던 부작용은 있다. 결과는 좋으나 두 방법 다 합병증이 있다. 이중 몇은 심각하며 어떤 경우도 환자를 심각하게 괴롭힌다. 열응고 후의 이상감각(dysesthesia)은 큰 문제없는 합병증으로 시술자는 얘기하지만 환자가 받아드리기는 심각하게 얘기한다.

그렇다면 박동성 고주파가 삼차신경통에 좋은 해결책이 될 것인가. 이것은 예견하기 매우 어렵다. 우리가 보아왔듯이 삼차신경통은 매우 예외적인 경우이며 신경손상에 독특한 반응을 보이기도 한다. 따라서 박동성 고주파가 무엇을 할지는 추측해 볼 문제이다. 그것은 시도되어 왔고 저자가 소식을 들은 바로는 복합적이다. 최근 6명의 환자에 대한 연구결과가 발표 되었는데[24] 이 보고를 분석하는데는 아직 매우 유의해야 한다. 삼차신경통의 자연적 경과는 매우 다양하며 이것이 많은 유형의 치료가 부분적인 성공만을 이룬 이유이다. 맹검연구만이 해답을 줄수있는 유일한 방법이다.

만약 박동성 고주파가 도움을 준다면 감각손상의 완전소실이 전혀 없다는 것이 가장 큰 장점이고 이상감각도 거의 일어나지 않을 것이다. 반면 조기 통증재발은 열응고술 후 통증의 재발이 감각소실 정도와 반비례하므로 생기기 쉽다. 그러나 매우 간단한 시술을 종종 시행하는 것은 가치가 있을 것이다.

수기(Technique)
결국 갓세르 신경절에 SMK 10 바늘을 삽입하는 방법이다.

1) 측면 조영상 흔히 입의 구석에서 3 cm 가 진입점이나 이 부위의 해부학적 개인차가 심하고 이렇게 하는 경우 너무 앞쪽 혹은 뒤쪽이 되는 경우가 있고 각이 진 출구에 전극이 끼는 경우가 있다. 이 문제는 난원공(oval foramen)을 우선 찾고 터널시야 방법을 사용하는 것으로 해결된다. 이를 위해 영상강화장치가 환자의 흉곽에 접촉하기에는 너무 크므로 방사선 방향을 반대로 하여 상악의 바로 측면, 하악돌기의 바로 내측에 위치하도록 C-ARM의 위치를 맞춘다(그림 4-1 A, B)
난원공의 모양은 방사선의 각도에 따라 수평면에서 변한다. 수직방향 일수록 난원공이 좀더 둥글게, 수평할수록 길죽하게 보이는데 원래의 모습대로 타원형으로 맞추는 것이 좋다.
2) 목표점 위에 진입점이 맞추어 지는데 입의 구석에 따라 개인차가 심하다. 진입점은 하악의 바로 위지만 다소 상부로 상악에 가까울 수도 있다. 이 방법에 따르면 바늘 진입시 크게 놀라는 경우는 매

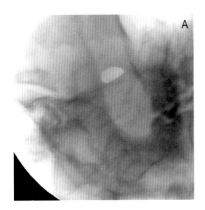
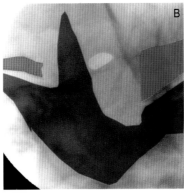

그림 4-1 비스듬 투영하에서 난원공과 주위의 구조
A. 방사선
B. 하악(흑색), 상악(청색), 광대활 (zygomatic arch, 적색)을 보여 주는 도해

우 드물다.

3) 치료목표가 되는 삼차신경 가지도 진입점의 결정에 영향을 준다. 제 1지는 목표점이 다소 내측, 상측, 깊으며, 제 3지는 좀 더 외측, 하측이며 덜 깊다(그림 4-2, A, B). 그림 4-3은 제 2지의 삼차신경통을 가진 환자에서 비스듬 및 측면 투영을 나타낸다.

4) 만약 박동성 고주파로 하기로 결정되었으면 이후의 수기는 간단하다. 통증유발 부위에 해당되는 신경절의 부위에 전극이 위치되었는지 알기 위해 전통적 방법으로 자극한다. 이미 기술했듯이 이것이

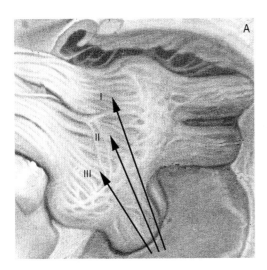
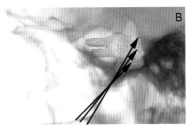

그림 4-2 여러 삼차신경 가지를 위한 적절한 바늘의 위치
A. 해부학적
B. 측면 방사선 투영상

293

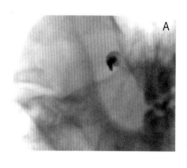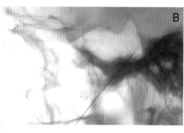

그림 4-3 삼차신경 제 2지 환자의 바늘 위치
A. 비스듬 투영
B. 측면 투영

통증부위와 항상 일치할 필요는 없다. 이때 표준 박동성 고주파는 45V, 120초로 시행한다. 이 방법은 잘 견딜 수 있고 운동반응이 심하지 않은 경우 추가적으로 진정이나 전신마취가 필요치 않다. 그것은 흔하지는 않다.

삼차신경병증(Tigeminal neuropathy)

갓세르 신경절 박동성 고주파의 좋은 적응증이다. 비정형 안면통에 대해 몇몇 보고자들이 좋다고 얘기하나 본인의 결과와 다르고, 사실 이 책에서 거론하는 용어로 볼 때 비정형안면통이 아니고 삼차신경병증이 있다.

구강상악병과 관련된 상황들(Conditions associated with oromaxillary pathology)

이 환자의 일부는 접형구개 신경절의 박동성 고주파시 더 이점이 많다. 이는 다분히 경험에 의하며 그 신경절은 작용기전을 얘기하기 어려운, 사실 복잡한 신경중심(neural center) 이다[25]. 이 환자들에서 갓세르 신경절을 박동성 고주파로 치료한 경험은 없다.

경추부로 부터의 연관통(Referred pain from the cervical region)

이런 가능성을 항상 마음에 간직해야 하는것은 스트레스가 아니다. 이 경우 의심가면 진단을 위해 C3 신경의 진단적 차단을 해보는 것이 좋고, 젊은 사람은 건강한 치아를 모두 발치한 경우가 흔하다. 경추부가 원인인 통증은 국소조건에 따라 치료하는데 C3와 C1가 박동성 고주파의 적합한 대상이다. 이것이 실패한다면 상경추 신경절(superior cervical ganglion)을 진단적 차단해 볼 필요가 있고 성공하면 이곳에 박동성 고주파를 시행한다.

비정형안면통(Atypical facial pain)

이런 환자의 경우 치료는 대개 보존적으로 하고 정신과 의사에게 우선 자문하는데 환자가 우울증이 있거나 정신적으로 문제 있는 환자에게 침습적 시술을 하는 것은 문제가 있다. 이는 통증을 증가시키거나 이 방법을 3주 마다 하도록 강요하는 결과가 초래된다. 따라서 시도적인 치료조차도 현명하지 않다. 어떠한 바늘삽입도 하지 않는다. 정신적 문제가 없다면 접형구개 신경절 고주파가 시도될 수 있는데 저자의 경우 갓세르 신경절에서의 경험은 실망스럽다.

경고(Warning)

갓세르 신경절의 열응고는 단지 삼차신경통 에서만 실시하며 이를 지키지 않는 경우 통증이 심하게 더 증가한다.

신경병증성 안면통(neuropathic facial pain)

희망이 없는 경우이며 복잡한 신경외과 수술에서 흔하다. 미측 후근진입부(Caudalis dorsal root entry zone, DREZ)) 병소화가 불응성 삼차신경통, 비정형 두통과 안면통, 외상후 폐쇄성 두부손상, 수술후 무통감각증, 다발성 경화증, 뇌간경색, 대상포진후 신경통과 암성관련 통증에 사용되었다[26]. 술후 76%에서, 1년 후 67%에서 결과가 좋았다. 이 수술은 60%에서 일시적인 운동실조(ataxia)를 보였다. 간혹 일년 후 에도 약간 남아있는 경우도 있었다.

삼차신경로 차단술(Trigemianl tractotomy)[27](그림 4-4)은 같은 적응증에서 하는 경피기술이며 많은 경험과 훈련이 필요하고 경험자의 경우 좋은 결과를 보인다. 미측 후근진입부-병소화와 비슷한 정도로 좋은 결과를 보인다. 배측 척수소뇌로(Dorsal spinocerebellar tract)의 병소화로 인한 운동실조는 경하며 2주내 소실된다.

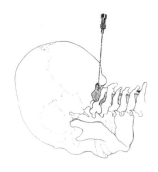

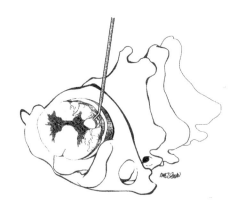

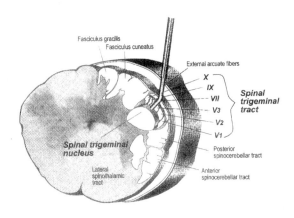

그림 4-4 경피 삼차신경로 차단술의 원칙과 수기를
나타내는 도해
이 그림은 터어키 앙카라 대학의 신경외과 Y. Kanpolat
교수의 허락하에 게재됨.

References

1 Juniper RP, Glynn CJ.
Association between paroxysmal trigeminal neuralgia and atypical facial pain.
Br J Oral Maxillofac Surg. 1999 Dec; 37(6): 444-7.

2 Jensen TS, Rasmussen P, Reske-Nielsen E.
Association of trigeminal neuralgia with multiple sclerosis: clinical and pathological features.
Acta Neurol Scand. 1982 Mar; 65(3): 182-9.

3 Mursch K, Schafer M, Steinhoff BJ, Behnke-Mursch J.
Trigeminal evoked potentials and sensory deficits in atypical facial pain - a comparison with results in trigeminal neuralgia.
Funct Neurol. 2002 Jul-Sep; 17(3): 133-6.

4 Tyler-Kabara EC, Kassam AB, Horowitz MH, Urgo L, Hadjipanayis C, Levy EI, Chang YF.
Predictors of outcome in surgically managed patients with typical and atypical trigeminal neuralgia: comparison of results following microvascular decompression.
J Neurosurg. 2002 Mar; 96(3): 527-31.
Comment in: J Neurosurg. 2003 Mar; 98(3): 647; author reply 647-8.

5 Yoon KB, Wiles JR, Miles JB, Nurmikko TJ.
Long-term outcome of percutaneous thermocoagulation for trigeminal neuralgia.
Anaesthesia. 1999 Aug; 54(8): 803-8.

6 Burchiel KJ, Slavin KV.
On the natural history of trigeminal neuralgia.
Neurosurgery. 2000 Jan; 46(1): 152-4; discussion 154-5.

7 Burchiel KJ.
Trigeminal neuropathic pain.
Acta Neurochir Suppl (Wien). 1993; 58: 145-9.

8 Jaaskelainen SK, Forssell H, Tenovuo O.
Electrophysiological testing of the trigeminofacial system: aid in the diagnosis of atypical facial pain.
Pain. 1999 Mar; 80(1-2): 191-200.

9 Fricton JR.
Atypical orofacial pain disorders: a study of diagnostic subtypes.
Curr Rev Pain. 2000; 4(2): 142-7.

10 Israel HA, Ward JD, Horrell B, Scrivani SJ.
Oral and maxillofacial surgery in patients with chronic orofacial pain.
J Oral Maxillofac Surg. 2003 Jun; 61(6): 662-7.

11 Ramani V.
Brainstem auditory evoked potentials in atypical facial neuralgia.
J Oral Maxillofac Surg. 1985 Jan; 43(1): 35-7.

12 Mongini F, Ferla E, Maccagnani C.
MMPI profiles in patients with headache or craniofacial pain: a comparative study.
Cephalalgia. 1992 Apr; 12(2): 91-8.
Comment in: Cephalalgia. 1992 Apr; 12(2): 68.

13 Doi N
Department of psychiatry, Ebara Metropolitan General Hospital, Tokyo, Japan.
Personal communication.

14 Kuchta J, Moller AR, Wedekind C, Jannetta PJ.
Delayed hearing loss after microvascular decompression of the trigeminal nerve.
Acta Neurochir (Wien). 1998; 140(1): 94-7.

15 Hung CM, Kang HM, Shen CH, Yang TC, Wu CC, Ho WM.
Contralateral neurologic deficits following microvascular decompression surgery - a case report.
Acta Anaesthesiol Sin. 2002 Jun; 40(2): 91-5.

16 Resnick DK, Jannetta PJ, Lunsford LD, Bissonette DJ.
Microvascular decompression for trigeminal neuralgia in patients with multiple sclerosis.
Surg Neurol. 1996 Oct; 46(4): 358-61; discussion 361-2.

17 Kureshi SA, Wilkins RH.
Posterior fossa reexploration for persistent or recurrent trigeminal neuralgia or hemifacial spasm: surgical findings and therapeutic implications.
Neurosurgery. 1998 Nov; 43(5): 1111-7.

18 Rath SA, Klein HJ, Richter HP.
Findings and long-term results of subsequent operations after failed microvascular decompression for trigeminal neuralgia.
Neurosurgery. 1996 Nov; 39(5): 933-8; discussion 938-40.

19 Latchaw JP Jr, Hardy RW Jr, Forsythe SB, Cook AF.
Trigeminal neuralgia treated by radiofrequency coagulation.
J Neurosurg. 1983 Sep; 59(3): 479-84.

20 Sweet WH, Wepsic JG.
Controlled thermocoagulation of trigeminal ganglion and rootlets for differential destruction of pain fibers. 1. Trigeminal neuralgia.
J Neurosurg. 1974 Feb; 40(2): 143-56.

21 Moraci A, Buonaiuto C, Punzo A, Parlato C, Amalfi R.
Trigeminal neuralgia treated by percutaneous thermocoagulation. Comparative analysis of percutaneous thermocoagulation and other surgical procedures.
Neurochirurgia (Stuttg). 1992 Mar; 35(2): 48-53.

22 Kanpolat Y, Savas A, Bekar A, Berk C.
Percutaneous controlled radiofrequency trigeminal rhizotomy for the treatment of idiopathic trigeminal neuralgia: 25-year experience with 1,600 patients.
Neurosurgery. 2001 Mar; 48(3): 524-32; discussion 532-4.

23 Kanpolat Y, Savas A, Berk C.
Abducens nerve palsy after radiofrequency rhizolysis for trigeminal neuralgia: case report
Neurosurgery. 1999 Jun; 44(6): 1364.

24 Van Zundert J, Brabant S, Van de Kelft E, Vercruyssen A, Van Buyten JP.
Pulsed radiofrequency treatment of the Gasserian ganglion in patients with idiopathic trigeminal neuralgia.
Pain 2003. 104/3, 449-452.

25 Day M.
Sphenopalatine Ganglion Analgesia.
Curr Rev Pain. 1999; 3(5): 342-347.

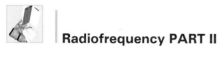

26 Bullard DE, Nashold BS Jr.
The caudalis DREZ for facial pain.
Stereotact Funct Neurosurg. 1997; 68(1-4 Pt 1): 168-74.

27 Kanpolat Y
Percutaneous stereotactice pain procedures: Percutaneous Cordotomy, Extralemniscal Myelotomy, Trigeminal Tractotomy-Nucleotomy.
In: Surgical Management of Pain. Burchiel KJ, ed. Thieme, New York, Stuttgart, 2002 pp. 745-761; comment: 761-762.

5_ 경추 내측지 차단
(The medial branch procedure)

경추 내측지에 대한 고주파 시술은 전통적으로 가장 성공적인 고주파시술 중의 하나였다. 시술은 Shealy[1]가 처음 시도했으나 이때는 큰 열전대 전극만 사용가능 하였는데 이는 경추시술에는 부적합하였다. 이 시술이 대량 시행된 것은 1980년에 SMK 체계가 개발된 이후였다. 외상 후 환자에서의 효능은 이중맹검 연구[2]에 의해 증명되어 왔으나 이 방법은 외상을 입지 않은 경추 통증에도 똑같이 효과적이다. 이는 퇴행성 변화들 혹은 자세이상에 의한 경우이다. 이는 또한 경추성 두통의 치료에도 효과적이다[3].

1980년대와 90년대 초반에는 측면접근법이 일반적 방법이었다. Lord 등[2]이 복와위에서 후방접근법을 소개했다. 이 접근법은 내측지에 평행하게 전극종단을 위치시킨다는데에 기초를 두고있는데 이는 열에 적절한 노출을 위해서는 바람직하다. 이 개념은 실제적인 신경분포를 파괴하여 관절들의 탈신경(denervation)을 생각한다면 가치가 있다. 이 가정은 좀더 논의해야 할 문제이다. 그 이유는 1) 후관절의 실제적 탈신경이 불가능하다. 이는 신경지배가 8-20 분절로부터 오기 때문이다. 후관절로 부터의 어떤 감각신경들은 척주옆 교감신경 줄기(paravertebral sympathtic trunk)로 들어가 여러 위치에서 후근신경절에 이른다[4]. 2) 이는 단순히 열의 역활에 대해 다른 생각을 갖게했던 이유중의 하나였던 측방접근의 임상효과인데 이로 인해 박동성 고주파가 발달하게 되었다. 측방접근 시 23G 전극을 사용하여 내측지가 열에 노출되는 것은 최소한이며 신경을 파괴시키는 것은 확실히 불충분하다. 그런데도 이 기술이 사용되고 있다. 이는 측방접근이 사용된 경추성 두통[3]에서의 예비실험에서 잘 설명된다.

측방접근은 환자가 앙와위로 위치하며 훨씬 견디기 좋은 큰 장점이 있다. 일반적으로 목을 바늘로 찌르는 것은 국소마취를 잘 해서 불편을 줄여 주더라도 하부요추보다 견디기가 더 어렵다. 환자와 쉽게 대화하고 환자를 주시한다면 크게 도움이 된다. 측방접근은 빠르고 잘 견디며 효과적인 방법이므로 이 과에 소개하다.

이 방법은 터널시야(tunnel vision) 방법이 아니므로 임상에서 초보자에게 가르치기는 가장 쉬운 방법

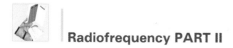

은 아니다. 우리가 보듯이 이 시술에서 방사선 방향은 출현하는 분절신경들과의 접촉을 피하기 위해 사용된다. 방사선 방향을 여러 목적을 위해 사용할 수 없으므로 전극의 방향은 방사선의 방향과 다르다. 진입점은 터널시야 시술처럼 단순히 목표점 위의 피부에 진입점을 표시함으로써 만들어지지는 않는다. 따라서 모든 사람들이 생각하듯 쉬운 것이 아니라 입체적으로 생각해야 한다. 그리고 또 하나 어려운 점은 피부로부터 목표점까지의 거리가 다양하다는 점이다. 이는 그림 5-1에 보듯 위치교정에 필수적인 바늘의 방향 변화에 매우 중요한 양상을 갖는다. 방향잡기가 짧을수록 방향의 변화가 크기 때문에 목이 큰 환자에서 내측지 차단이 기술적으로 쉬운 이유가 된다.

고주파 시술 전 진단적 차단의 유용성에 대한 의견은 매우 다르다. 한번의 단독 진단적 신경차단은 심각한 위양성 반응비율을 나타낸다. 이것이 위약주사와 마찬가지로[5] 서로다른 작용시간을 갖는 국소마취제로 여러 경우에서 차단을 반복하는데 대한 논란의 근간이 된다. 따라서 이 방법은 환자에게 유쾌한 논리체계는 아니다. 여러 열 병소가 일시적이지만 강한 불편함과 영구적인 피부의 탈 신경의 위험을 초

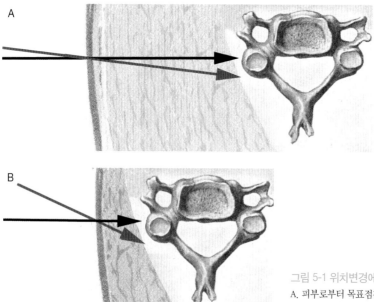

그림 5-1 위치변경에 요구되는 각도
A. 피부로부터 목표점까지 먼 거리
B. 피부로부터 목표점까지 짧은 거리

래하는 광범위하고 파괴적인 열 고주파 시술을 결정할 때, 결정을 내리기 전 최대한의 확실성이 있어야 합리적이다. 역으로, 박동성 고주파를 결정할 때는 불편이 적고 감각손실이 없으므로 진단적 차단과 다량 차단을 할 필요가 있는지는 설명이 어렵다. 진단적 차단을 위한 바늘의 삽입은 고주파 시술시에도 같으므로 간단히 환자의 불편함을 없앨 수 있다.

요 천추부에서는 상황이 다르다는 것도 지적해야 한다. 요 천추부 후관절 위의 압통은 통증의 종류에 특별한 의미는 없다. 그러나 경추에서 후 관절 위에 압통이 있는 경우는 대부분 실제적인 후관절통이 있다는 것을 나타낸다.

대부분의 경우 내측지 차단은 네 곳에서 시행되는데 C3-6의 후일차지를 목표로 한다. 이 곳은 후관절 촉진 시 확진될 수 있는 통증이 있는 부위이다. 만약 필요하다면 C7 위치는 대개 50%의 환자에서 측면접근으로 도달될 수 있다. 만약 경흉추부 합류점의 후관절을 치료해야 한다면 복와위에서 요천추부에 해당되는 방법으로 해야 한다. 이 부위에서는 측돌기가 쉽게 확인되므로 쉽게 할 수 있다.

해부학(Anatomy)

일차후지(Primary posterior rami)는 분절신경을 내고 즉시 외측지와 내측지로 나뉜다. 내측지는 상관절 및 하관절 돌기 사이의 오목한 곳에서 후방으로 달려 위쪽과 아래쪽의 후관절을 신경지배 한다(그림 5-2). C3 위치에서 제 3 후두신경이 머리 뒷부분의 아래쪽 피부를 신경지배 하기위해 후일차지(posterior primary ramus)를 낸다.

도구(Instrumentation)

사용할 수 있는 두 종류의 전극이 있다(그림 5-3).
1) SMK-체계의 짧은 바늘 : 종단온도 측정의 기능이 있다. 그러나 대개 서로 아주 가까운 거리에서 4

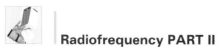
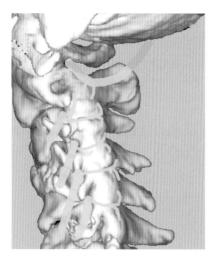

그림 5-2 후관절 신경지배의 도해

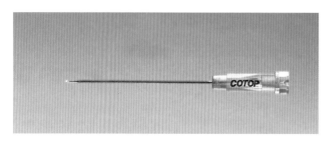

◀그림 5-3
SMK C5 캐뉼라

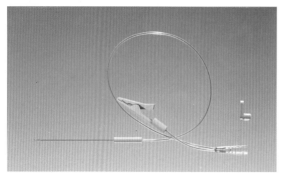

CXE 바늘

개의 바늘을 사용하므로 고주파 탐식자 삽입 시 전극의 위치이동이 쉽게 일어난다. 또한 이 시술동안 온도측정은 필수적인 것은 아니다. 이 부위에서 중심으로 부터의 중요한 전이는 일어나지 않는다. 이는 요추와 달리 경추에서는 교류저항이 좀더 일정하며 열 유실이 상대적으로 높기 때문이다. 마지막으로 이것은 후근신경절이 아니라 내측지이다. 예외적으로 43℃가 제한인 곳에서 1-2℃ 초과될 수는 있으나 이는 아마도 하찮은 것일 것이다. 그러므로 튜빙이 부착된 2) CXE 전극을 사용하는 것이 실용적이며 따라서 위치만 잡으면 바늘 위치잡기는 더 이상 문제없다.

위치잡기(Positioning)

환자는 시술대 위에서 앙와위로 하고 머리를 머리 고정장치(head rest) 위에 올려놓는다. 이는 C-arm을 머리 및 목 주위에서 자유롭게 움직이는데 필수적이다. C-arm은 시술대에 수직이 아니라 수평으로 자리잡아야 하며 이 방법은 C-arm을 다루기 쉽게 만들고 경추의 여러 위치에서 적절하지 못한 투영을 방지한다.

머리는 매우 약간만 과신전(hyperextension) 한다. 만약 목이 짧으면 환자에게 어깨를 떨어 뜨리라고 하던가 팔쪽으로 어깨를 조심스럽게 당기도록 한다.

방사선학(Radiology)

이 시술을 위해 중등도의 비스듬 투영을 사용한다. 반대측 추경과 추체의 전연에 대한 상대적 위치를 관찰 함으로서 경사도의 정도를 관찰할 수 있다. 추경은 추체의 50%보다 약간 앞에 투영되어야 한다. (그림 5-4 A, B). 이 투영법 사용시 후관절의 해부학이 잘 보인다. 이는 후근신경절 시에 적절한 좀더 비스듬 투영과는 다르다(그림 5-4). 이 투영법을 사용 시 분절신경은 모니터 화면에 거의 수직으로 출현한다. 바늘종단이 신경에 접촉하는 것은 바늘종단을 추간공의 후면을 연결하는 선보다 후방에 위치 시킴으로서 피할 수 있다(그림 5-5).

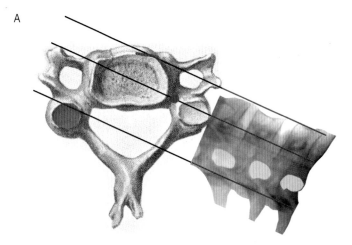

그림 5-4 경사의 각도

A. 해부학의 연관성, 영상의 투영과 확인가
능한 구조물

B. 내측지를 위한 투영. 화살표는 반대측 추
경을 지적한다.

C. 후근신경절 치료를 위한 투영

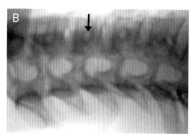

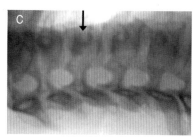

정면에서 볼 때 측면과는 약간의 각도가 있어야 하는데 이렇게 하면 추간판과 추간공이 잘 보이게 된다. 현재 얻어진 투영에서 내측지는 상관절돌기의 기저를 달린다. 이것이 목표점이며 이는 상관절돌기가 명확히 보이므로 대개 찾기 쉽다. 목표점은 또한 추간공의 아래 면과 같은 수준이다. 이는 만약 상관절돌기가 잘 안보이면 목표점을 확인하는데 도움이 된다(그림 5-6).

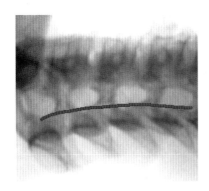 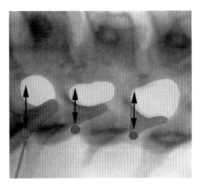

그림 5-5 적색 선은 추간공의 후면을 연결한다.

그림 5-6 목표점은 추간공의 미측과 같은 수준이다.

목표점과 진입점(Target-and entry points)

논의된 대로 경추 내측지 시술은 터널시야 시술이 아니다. 투영은 바늘이 수평면에서 진입하는 동안 출현하는 분절신경과 바늘이 접촉하지 않도록 하는데 사용된다(그림 5-7 A). 다음으로, 바늘의 진입점은 모니터에서 보듯 목표점의 후측 및 미측이다. 고려해야 할 거리는 피부와 목표점 간의 거리에 달려있다. 그림 5-8은 정상거리를 나타내는데 목의 크기에 따라 거리는 비례적으로 변한다.

** MBB 시행시 유의사항 요약 **

1) 반대편 pedicle이 추체 중앙보다 약간 앞쪽에 위치
   - 진입은 tunnel vision이 아니다.
   - C3-6 : lateral approach(supine position)
   - C7 : 50%만 lateral approach 가능(supine position)
   - C7이하 : prone position으로 요추와 같은 방법
2) IVF의 inferior aspect와 같은 level
3) IVF의 posterior aspect를 잇는 것보다 뒤쪽

4) 진입은 target point의 caudal, posterior에서 시작

5) SAP의 base로 medial branch가 달린다

6) facet column의 가운데 끝에서 목표를 향해 삽입

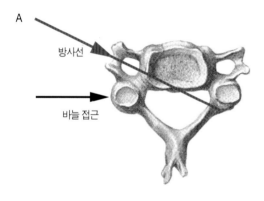

A

방사선

바늘 접근

그림 5-7 투영의 면
A. 측면에서의 각도
B. 사상단면에서의 각도
C. 진입시 결과적 단면

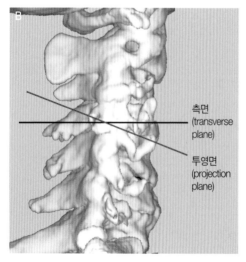

측면
(transverse plane)

투영면
(projection plane)

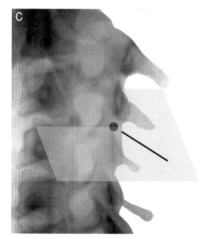

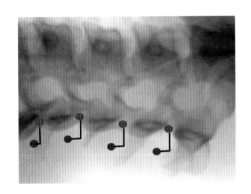

바늘의 삽입(Inserting the needle)

이제 바늘을 삽입할 시간이다. 여러 군데 치료하려면 일반적인 것처럼 가장 미측(caudal part)부터 시작하는 것이 좋다. 이곳에서 바늘은 수평면으로 진입하며 다른 면은 그림 5-7B 처럼 약간 두측(cranial) 방향이다. 바늘은 표재성 조직에 남겨놓는데 깊이는 2 cm가 넘으면 안 된다. 더 진입하기 전 우선 위치를 확인하고 바늘은 목표점과 같은 선상이어야 하다. 만약 바늘 방향이 더 두측이나 미측을 가르키는 경우 더 삽입 전 우선 교정해야 한다. 이렇게한 후 접근면을 고려한다(그림 5-7C). 더 교정하는 도중에 이 면에서 방향이 더 틀리지 않도록 한다.

면에서의 바늘의 위치를 다음 순서로 고려한다. 현재 네 가지 가능성이 있다(그림 5-9 A)

1) 추간공의 후면을 연결하는 선 보다 바늘종단이 앞쪽에 투영된 경우(위치 A). 이때는 바늘을 더 이상 진입금지하고 다시 진입면과 표재성 위치로 빼서 방향교정을 한다.

2) 바늘종단이 목표점 위에 투영된 경우. 아직 뼈와 접촉되지는 않으므로 약간 진입할 거리가 남아있다(위치 B). 이것이 터널시야가 아닌 것을 기억하라. 따라서 당신이 단순히 바늘을 전방으로 움직이면 바늘종단은 앞쪽으로 가게되어 분절신경과 접촉할 가능성이 있다. 이렇게 되면 바늘방향의 교정은 위치가 깊을수록 더욱 어렵게 된다. 이때 바늘을 진입하되 각 위치에서 좀더 후방으로 방향을 정해야 한다. 이를 "착륙면(landing plane)에서의 움직임" 이라고 명명되어 왔다(그림 5-9 B).

3) C의 위치는 가장 이상적인 위치이다. 바늘종단은 후관절 기둥의 후방에 투영된다. 바늘은 단순히 똑바로 진입하면 되며 약간씩 진입한 후 위치를 확인한다.

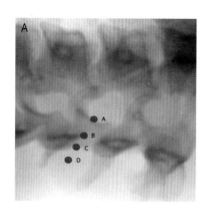
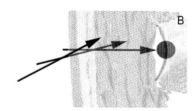

그림 5-9
A. 삽입 후 바늘종단의 다양한 위치
B. 착륙면에서의 움직임

4) 마지막 가능성은 바늘종단이 후관절 기둥의 뼈보다 뒤로 투영되는 경우(위치 D)이다. 이는 매우 위험하며 모든 사람에게 경고의 대상이다. 이 경우는 목이 가는 사람에서 첫 바늘을 너무 뒤쪽에서 진입점을 잡아 진입하는 도중 쉽게 생길 수 있다. 일단 첫 바늘이 위치하면 이는 다음 바늘들의 방향과 목표점의 깊이를 위한 표지자로 사용된다. 후관절기둥의 뒤를 통과한 경우 바늘은 추궁사이를 통과하여 최악의 경우는 척수를 접촉할 수 있다. 이 잘못된 방향의 후반부는 비스듬 방사선 투영에서는 점검하기 어렵다. 이 영상에서 항상 그렇듯이 후관절기둥 위에 바늘이 투영되기 때문에 위치는 완전히 적당한 것처럼 보인다. 이런 실수는 오직 정면상에서만 점검될 것이며 이때 바늘종단의 위치는 후관절 기둥의 외측연 보다 안쪽이다(그림 5-10, A 와 B). 이 시술의 어느 상황에서도 의심가면 안전을 위해 정면상을 점검해야 한다.

일단 바늘이 적절한 위치에 오고 목표점에서 뼈에 접촉되면 다른 바늘을 삽입한다. 지적했듯이 이는 첫번째 바늘의 방향과 깊이에 주의를 기울일 때 향상된다.

그림 5-11 A는 모든 네 개의 바늘을 보여준다. 바늘의 위치는 이제 정면상에서 점검해야 한다. 바늘종단은 관절돌기들 사이의 오목한 곳에서 척추의 바로 옆에 위치해야 한다(그림 5-11B). 이 위치는 50 Hz 전기자극에 의해 확인되며 0.5V 미만의 강도에서 반응을 유발해야 한다. 일상적인 45V, 120초로 박동성 고주파 치료를 시행한다.

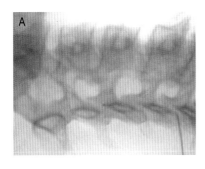

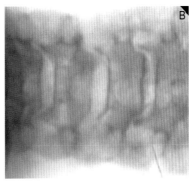

그림 5-10 바늘이 후관절의 뒤쪽을 통과시 바늘의 위치
A. 비스듬 투영. 이 투영에서는 위치가 정상으로 보이는 것을 주목하라
B. 정면투영. 바늘이 너무 내측 이다.

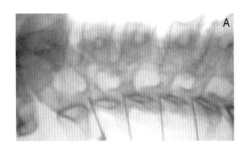

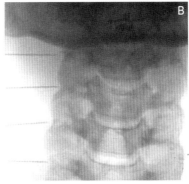

그림 5-11 내측지 차단 시의 위치들
A. 비스듬 투영
B. 정면 투영

C2/3 위치(The C2/3-level)

각 후관절은 위와 아래의 내측지로부터 신경지배를 받는다. C2/3 위치에서는 해부학적으로 좀더 복잡하다(그림 5-12A). C3 위치에서 제 3후두신경 가지가 후일차지(posteror primary ramus)를 내며 두측으로 진행하여 후두부의 피부의 내측을 신경지배 한다. C2 위치에서 후일차지(posterior primary ramus)는 전지보다 더 크며 대 후두신경(major occipital nerve)처럼 계속 상방으로 진행한다. 대 후두신경의 가지는 C2/3 관절의 좀더 위쪽면(upper aspect)을 신경지배 한다.

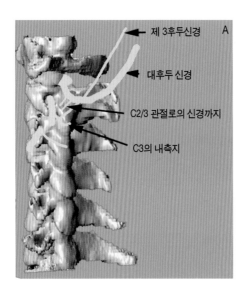

제 3후두신경 A

대후두 신경

C2/3 관절로의 신경까지

C3의 내측지

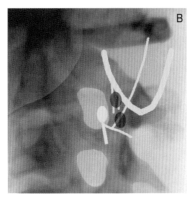

B

그림 5-12 C2/C3 후관절과 대후두신경 및 제 3후두신경의 도해

A. 해부학

B. 비스듬 투영에서. 제안된 '과외' 목표는 적색으로 표시되었다. 이 그림
은 비스듬 투영에서 신경지배를 도해한 것이다. 열 병소로 관절을 탈 신
경할 목적이라면 이론적으로 지적된 점에서 여러 병소를 만들어야 한
다. 이는 시술 후 매우 불편함을 증가시킨다. 편법으로 불완전한 결과 시
C2 후근신경절 차단을 시행할 수 있다. 박동성 고주파라면 이런 고려를
할 필요없이 그림 5-12 B의 지적된 점에서 시행할 수 있다.

References

1 Shealy CN
Percutaneous radiofrequency denervation of the lumbar facets.
J.Neurosurg 43: 448 – 451, 1975.

2 Lord SM, Barnsley L, Wallis BJ, McDonald GJ, Bogduk N.
Percutaneous radio-frequency neurotomy for chronic cervical zygapophyseal-joint pain.
N Engl J Med 1996 Dec 5; 335(23): 1721-6.

3 van Suijlekom HA, van Kleef M, Barendse GA, Sluijter ME, Sjaastad O, Weber WE.
Radiofrequency cervical zygapophyseal joint neurotomy for cervicogenic headache:
a prospective study of 15 patients.
Funct Neurol 1998 Oct-Dec; 13(4): 297-303.

4 Ohtori S, Takahashi K, Chiba T, Yamagata M, Sameda H, Moriya H.
Sensory innervation of the cervical facet joints in rats.
Spine. 2001 Jan 15; 26(2): 147-50.

5 Barnsley L, Lord S, Wallis B, Bogduk N.
False-positive rates of cervical zygapophysial joint blocks.
Clin J Pain. 1993 Jun; 9(2): 124-30.

6_ 경추 후근신경절 차단
(The dorsal root ganglion procedure)

고주파를 처음 후근신경절에 사용한 것은 1974년[1] Uematsu에 의해서 인데 이때는 오늘날 사용되는 기구에 비해 전극종단(tip)이 너무 굵었다(14G). 또한 Uematsu는 높은 전극종단 온도(75℃) 사용을 소개 했는데 이런 요소들로 인해 구심로 차단 후유증(deafferentation sequele)을 야기하였다. 따라서 이런 시술들이 SMK 기계(system)가 나올 때 까지는 신임을 잃게 되었다[2]. 이로 인해 조금 더 소 구경의 전극과 저온의 종단온도를 사용하게 되었으며 따라서 다시 이 방법이 사용 가능해 졌다[3].

이 시술의 경추에서의 가치는 Van Kleef 등[4]에 의해 소개되었는데 이후에 박동성 고주파 치료법이 소개 되었다. 박동성 고주파는 전극종단의 온도가 신경파괴 수준 이하로 유지되므로 이러한 시술에 매우 유용하다. 열 고주파 사용 시, 가능성이 있는 탈구심성 후유증을 피하기 위해 50Hz 자극 역치가 최소 0.4V 이상 되어야 하는데 이는 전극종단을 목표로부터 일정거리 이상 띄어놓아야 가능하다. 박동성 고주파 사용 시 이런 주의사항은 필요 없다. 경추 후근신경절 차단의 이점에 대한 효과와 기간은 만족할만한 것으로 보고되었다[5]. 이제 박동성 고주파는 후근신경절 치료의 가장 좋은 방법이라는 공감대가 형성되었다[6].

박동성 고주파 사용의 또 다른 장점이 판명되었다. 이 방법은 현재 두개의 척추위치에서도 사용가능한데 이는 전에는 열 고주파의 단점 때문에 적합하지 않았던 사항이다. SMK 기계사용 후 처음부터 열 고주파는 C8 후근신경절 치료에 부적합 하다고 알려져 왔다. 이는 적합한 주의에도 불구하고 탈구심성 후유증을 야기하고 통증이 증가되었다. 이에 대한 이유는 잘 알려지지 않았다. 그러나 박동성 고주파 사용 시 C8 후근신경절은 문제없이 치료될 수 있다. 이는 급성 경추 추간판탈출증이나 외상 후 환자의 경우에서 처럼 척골쪽으로 분포되는 상완통(brachialgia)을 치료하는데 있어 큰 진전이었다.

현재 치료를 위해 접근 가능한 두 번째 위치는 C1이다. 이 신경은 척추동맥(vertebral artery)과 너무 가깝게 달리므로 열 고주파로의 치료는 항상 안전하지 않다고 여겨져 왔는데, 박동성 고주파 시 필요한 주의사항은 동맥을 뚫지 않는 것 뿐이다(아래를 보라). 이 부위에서 박동성 고주파 사용은 특별한 위험은 없으며 이는 중요한 발전이다.

수기(technique)

C1, 2는 수기상 중요한 양상을 보이는 특별히 다른 해부학적 구조를 가지는데 이 위치는 분리하여 기술될 것이다.

후근신경절 C3-8(The DRG's C3 through C8)

적응증(Indications)

박동성 고주파치료의 적응증은 진단과 진단적 분절신경차단이 양성인 경우에 기초해야 한다. 이것은 간단한 법칙이기는 하나 항상 관찰되는 것은 아니다. 두통 및 경상완통(cervicobrachialgia) 시와 같이 고주파 사용에 의한 침습적 치료의 적응증이 되지않는 경우가 있다. 예를 들어 두통의 경우 만성 긴장성 두통의 경우 고주파에 반응하지 않을것이라는 것을 알고있다. 경상완통과 척수장애(myelopathy)로 인한 통증도 같은 경우이다. 사실 이 두 경우 진단적 분절신경 차단은 대개 일부 제통이 이뤄진다. 따라서 상기 진단 하에서는 진단적 차단을 우선 실시해야 하는 적응증이 없다는 것을 알아야 한다. 적절한 진단이 우선 강조되어야 하며 이러한 진단의 양상이 존중되어야 한다. 이들로 부터 얻어질 의미있는 정보가 없으므로 무작위의 분별없는 진단적 차단은 설 자리가 없다.

다음 조건들에서 박동성 고주파에 의한 후근신경절 차단이 고려될 수 있다.

C3
1) 경추성 혹은 목과 관련된 통증
2) 외상 후 통증

3) 내측지 차단이 효과 없었던 후두하 부위 혹은 상경추부의 지속적 통증

C4

특별한 적응증이 없다

C5

1) 급성 헤르니아(acute hernia)

2) 좁아진 추간공으로 인한 신경병증(neuropathy due to a narrowed foramen)

3) C5 척추분절로의 과도한 통각입력, 아마도 척추의 전방부에서 기원하는 구심성 통각이 교감신경을 통해 전달되어 이 부위에서 척수로 들어간다(제 1과 참조)

4) C5를 포함하는 아래가슴문 증후군(thoracic outlet syndrome)

6) 확실히 구별되는 방사통, 해부학적 소견 없이 피부분절을 따라 분포하는-

7) 관절 내 혹은 주위의 병으로 인한 어깨통증

C6와 C7

1) 급성 헤르니아

2) 좁아진 추간공으로 인한 신경병증(neuropathy due to a narrowed foramen)

3) 확실히 구별되는 방사통, 해부학적 소견 없이 피부분절을 따라 분포하는-

C8

1) 급성 헤르니아(acute hernia)

2) C8을 포함하는 아래가슴문 증후군(thoracic outlet syndrome)

3) 확실히 구별되는 방사통, 해부학적 소견 없이 피부분절을 따라 분포하는-

4) C8 척추분절로의 과도한 통각입력, 아마도 척추의 전방부에서 기원하는 구심성 통각이 교감신경을 통해 전달되어 이 부위에서 척수로 들어간다(제 1과 참조)

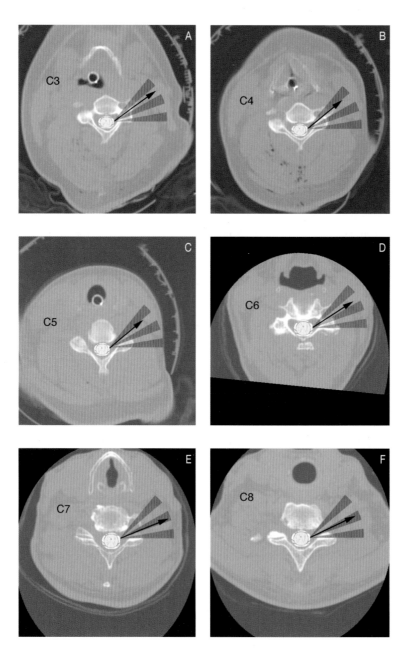

그림 6-1
출현하는 신경의 위치에서의 CT
영상. 적색과 중간야는 각 10도
를 나타낸다. A. A C3 B. C4
C. C5 D. C6 E. C7 F. C8

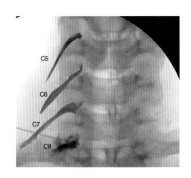

그림 6-2 C5-8 분절신경의 대조영상. 교과서를 보라

해부학 (Anatomy)

C3-C8의 위치에서 추간공은 전방 및 하방을 향하며, 해당되는 분절신경은 이 방향으로 출현한다. 그러나 여러 위치에서 이 방향은 매우 다르다. 이 차이점을 잘 알면 목표점에 부드럽게 접근할 수 있다. 전방과 하방 각도가 둘 다 변한다. 물론 개인차가 있으나 다음의 기술이 대표적인 것이다.

전방 각도(forward angles)의 경우 그림 6-1에 있는데 C3는 전두면(frontal plane)과 35°, C4, C5에서는 이 각도가 커지며 C5가 가장커서 40° 이상이다. 이 다음 미측으로 갈수록 전방각도는 매우 감소하여 C8은 가장 평편한 20°를 이룬다.

하방 각도도 비슷한데 그림 6-2에서 C5-7의 진단적 신경차단의 조영영상은 C8의 진단적 신경차단에 겹쳐져 왔다. 보이듯이 C5가 가장 급하다. C6-8은 각도가 매우 감소한다. 결국 C4/5 추간공의 축은 가장 큰 하방, 전방 기울기를 갖는다. C8/T1 축은 더욱 수평적이며 좀더 측면을 향한다.

이러한 변화는 세로(longitudinal) CT 영상(그림 6-3 A)과 3차원 재구성(그림 6-3 B)으로 잘 보인다. 그림 6-3의 C와 D는 방사선 영상에서 하향 기울기를 고려해야 하는 것이 중요하다는 것을 보여준다. 처음 영상(C)에서 C8 추간공이 잘 보이나 좀더 두측 신경공을 보여주기 위해 측면축 주위로 약간의 회전을 요한다. 여러 추간공을 위한 방사선 투영 양상은 그림 6-4에 보인다.

내경동맥과 약간 두측에서 나오는 신경들의 부위를 아는 것이 중요하다. 말했듯이 신경공은 앞쪽을

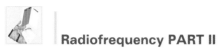

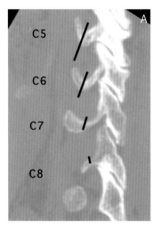

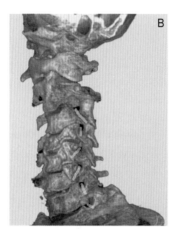

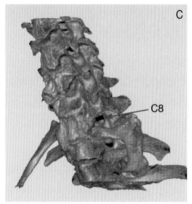

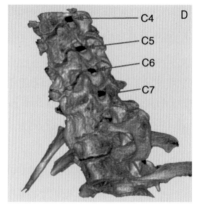

그림 6-3

A. 세로 CT 절편이 C5-C8 출현신경의 구(gutter)를 보여준다.

B. 3차원 CT 재구성 시 구(gutter)는 적색, 출현신경은 황색으로 표시된다.

C. 3차원 CT 재구성 시 C8-T1 추간공의 확실한 모습이 보인다.

D. C와 같은 영상인데 측면축 주위로 약간 회전되었다. C4-7 추간공이 현재 확실히 보이며 C8의 입구는 잘 안보인다.

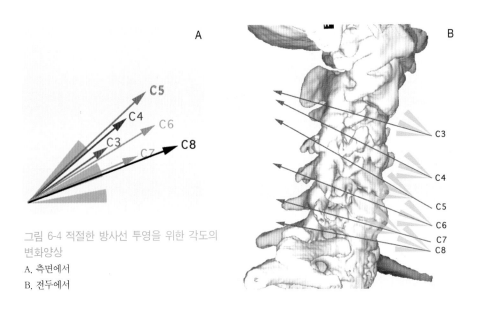

그림 6-4 적절한 방사선 투영을 위한 각도의
변화양상
A. 측면에서
B. 전두에서

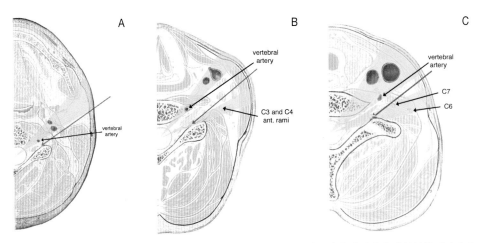

그림 6-5 세개의 서로 다른 위치에서 상대적인 해부학 구조. 청색부분은 바늘진입 시 피해야 될 부분을 나타낸다.
A. C3   B. C5   C. C8

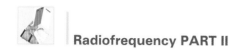

향한다. 따라서 바늘은 앞쪽 진입점으로 부터 목표구조를 접근해야 한다. 어떤 의사들은 혈관들이나 중요한 신경들을 만나는 것을 두려워하여 이렇게 하기를 주저한다. 그러나 사실 정신적 이유가 더 강하다. 목은 몸의 일부로서 상징적 의미를 갖는데 "너의 목을 내밀어라" 와 "목의 통증" 등의 표현에서 알 수 있다.

C3, 5과 C8에서 출현하는 신경들의 위치에서 해부학적 상관관계가 그림 6-5에서 보인다. 좀더 미측에서 경동맥은 바늘진입의 면보다 훨씬 앞쪽으로 간다. 동맥이 좀더 후방으로 치우치는 것은 단지 C3위치에서 만이다. 너무 뒤쪽에서 들어갈수록 신경을 건드릴 가능성이 증가된다. 이는 C5 이하의 위치에서 해당된다.

위치잡기 및 방사선(Positioning and radiology)

1) 시술대에서 앙와위로 자리잡고 머리를 약간 뒤로 젖히며 C-arm은 시술대의 직각이 아니라 축을 따라 맞춘다. 이제 C-arm의 예상되는 위치잡기를 우선 한 것이다.
2) 적절한 경사도를 우선 맞춘다. 즉 상부 세 개의 반대편 추경으로 대강의 위치확정을 한다. 이는 추체들의 앞선(anterior line)의 바로 뒤에 투영되어야 한다.
3) 다음은 전두면(frontal plane)의 위치 확정이다. 이는 추간판이 명확하게 보여야 한다. 다음은 논의 되었던 각 위치에서의 미세한 차이를 맞추기 위해 자세한 위치잡기를 한다. 치료해야 할 위치에서 추간공을 바라본다. 추간공의 적절한 영상을 얻기 위해 축성회전을 약간 변경한다. C5 위치에서는 약간 좀더 앞쪽, C7-8은 약간 뒤쪽으로 부터 투영해야 할 것 이다. 다음 전두면에서의 기울기에 주의를 집중한다. 만약 이것이 적당치 않으면 추간공의 미측에서 이중자태가 나타난다. 맞춤을 위해 C3-5는 기울기를 증가, C6-8은 감소시킨다.

바늘의 진입과 치료(Inserting the needle and treatment)

접근에 관한 한 진단적 분절신경 차단과 후근신경절의 박동성 고주파 시술을 위한 수기는 동일하다.

목표점은 추간공의 뒤쪽이며 미측 1/3과 중간 1/3 분할중에 시행한다. 이 목표점 위에 진입점을 표시한다. 26G 피부바늘로 약간의 국소마취를 주입하고 주사기로부터 바늘을 분리한 다음 조영술로 위

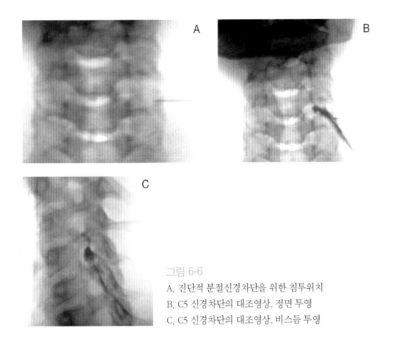

그림 6-6
A. 진단적 분절신경차단을 위한 침투위치
B. C5 신경차단의 대조영상, 정면 투영
C. C5 신경차단의 대조영상, 비스듬 투영

치를 확인하다. 이는 목에서는 피부가 움직이기 쉽고 자연스런 시술을 위해 적절한 진입점이 매우 중요하기 때문이다.

진단적 신경차단을 위해 RCN-바늘 같은 연결관이 붙은 바늘을 사용하는 것이 중요하다. 이는 조영술로 감시해야 하는데 특히 혈관 내로 주입되는 것을 방지해야 되기 때문이다. 박동성 고주파를 위해 SMK-C5 캐뉼라를 사용한다. 바늘을 방사선 방향으로 진입시켜 표재성 구조물에 위치한다. 내측지 차단과는 반대로 이것은 터널시야(tunnel vision) 시술이므로 규칙을 따른다. 만약 필요하다면 방향을 맞추는데 깊어질수록 교정이 어려우므로 가능한 표재성일때 위치를 교정한다. 바늘을 진입하면서 각 단계에서 바늘의 방향을 확인하고 조기에 관통정도를 점검한다. 목에서는 거리가 의외로 짧을 수 있으며 신경을 부주의 하게 찌르지 말아야 한다.

진단적 차단을 할 때 목표점은 바늘 종단이 정면투영에서 후관절 기둥의 외연으로부터 1-2 mm 내측

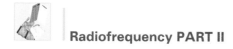
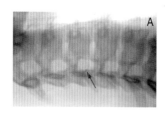 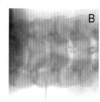 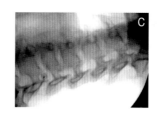

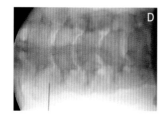

그림 6-7

A. C5의 후근신경절 시술, 비스듬 투영 적색 화살표는 바늘을 가르킨다.

B. C5의 후근신경절 시술, 정면상

C. C7의 후근신경절 시술, 비스듬상

D. C7의 후근신경절 시술, 정면상

에 위치할 때이며 0.2-0.3 ml의 수용성 조영제를 주입하여 적절한 위치를 확인한 후 2% lidocaine 0.5-1 ml를 주입한다(그림 6-6). 용량은 국소마취제 주입 시 조영제의 확산정도를 보고 결정한다. 만약 경막외로 확산되면 위양성을 방지하기 위해 용량을 최소로 유지한다.

박동성 고주파 시술(그림 6-7)시에는 통상적인 열 고주파 기술과 약간의 차이가 있다.

열 고주파 시 방법은 다음과 같다. 캐뉼라를 바늘종단이 후관절 기둥의 중간에 올 때까지 삽입한다. 이 때 50 Hz 자극이 0.4V 미만에서 자극되면 캐뉼라를 약간 빼낸다. 만약 이렇게 해서 자극역치가 증가되지 않으면 캐뉼라를 자극역치가 0.4 Volt 이상으로 얻어질 때까지 후근신경절에서 멀리 추간공 내에서 약간 두측으로 재조정 한다. 이때 67℃에서 열병소를 만든다. 박동성 고주파의 경우 자극은 바늘종단이 후관절 기둥의 외연보다 2 mm 내측에 위치할 때 시작한다. 50 Hz 자극을 이때 시행하는데 이 위치에서는 역치가 아마 높을 것이다. 바늘을 서서히 전진시키면서 그때마다 자극하는데 이상적으로 역치가 0.3V 미만으로 될 때까지 전진한다. 이때 바늘 위치는 열 병소 시보다 후근신경절에 가까우며 바늘종단의 바로 앞에 후근신경절이 있게 되고 전기장에 효과적으로 노출된다. 일상적인 2×20 msec/sec, 45V, 120초로 박동성 고주파를 시행한다.

이는 만약 주의를 기울이면 통증이 있는 시술이 아니다. 적절한 진입점과 조기 정면상 점검이 필수적이다. 만약 진입점이 2 mm 정도만 너무 뒤쪽이라도 추간공의 하부 뼈와 접촉하게 된다. 이때는 바늘을 약간 앞쪽으로 밀어 넣는다. 바늘종단은 이때 추간공의 후방으로 흘러가지 않으며 신경과의 접촉이 쉽게 이루어 진다.

C2 후근신경절(DRG)

적응증(Indications)

C2 후근신경절의 박동성 고주파 시술은 다음의 경우에 시행한다.

1) 경추성 및 목과 관련된 두통(제 2과 참조)

2) 외상후 두통

3) C2 피부분절에 감각손실이 있는 진성 후두신경통(true occipital neuralgia)

4) 내측지 차단에도 계속되는 후두하 통증(suboccipital pain): 이는 C3 통증일 가능성이 더 높다. 진단 및 진단적 차단을 위한 법칙이 이 위치에서 가능하다.

해부학 (Anatomy)

C2 후근신경절 주위의 해부학은 이 부위에서 후관절이 없어 매우 단순하므로 직 측방접근(straight lateral approach)에서 터널시야 방법을 사용한다. 주위에 고려해야 할 큰 혈관은 없다. 측면투영에서 신경절은 C1과 C2 척추 사이의 추궁 사이에서 돔 유형 공간의 미측(caudal aspect of the dome shaped space)에 존재하며 목표점은 돔의 종단에서 3 mm 후방이다. 정면투영에서 신경절은 후관절기둥과 환추-축 관절(AA joint level)에 위치한다.

위치잡기와 방사선학(Positioning and radiology)

환자의 위치잡기는 C3-8에서와 동일하다.

직 측면상을 사용한다. 돔으로부터 모든 이중자태를 제거하기 위한 노력이 필요하다. 이를 위해 축성 회전과 전두면에서의 위치가 정확히 조절되어야 한다.

정면투영을 위해 바늘의 침투정도를 점검하고 환추-축 관절을 참고구조물로 사용하는 것이 간편하다.

이 관절은 그림 6-8을 사용하면 쉽게 인식된다.

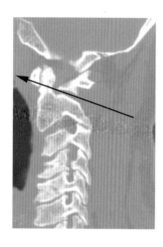

그림 6-8 환추-축 관절의 좋은 영상을 얻기
위한 방사선 투영

바늘의 진입과 치료(Inserting the needle and treatment)

목표점 위에 진입점을 표시하고 소량의 국소마취제를 이용하여 26G 바늘로 국소마취하고 바늘을 주사기로부터 뗀 다음 조영술로 위치를 점검한다. 진단적 차단을 위해 RCN 바늘을, 박동성 고주파 시술을 위해 SMK C5 캐뉼라를 방사선 방향으로 진입하며 표재성 구조물에 남겨놓는다. 터널시야 방법을 사용하며 조기에 정면투영에서 침투 정도를 점검한다.

진단적 차단을 위해 정면투영에서 후관절 기둥의 외연보다 1-2 mm 내측에 있는 것을 목표점으로 한다. 이때 0.2-0.3 ml의 조영제로 적절한 위치확인을 한다. 이렇게 하면 조영제는 대개 외측 및 두측(lateral and cranial direction)으로 확산된다. 이후 2% lidocaine 1 ml를 주사한다.

박동성 고주파를 위해 환추-축관절의 외연보다 2 mm 내측으로 바늘을 넣고 50 Hz로 자극해 본 다음 점차 바늘을 밀어 넣으며 자극 역치가 0.3V 미만이 될 때까지 각 새로운 위치에서 자극한다. 이는 대개 환추-축관절(AA joint)의 중간 1/3과 외측 1/3이 만나는 지점이다. 이때 일상적인 박동성 고주파를 시행한다.

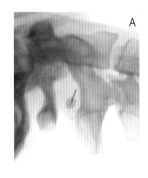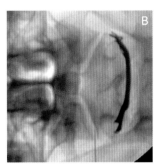

그림 6-9 C2 후근신경절을 위한 후근신경
절 차단
A. 측면 상 B. 정면상

C1 신경절과 신경(C1 ganglion and nerve)

C1은 다른 위치와 여러 점에서 해부학적으로 차이가 있다. 확실한 차이는 물론 해부학인데

1) 척추동맥(Vertebral artery)이 신경과 아주 가깝게 지나므로 우연히 찌르지 않도록 매우 주의를 요한다. 이것이 모두는 아니다.

2) 정맥총(Venous plexus)이 이 부근에 있다. 흔히 이 부근을 찌른 후 탐침을 빼면 약간의 피가 나오는데 이때는 진단적 차단을 하지않는 것이 좋다. 이 부위는 정맥내 주사가 흔한데 C1 신경은 피부를 신경지배하지 않으므로 점검할 방법이 없다. C1 박동성 고주파를 하는 적응증은 임상적인 진찰에 의거하는데 환추의 아치(arch) 위에 제한된 심한 압통이 있는 것이 특징적인 징후이다.

여기서 끝나는 것이 아니라 우리가 알아왔듯이 다른 경추부위의 경우 전형적 유형으로 증상을 나타낸다. 그러나 C1은 다르다. C1은 목통증, 두통(특히 외상후의 환자), 안면통을 보일 수 있으며 드물게 목과 어깨통증을 동시에 야기할 수 있다. 다양한 가능성은 무시할 만 하나 이런 이유로 진단적 차단을 통해 확진을 해야 하는데 수기적으로 불가능하다.

마지막으로 C1 부위의 독특한 관측이 있다. 다른 부위의 자극은 50 Hz 자극 시 일정한 부위에 감각을 유발하는데 이것이 우리가 찾고있는 자극역치이다. 그러나 이때 전압을 더 높이더라도 환자가 잘 참아내고 통증으로 느껴지지 않는다. 대개 이는 자극역치의 2배 정도 증가시킬 때만 일어난다. 그러나 C1은

50Hz 자극이 시작 직후부터 매우 불쾌하게 느껴지고 통증이 온다.

이 현상에 대한 설명은 없다. 아마도 가는 구심성 섬유의 환경을 예외적으로 자극했을 가능성이 있다. 이것이 즉시 통증을 경험하는 약간 늦은 반응을 설명해 줄 수 있을지 모른다. 사실 바늘 주위에는 그런 구조가 있는데 척추동맥 주위의 신경총이다. 이는 시술이 실제로 어떻게 작용하는가 하는 의문을 갖게 한다. 아마도 C1 신경은 전혀 치료되지 않는다. 아마도 동맥 주위의 신경총이 고주파 전기장에 노출될 것이다. 이 질문은 현재 우리 지식으로는 대답할 수가 없다.

이 시술은 적응증과 기전, 해부학적 문제가 불확실하므로 크게 이점이 없어 마음내키지 않는다. 그 반대도 사실이다. 우리 병원에서는 잘 하지 않는다. 전세계적으로 수백 례가 이뤄졌으나 단독 합병증은 보고되지 않았다. C2, C3치료, 필요 시 접형구개신경절(sphenopalatine ganglion) 치료가 효과가 없었을 때 극적인 효과가 있었다. 이는 수년간 존재하는 통증증후군에서 완벽한 제통을 주는 유일한 치료방법 이었으므로 환자는 재시술을 위해 다시 내원하고는 했다. 이 시술은 매우 심각하게 고려해야 한다.

기록되야 할 C1 시술에 대한 얘기가 있다. 일반적으로 믿어지는 것과는 반대로 이 방법은 저자에 의해 시작된 시술은 아니다. 매우 설득력 있는 의사 겸 환자인 노르웨이의 한 의사가 해부학을 충분히 공부한 후 그녀 자신에게 하기를 주장했다. 많은 환자들은 그녀에게 감사해야 한다.

해부학(Anatomy)

척추동맥에 대한 해부학이 물론 여기에서 중요하다. A-D 까지 동맥은 녹색, 적색, 청색 부분으로 나뉜다. 녹색부위는 C2의 가로구멍(foramen transversarium)으로 부터 동맥이 출현하는 부위이고 이곳으로 부터 외측 및 전방으로 척추의 외측을 따라 내려간다. 이 부위는 C1, C2 후근신경절 시술 시 문제가 안되는데 이유는 C0-C1 공간과 돔의 끝보다 너무 앞쪽이기 때문이다.

이후 동맥은 갑자기 후방 및 내측(적색 부위)으로 가는데 C0-C1 공간의 앞쪽 끝에 투영되며 곡선의 끝에서 위험하게 된다. 청색 부위는 시술 중 최대 바늘천자 부위의 내측이다.

왜 바늘이 더 관통되면 안 되는 이유가 나타난다. 이 경우 적색으로부터 청색으로의 전환은 그림 6-

10A에서 좀더 내측, 그림 6-10C에서 좀더 후측이고 동맥을 찌를 수 있다.

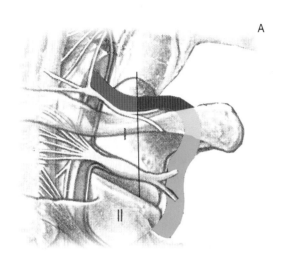

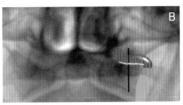

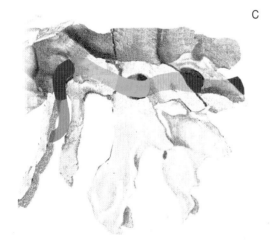

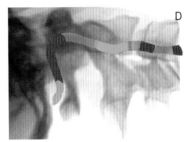

그림 6-10 척추동맥의 해부학. 여러 색깔의 설명을 이해
교과서를 보라
A. 해부학적, 정면상
B. 방사선학적, 정면상
C. 해부학적, 측면상
D. 방사선학적, 측면상

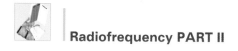
위치잡기와 방사선학(Postitoning and radiology)

환자의 위치잡기는 C3-C8 위치와 같다.

직 측면투영(straight lateral projection)을 사용한다. C0-C1 공간에서 모든 이중자태를 없애야 한다. 이를 위해 축성회전과 전면에서의 위치를 확실히 조절해야 한다.

바늘침투의 정도를 알기 위해 일상적으로 사용되어 온 정면투영을 위해 환추-축 관절(A-A joint)을 참고 구조물로 사용하는 것이 간편하다. 이 관절은 투영을 그림 6-8에 있는대로 사용 시 쉽게 인식된다.

바늘 삽입과 치료(Inserting the needle and treatment)

목표점 보다 1-2 mm 두측에 진입점을 표시한다(그림 6-11 A). 아니면 환추의 아치뼈에 닿게 되 바늘을 두측으로 힘을 준다. 이 방법이 뼈에 접근하기 좋으며 마지막 위치에서 빡빡하게 들어가도록 하는 것이 좋다. 26G 피부바늘로 국소마취하고 바늘을 주사기로부터 떼낸 다음 조영술로 위치를 점검한다. SMK C5 바늘을 방사선 방향으로 진입하며 표재성 구조물에 남겨놓는다. 터널시야 기법을 사용하며 조기에 정면상에서 침투 정도를 점검한다.

바늘을 진입하는 동안 바늘이 약간 머리방향을 가르키도록 하지 말아야 한다. 만약 선택된 진입점이 너무 미측이면 뼈나 환추의 아치와 만날 수 있으며 이때 이 위치로 힘을 줄 수 있다. 이때는 바늘을 다시 빼서 약간 머리쪽 진입점을 잡는다. 이것이 척추동맥과 접촉하는 위험보다 낫다.

바늘끝이 환추-축 관절의 외연보다 1 mm 내측에 올 때 까지 진입한 후 50 Hz로 자극한다. 이때 전압을 서서히 올리도록 주의하고 환자가 이상감각을 호소하면 즉시 중단하는데 50 Hz 자극은 이 부위에서 특별하기 때문이다. 점차 바늘을 더욱 전진시키고 자극역치가 0.4V 미만이 될 때까지 각 새로운 위치에서 자극한다. 바늘 끝이 환추-축 관절의 넓이의 1/4을 지나가면(그림 6-11, B와 C) 척추동맥 관통의 위험이 있으므로 더 이상 전진하지 않는다. 바늘을 약간 앞 혹은 뒤로 재조절하고 환추-축 관절의 외연보다 1 mm 내측에 이르면 자극을 다시 시작한다.

다시 만족할만한 위치가 되면 바늘로 부터 탐침을 제거한다. 이때 정맥혈 몇 방울이 바늘로부터 나올 수 있데 하찮은 것이다. 일상적인 박동성 고주파를 시행한다.

만약 모든 주의에도 불구하고 척추동맥을 천자한 경우, 바늘을 제거하기 전 박동성 고주파를 시행하고 바늘을 제거 후 환자를 최소 3시간 동안 관찰한다. 천자가 이 시술 중 일어난 적이 있었으나 어떤 원하지 않는 일은 일어나지 않았다. 이 사실이 이런 가능성 예방에 최선을 다하지 말라는 얘기는 아니다.

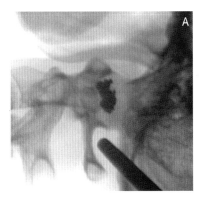
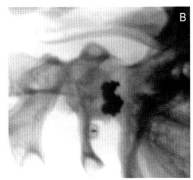
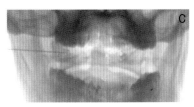

그림 6-11 C1 신경절과 신경을 위한 박동성 고주파 시술
A. 진입점 찾기 B. 측면 위치 C. 정면 위치

References

1 Uematsu S, Udvarhelyi GB, Benson DW, Siebens AA.
   Percutaneous radiofrequency rhizotomy.
   Surg Neurol. 1974 Sep; 2(5): 319-25.

2 Sluijter ME, Mehta M.
   Treatment of chronic back and neck pain by percutaneous thermal lesions.
   In: *Persistent pain, modern methods of treatment.* Eds Lipton S, Miles J. Vol 3, 141-179
   Academic Press, London, Toronto, Sydney, 1981.

3 Van Wuk RM, Geurts JW, Wynne HJ.
   Long lasting analgesic effect of radiofrequency treatment of the lumbosacral dorsal root ganglion.
   J Neurosurg 94 (2 Suppl): 227-231.

4 Van Kleef M, Liem L, Lousberg R, Barendse G, Kessels F, Sluijter M.
   Radiofrequency lesion adjacent to the dorsal root ganglion for cervicobrachial pain: a prospective double blind randomized study.
   Neurosurgery 38: 1127-1131, 1996.

5 Van Zundert J, Lame IE, de Louw A, Jansen J, Kessels F, Patijn J, Van Kleef M.
   Percutaneous pulsed radiofrequency treatment of the cervical dorsal root ganglion in the treatment of chronic cervical pain syndromes: A clinical audit.
   Neuromodulation 6: 6-14, 2003.

6 Sluijter ME, Racz GB.
   Technical aspects of radiofrequency.
   Pain Practice, 2: 195-200, 2002.

7_ 경추부의 교감신경 차단
(Sympathetic blocks in the cervical region)

교감신경 차단은 박동성고주파 치료의 출현으로 후근신경절 치료가 쉬어짐에 따라 인기를 조금 잃었다. 그러나 아직 몇 중요한 적응증이 있다.

1) 복합부위 통증증후근(CRPS)

2) 혈관 질환들(Vascular conditions)

3) 교감신경성 통증(Sympathetic mediated pain)

   - 척추수술 후 실패 증후근(FBSS) 환자의 일부는 아마도 복합부위 통증증후근과 유사한 증상을 보이므로 교감 신경절 차단으로 잘 지낸다.

   - 비정형 안면통 및 외상 후 두통 환자의 일부는 후근신경절 치료 보다는 교감신경절 차단으로 더 잘 지낸다.

박동성 고주파의 결과는 만족스러우나 박동성 고주파와 열 고주파를 비교한 조절된 실험성적은 없다. 더욱이 성상신경절 차단의 열 병소화는 오래가는 Horner 증후군을 좀처럼 일으키지는 않는다. 저자는 수백례 중 한 환자에서 6주 동안 Horner 증후군을 보이는 환자를 보았는데 이는 아마도 성상신경절이 너무 크고, 병소가 혈관부위에 만들어져 병소의 크기가 제한되었기 때문이라고 본다.

상 경추신경절(Superior cervical ganglion)의 경우는 상황이 다르다. 2%의 경우에서 1년 이상 가는 Horner 증후군을 보이는 경우가 있다. 이는 심각한 합병증의 빈도가 높으므로 이 장소에는 열 병소화를 사용하지 않는 것이 좋다.

성상신경절(The stellate ganglion)

해부학(Anatomy)

성상신경절(그림 7-1 A, B)은 제 7번 경추 횡돌기의 기저(base) 앞쪽(anterior)에 위치하며 여기에서 밑으로는 흉추 1번까지 연장되어 있다. 이는 총경동맥(common carotid artery)의 뒤쪽에 있는 경장근(longus colli muscle)에 의해 뼈 구조(bone structure)와 부분적으로 분리된다. 성상신경절은 총경동맥(common carotic artery) 후방에 위치한다.

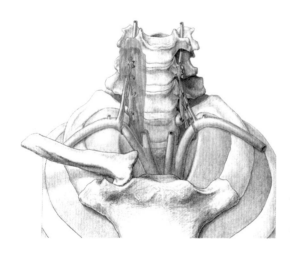

그림 7-1 경추 교감신경 사슬의 정면상
우측에서 경장근의 일부가 보인다.

복사: 네델란드 *Maastrich* 대학의 마취과

수기(Technique)

시술대 위에 환자의 머리를 약간 과신전(hyperextension) 상태로 앙와위(supine)로 눕힌다. 진입점을 확정하기 위해 정면투영에서 제 7경추를 비추고 제 7 경추의 횡돌기 위의 피부에 수평선(horizontal line)을 긋는다(그림 7-2A). 이는 하나의 진입점을 표시하는 것보다 좋은데 이유는 바늘삽입 도중 경동맥을 치워야 하고 진입점은 견인하는 손가락의 밑에 있을 수 있기 때문이다.

경동맥를 외측으로 견인하고 그어진 선 위에서 직 하방으로 SMK C5(고주파 시술을 위해) 혹은 RCN 6 바늘(진단적 차단을 위해)을 삽입한다. 횡돌기의 기저에서는 뼈에 접촉 할 때까지 천천히 전진한다. 이때 침투위치를 점검하는데 후근신경절 차단 시와 마찬가지로 비스듬 투영(oblique projection)에서 하는 것이 좋으며 측면투사에서는 어깨가 시야를 가리므로 대부분 적절히 할 수 없다. 바늘은 신경공의 전면 (anterior aspect)를 연결하는 선의 바로 앞(just anterior)에서 보여야 한다. 만약 바늘이 이 위치보다 전에 서 뼈에 접촉하면 위치는 너무 내측이며 이는 횡돌기의 기저보다는 추체에 접촉한 것이므로 약간 외측 으로 옮겨 침투 위치가 적절하도록 한다(그림 7-2 C 와 D).

진단적 차단을 위해 조영제를 주사하여 상하(craniocaudal)로 확산되야 한다. 고주파 시술을 위해서는 50 Hz로 자극하는데 교감신경 사슬을 자극 시와 같이 자극역치(stimulation threshold)가 매우 변화가 많 다. 일상적인 박동성 고주파를 45V, 120초 시행한다.

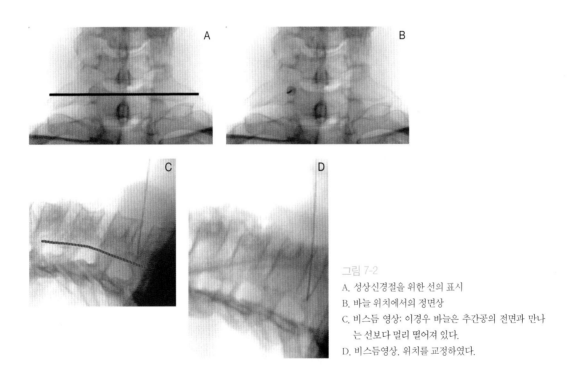

그림 7-2
A. 성상신경절을 위한 선의 표시
B. 바늘 위치에서의 정면상
C. 비스듬 영상: 이경우 바늘은 추간공의 전면과 만나 는 선보다 멀리 떨어져 있다.
D. 비스듬영상. 위치를 교정하였다.

335

상 경추 신경절(The superior cervical ganglion)

해부학(Anatomy)

상 경추신경절(그림 7-3)은 경추 제 2, 3번 높이에 위치하며 내경동맥(internal carotid artery)의 후측 및 내측, 더 외측에 있는 미주신경(vagus nerve)과 근접해 있다. 정면투영에서 후관절 위치(facet joint level)에 있으며 측면투영에서 추체의 전방선(anterior line)의 바로 앞에 존재한다. 신경절은 요추의 교감신경 사슬과 같이 척추와 근접해 있지는 않다.

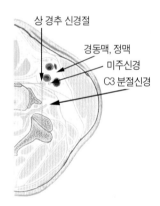

상 경추 신경절

경동맥, 정맥
미주신경
C3 분절신경

그림 7-3 상 경추신경절의 해부학의 도해. 좌표는 녹색 화살표로 나타낸다.

수기(Technique)

그림 7-3에 보듯이 가장 좋은 접근법은 후측방(posterolateral) 접근이다. 따라서 비스듬 투영법(oblique projection)을 사용하여 반대편 추간공을 비추게 된다. 다음 C2-C3 디스크의 위치에서 추체의 전연(anterior border)보다 약 6 mm 전방에서 진입점을 정한다. SMK C5(고주파 치료를 위해) 혹은 RCN 6 바늘(진단적 차단을 위해)을 이 지점에서 삽입하는데 방사선으로 선을 맞추어 전방 및 내측(anterior and medial direction)으로 향한다(그림 7-5 B). 바늘을 주의깊게 전진하며 측면투영에서 침투위치(penetration level)을 점검한다. 바늘을 추체의 전연의 바로 앞에 올 때까지 전진하며(그림 7-5 C) 정면상을 점검하여 바늘 끝이 후관절 기둥(facetal column)의 중앙 위에 투영 되야 한다(그림 7-5 D).

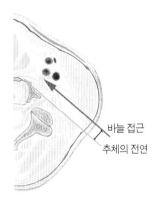

바늘 접근
추체의 전연

그림 7-4 상 경추신경절의 접근
목표점은 척추의 전연보다 앞에 있어야 한다.

    진단적 차단을 위해 조영제를 주사한다(그림 7-6). 이때 국소마취제는 혀인두신경(glossopharyngeal nerve)으로 넘쳐 연하곤란(swallowing difficulty)의 가능성이 있으므로 1% lidocaine을 사용하는 것이 좋다. 고주파 시술을 위해서는 일상적인 박동성 고주파를 사용한다.

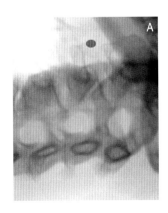
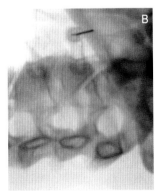
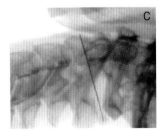
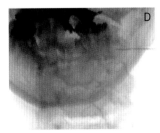

그림 7-5
A. 개요, 진입점은 적색으로 표시된다.
B. 캐뉼라를 위치시킨 비스듬 투영
C. 측면투영
D. 정면투영

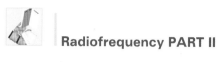
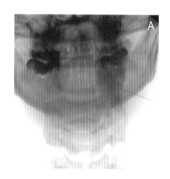
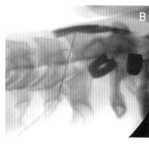

그림 7-6 상 경추신경절의 진단적 차단
A. 정면투영
B. 측면투영

8_ 접형구개 신경절
(The sphenopalatine ganglion)

접형구개 신경절은 부교감 신경절이며 상악신경(maxillary nerve)의 바로 밑에서 익구개와 (pterygopalatine fossa) 내에 존재한다. 이는 익구개와 비강(nasal cavity)을 연결하는 구멍 내에 혹은 가까이에 존재한다. 신경절 이전섬유(Preganglionic fibers)들은 대 천추체신경(greater superficial petrosal nerve)과 익돌관의 신경(nerve of the pterygoid canal)을 통해 안면신경으로부터 오는 신경절에 도달한다. 교감신경계와도 또한 연결이 있다. 경동맥 신경총(Carotid plexus)으로 부터의 신경섬유는 심 추체신경(deep petrosal nerve)을 통해 신경절에 이르는데 이는 대 천추체신경과 합쳐져 Vidian 신경을 형성한다. 신경절을 교차하는 많은 구심성 신경섬유는 비점막, 연구개(palate), 인두(pharynx)로부터 기원하여 상악신경으로 향하며 결국 갓셀신경절(Gasserian ganglion)에 이른다.

접형구개 신경절의 완전한 파괴는 눈이 건조해지고, 점막은 덜 부으므로 코는 붓지 않는 상태며, 연구개의 무감각(numbness)을 야기한다. 열 고주파 병소시 눈의 건조는 흔치 않다. 연구개의 무감각은 일어나나 대개 일시적이며 4-6주에 걸쳐 점차 회복된다. 가끔 영구적인 환자가 있는데 이때는 맛에 영향을

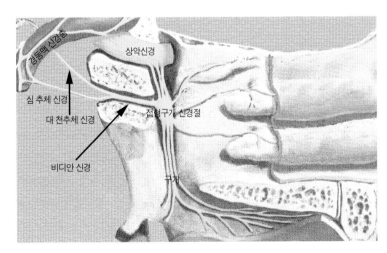

그림 8-1 접형구개 신경절의 연결
교과서를 보라

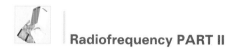

받아 매우 불유쾌한 경험을 야기한다. 이는 드문 합병증이고 아마도 국소적 조건에 의한다. 접형구개 신경절은 주위에 혈관이 풍부하며 이는 열 파괴의 범위를 감소시킨다.

접형구개 신경절의 고주파 치료는 다음 네 경우에 가치가 있다.

1) 군집성 두통(Cluster headache)

2) 비전이성 편두통(side-locked migraine)

3) 경추성 두통후 잔여 전두통

4) 상악부위의 비정형안면통

군집통의 치료는 어느정도 합리성이 있는데 이유는 병발시 많은 부교감 증세가 있기 때문이다. 다른 적응증은 아직 작용양상이 불분명하다. 접형구개 신경절의 치료는 현재 상식으로는 대개 경험적이다. 결코 증거에 입각한 치료가 될 수 없고 이렇게 될지는 노력 중이다. 군집통은 병의 자연스러운 진행상 조절된 연구가 의문스러우며 과학적 목적으로 치료를 위해 위약으로 치료 받을 가능성을 환자는 원치 않을 것이다. 침습적 치료를 원하는 비전이성 편두통 환자는 드물며 비정형 안면통의 진단은 너무 정의하기 어렵다. 따라서 우리는 수기의 현상태를 최대화 하는데 제한이 있다. 이것이 위의 네 조건을 치료 시 가치 있고 강력한 도구라는 사실을 축소시키지는 않는다.

시술과정(The procedure)

방사선 투사의 위치(Positioning and radiological projection)

앙와위에서 C-arm을 수술대의 축을 따라 놓는다. C-arm의 직각위치는 이중자태를 없애기 어려우므로 이 과정을 수행하기 어렵다. 양면에서 자태를 완전히 맞추는 것이 필수적이며 환자는 움직이지 말아야 한다. 머리 고정장치(headrest)에 환자의 머리를 가볍게 묶거나 고정한다.

진성 측위(True lateral position)가 다음 단계이다. 이를 위해 우선 하악각(mandible angle)을 보이게 하고 각이 겹치게 되도록 축성회전(axial rotation)과 전두평면(frontal plane)에서 위치를 맞춘다. 이를 시행 후 C-arm을 약간 두측 및 상측으로 움직인다. 이제 그림 8-2 A, B에서 관련된 구조들이 보인다. 여

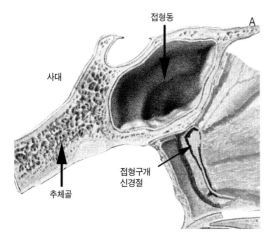

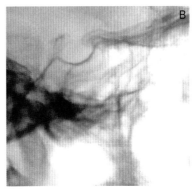

그림 8-2 접형구개 신경절 주위의 상관되는 해부학
A. 해부학적 B. 방사선학적

전히 접형구개신경절을 찾기는 어려운데 이는 좋은 이유에서다. 우리는 하악각을 표지자로 사용했으나 어떤 환자들은 완전히 대칭성이다. 따라서 와(fossa)가 보이지 않는다면 와의 벽이 완전히 보이도록 c-arm을 정밀히 맞춘다. 만약 와를 찾기가 어려운 경우라면 접형동(sphenoid sinus)의 뒷부분의 하부에 위치함을 기억해야 한다.

진입점 찾기와 국소마취(Finding the entry point and local anesthesia)

바늘의 목표점은 와의 상부이다. 그러나 이는 실제로 터널시야 시술은 아니다. 이는 협골궁(zygomatic

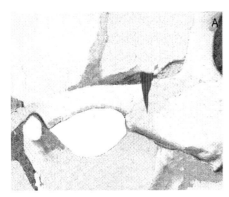

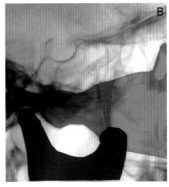

그림 8-3 접형구개와와 상부의 뼈 구조물과의 상관관계
A. 해부학적 B. 방사선학적

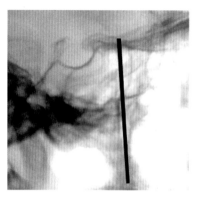

그림 8-4 접형구개와 위로 선을 그음

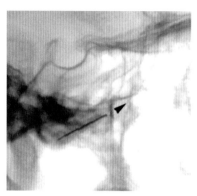

그림 8-5 바늘종단은 목표점을 가르켜야
한다.

arch)같은 많은 골구조물 때문인데 협골, 전하악돌기(anterior mandibular process) 등이 목표점과 겹쳐
있다(그림 8-3A와 B). 진입점을 찾기위해 쇠로만든 자를 환자의 얼굴위에 놓고 와(fossa) 위를 가로 질러
선을 긋는다. 이렇게 한 후 이 부위를 한번 만져보고 협골궁의 직하부에서 이 선의 한 지점을 선택한다.
이제 하악지(mandibular ramu)의 전지와 후지 사이의 절흔(notch)를 쉽게 촉진할 수 있다. 이 절흔을 통
해 바늘이 진입한다. 소량의 국소마취제를 이 지점에 주입하는 것이 좋다. 나중에 시술에 필요하므로
2% lidocaine으로 이 부위에 주사한다. 26G 피부바늘을 사용하지 말고 약간 두꺼운 바늘을 쓰는데 이 주
사는 두가지 목적이 있다. 국소마취제 효과 외에 진입점이 정확히 선정되었는지와 바늘이 하악지 사이
로 쉽게 더 깊은 조직으로 접근 가능한지를 확인할 수 있다.

바늘의 전진(Advancing the needle)

이제 SMK C-10 바늘을 약간 상부 및 전방으로 전진시킨다. 필요시 조영술로 위치를 확인하고 수정하
며 바늘이 목표점의 방향으로 가르키도록 한다(그림 8-5). 이때 바늘을 점차 진행시키면서 수시로 위치
를 점검한다. 4-5 cm 깊이에서 익구개와(ptrygopalatine fossa)에 들어간 것을 느낄 수 있다. 이는 매우
확실한 느낌으로 어떤 사람이 바늘의 다른 끝을 잡고있는 느낌이다. 이런 느낌이면 즉시 바늘 진입을 중
단한다. 이때가 상악신경으로 접근하고 있는 것이며 이때 아무런 준비없이 지나가면 매우 통증을 느낀
다. 2% lidocaine 2 ml를 주사하고 최소 약 1분을 기다린다. 이후 바늘을 전진한다.

최종위치(Final positioning)

바늘 끝이 이제 익구개와에 있으므로 방향전환은 어렵다. 바늘 위치의 최종위치는 와와 비강 사이의 구멍 바로 내측에 있어야 한다. 따라서 방향설정의 마지막에서 뼈가 부딪히면 문제이다. 이때는 정면투영에서 위치를 확인한다. 잘못 판단을 했을 수 있으므로 더 시도하기 전에 이것을 인식해야 한다. 이 상황에서 제외해야 할 상황은 다음과 같다.

- 바늘이 아직도 너무 외측에 있으며 와에 안들어 간 경우
- 바늘이 알아차리지 못하게 구멍을 통과하여 비중격을 접촉한 경우

한번 바늘이 실제로 와에 들어간 경우 약간 바늘을 빼서 더 전진시키는 동안 회전시킨다. 종종 이 방법은 구멍으로 바늘을 미끄러져 집어넣는다. 만약 성공적이지 못하면 방향전환을 해야한다. 약간의 예외를 제외하고 더욱 전방 및 상방으로 해야함을 의미한다. 아직까지 구멍의 통과가 가능하지 않으면 위치를 다시 선정해야 한다. 가장 가능성 있는 문제는 진입점을 잘못 정한 경우이다. 바늘을 약간 너무 하방으로 부터 진입하는 경우 끝은 결국 와의 지붕에 도달하여 통과할 수 없다. 이는 측면영상에서 볼 때 바늘이 너무 일찍 과도하게 상부로 간 경우이다. 만약 진입점이 너무 전방인 경우 끝은 와의 후벽을 접촉한다. 이는 측면상에서 확인 가능하다. 두 경우 모두에서 바늘을 뽑아 정확한 진입점으로 다시 시도하는 것이 좋다. 진입점의 차이는 최대 3 mm를 벗어나지 않는 것이 좋다.

구멍의 통과는 대개 갑작스런 저항소실로 알아 차린다. 이렇게 되면 목표점에 도달한 것이므로 즉시

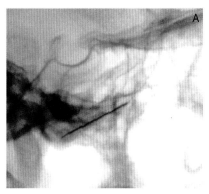
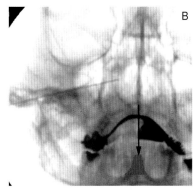

그림 8-6 최종 바늘 위치
A. 측면투영
B. 정면투영. 치돌기(dens)
가 적색으로 표시된다.

343

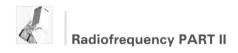

바늘의 움직임을 중단하고 위치를 정면투영에서 점검한다. C-arm의 축성회전은 비중격이 치돌기(dens)와 일직선이 될 때까지 맞추어야 한다. 이때 바늘 끝이 비강의 측벽 위에 비추어져야 한다.

자극 및 시술(Stimulation and procedure)

자극은 국소마취제가 이미 주위에 주사 되었으므로 상대적인 수치이다. 따라서 50Hz 역치의 절대치는 별로 의미가 없다. 여하튼 이는 상악신경과 연구개로 부터 오는 구심성 섬유에 대한 열 효과를 피하기 위한 열 고주파 사용시의 필수단계 이다. 자극은 두 유형의 반응을 보이는데 코의 감각 혹은 연구개나 상악부의 감각이다. 만약 감각이 연구개나 상악부에서 느껴지는 곳에 열병소를 만들면 바늘은 병소를 합병증 없이 안전하게 하기에는 너무 외측이다. 바늘을 1-2 mm 전진시켜야 하고 자극을 다시 시행해야 한다. 만약 자극이 코에서 느껴지거나 자극역치가 처음 위치보다 높으면 병소를 만들어도 좋다.

주의 : 바늘이 구멍을 통과하지 않았으면 어떤 경우도 열 병소를 하지마라.
　　　 이 경우 상악신경에 영구적인 손상을 준다.

이 경우 박동성 고주파 사용시 이런 염려는 할 필요없다. 기록을 위해 자극을 한 후 일상적인 45volt, 120초를 시행한다. 이때 바늘을 빼고 환자를 일어나 보라고 하고 거즈를 주의깊게 코 밑에 위치시킨다. 대개 5%의 경우에서 코로 부터 중등도의 출혈이 있을 수 있는데 더 치료를 안해도 대개 10분 내에 멎는다.

합병증(Complications)

가능성이 있는 합병증은 다음과 같다.

시술로 부터 기인하는 합병증(Complications inherent to the procedure)

1) 복시(diplopia) : 국소마취제가 안와강(orbital cavity)으로 흘러들어 가면서 생긴다.
　　- 설명, 주의를 주고 환자는 상황이 정상화 될때까지 귀가 금지

2) 시술후 비출혈

   - 거즈로 막고 기다린다.

3) 혈종 형성(1% 미만)

   - 얼음찜질

4) 시술 후 수주 경과시 코로 부터 간헐적으로 약간의 출혈 : 아주 드므나 이비인후과 진료의뢰

열 병소 후의 합병증(Complications following heat lesions)들

1) 연구개의 무감각 : 흔하며 주의를 주고 대부분의 경우 회복된다.

2) 상악신경의 탈신경 증상. 원인은 잘못된 수기 때문이다 : 주의성 재확인, 적응증이 되면 항 간질약 처방

9_ 흉부통증과 흉부시술
(Thoracic pain and thoracic procedures)

서론(Introduction)

흉부통은 많은 원인이 있을 수 있으므로 침습적인 증상적 치료를 하기 전에 다른 모든 진단방법을 다 해보아야 한다. 흉부통을 갖는 많은 환자는 심장전문의가 보는 것이 우선 인데 심장병을 제외시키는 것 이 확실한 첫번 째 방법이기 때문이다. 다른 병적 기관이나 구조물에서 연관(refer)되기도 한다. 확실히 폐의 병소로 부터의 통증은 흉곽에서 느껴질 수 있으며, 담낭이나 췌장과 같은 경우처럼 상복부 기관들 로부터 올 수도 있다. 하흉부(lower thoracic region)는 신장병(renal pathology)으로 부터의 증상을 감별 해야 한다[1]. 좀더 두측분절(cranial segment)에서 통증은 제 5 경추신경이 원인일 수 있는데, 해당되는 피부분절이 전흉부 위에서 멀리 미측으로 연장되기 때문이다. 좀더 미측 경추분절로 부터의 통증은 견 갑부위(scapular region)로 연관되기 쉽다.

이 과는 흉부 척추통증에 관련된 부분이다. 부위 해부학을 보면 이 부위에 기계적 척추통증이 있다는 자체가 경이롭다. 흉부는 상대적으로 움직이지 않는 부분이라서 굽힘-펌 때는 단지 10도, 측면굽힘은 거 의 무시할 만하다. 유일하게 회전이 좀더 광범위하게 움직임이 가능하다. 여하튼 모든 유형의 척추통증 이 흉부에서 가능한데 기계적 통증 중 후관절은 국소적 통증 및 연관통이 가능하다. 그러나 다른 부위 보 다는 양상이 복잡한데 통증의 원인이 후관절과 디스크에 국한되지 않기 때문이다. 또한 늑골과의 관절 (articulation)도 있는데 늑골의 머리와 추체 사이의 갈비척추 관절(costovertebral joints), 횡돌기와 늑골 결절(rib tubercle) 사이의 갈비가로돌기 관절(costotransverse joints)이 그것이다. 갈비가로돌기 관절들 은 1, 11과 12 위치에서는 없다.

이 관절들의 기능은 확실치 않다. 이는 40세에서 50% 이상 퇴행성 변화를 보이며 갈비척추 관절의 관 절증은 강직성 척추염(ankylosing spondylitis) 환자에서 더욱 흔하다[4]. 그러나 이러한 소견의 의미에 대 해서는 별로 알려진 게 없다. 이는 퇴행성 변화가 많은데 비해 통증의 빈도는 적다는 비교로 설명된다.

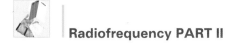

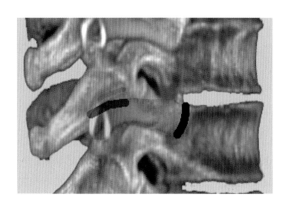

그림 9-1 갈비척추 관절(costovertebral joints)과 갈비가로
돌기 관절(costotransverse joints)

관절에 직접 주사하는 것은 흉막(pleura)이 매우 가깝고 관절의 신경지배가 매우 복잡하므로 위험하다.
갈비척추 관절은 교감신경줄기(symapathetic trunk)로 부터, 갈비가로돌기 관절은 후일차지의 외측지로 부
터 신경지배를 받는다. 이 관절들로 부터 기원하는 통증은 대개 방척추부(paravertebral region)의 편
측에 작열통(burning pain)이 있고 몇 분절에 걸쳐 연장된다[5].

방사통은 더욱 흔하다. 추간판탈출증은 요추나 경추만큼 흔하지는 않으나 위험도가 높다. 수술은 어
려우므로 고주파를 우선 시행한다. 방사통이 척추강의 골다공증성 좁아짐, 골다공증으로 인한 척추골
절, 암(전이, 다발골수종(multiple myeloma))으로부터 기인할 수 있다. 이런 종류의 통증환자는 고주파
가 적당하지 않은데, 더욱 직접적이고 기능적인 유형의 치료가 가능하기 때문이다. 척추성형술
(Vertebroplasty)[7, 8] 시에 아크릴 물질(acrylic material)이 병든 추체에 주입되는데 매우 효과적 제통방법
이다. 풍선척추 성형술(Kyphoplasty)에서는 풍선을 추체 내로 위치시킨 다음 부풀려서 공동(cavity)을 형
성하며 저압 시멘트 주사(low pressure cement injection)를 가능하게 한다. 풍선척추 성형술는 추체가
복원되고 주입된 물질이 덜 새는 이점이 있다[9].

방사통(Radicular pain)은 꼭 이런 심한 질병과 동반되지는 않는데, 많은 환자에서 명확한 피부분절에
따른 증상이 있어도 CT, MRI는 특이 소견이 없다. 흔히 흉부통증은 좀더 광범위한 통증 증후군, 특히 경
부통증과 연관되어 있다. 특히 T6 분절이 종종 포함되는데 구심성 신경섬유가 교감신경 사슬을 통해 전
달되어 척수로 들어가는 즉, 요추 2번, 경추 5번 같은 선호하는 분절(preferred segments) 개념으로 생각

해야 한다. 그러나 이는 단순히 이론적이다. 어떤 경우에도 이런 환자들은 후근신경절 고주파 치료의 적절한 대상이다. 한 분절이 포함되는 경우가 결과가 좋으며[10] 통증이 좀 불확실하게 분포되고 여러 분절에 분포하는 경우 결과는 종종 절망적이다[11].

교감신경절 차단은 여러 경우에서 흉부에서 유용하다[12]. T2, T3 부위에서 상지의 복합부위 통증증후군, 다한증, 레이노드씨 병(Raynaud's disease)이 적응증이 된다. 흉부에서 교감신경성 유도성 통증의 경우처럼 저자는 통증성 유방병증(painful mastopathy) 환자에서 양호한 결과를 확인 하였다. 척추골절 후 불연성 요통 환자에서 치료는 교감신경 사슬과 동반하는 구심성 신경섬유에 적용된다.

흉부에 특별한 여러 조건이 있다. 개흉술후 통증(Postthoracotomy pain)은 시술 중 늑간신경 손상으로부터 기인한다. 술 후 1년에 61%의 높은 빈도를 보이며 심한 통증은 3-5%이다. 만성 개흉술 후 통증은 반수 이상의 환자에서 일상생활을 어렵게 만든다[14]. 이는 신경병증성 통증이며 조기에 중추화 된다. 술 후 8주에 반대편 시상에 저순환(hypocirculation)이 기록 되었으며[15], 열 고주파는 결과가 나쁜 반면 박동성 고주파는 좋은 것 같으나 보고가 많지 않다.

둘째로 Swiss paraplegic center에서 수년간 치료가 잘 안되는 통증유발점(trigger points)들을 가진 많은 환자를 보았는데 이들은 수년간 심한 통증을 보였다. 왜 압통점이 흉부에 주로 생겼는지 이유는 확실치 않았고 후근신경절 차단에도 만족스럽지 않았으며 적절한 분절을 찾기도 쉽지 않았다. 박동성 고주파를 이용한 국소치료가 더욱 효과적 이었으며 놀랍게도 이 기간 중 아주 낮은 감각역치(very low sensory thresholds)가 발견되었다. 이는 우리가 척추통증이 아니라 국소적 치료를 했다는 개념이며 경추와 같이 척추통증의 이차적으로 오는 국소적 압통부위에서는 이런 작은 감각역치가 절대 발견되지 않았다. 이 치료로 여러달 동안 완전한 제통을 보였고 통증이 재발되면 쉽게 재시도 할 수 있었다.

치료(Treaetment)

진단은 항상 중요하다. 그러나 흉추부위에서 증상에 따른 치료를 고려하기 전에 척추 이외의 원인으

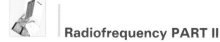

로 인한 흉부통을 제외해야 한다. 일단 이런 상황이 되면 다른 척추부위와 같은 원칙으로 치료한다.

고려의 순서는

- 내측지 차단
- 후근신경절 혹은 분절신경
- 교감신경 사슬

해부학(Anatomy)

일견 요추와 유사하나 늑골이 방사선학을 어렵게 만든다. 측돌기 및 관절돌기, 후궁(lamina)같은 것은 요추와 유사하다. 그러나 흉부에서 시술을 어렵게 만드는 아주 다른 점이 몇 가지 있다.

1) 요추에서는 추경(pedicle)이 방사선과 일치하고 중요 표지자이나, 흉부는 추경이 직 후방을 향하고 심각하게 상방으로 위치하여 방사선 방향과 일치하지 않으므로 많은 환자에서 추경은 단순하게 나타나지 않는다(그림 9-2 A, B). 상부종단(upper end plate) 근처에 보이는 둥근 음영은 갈비척추관절(costovertebral joint)이다(그림 9-3).

2) 흉부에서 횡돌기는 진짜 횡돌기(true transverse process) 인데, 요추에서는 발생학적으로 늑골 요소(costal element)이다(그림 9-4 A와 B). 이로 인해 후반부의 해부학과 신경분포가 다음에 논의될 것이다. 흉부 측돌기는 난해한 구조이고 하관절돌기에 넓게 붙어있다. 이런 이유로 방사선 영상은 비스듬 투영이 사용된다. 비스듬투영 시 반대편 횡돌기를 더 잘 볼 수 있다. 동측 횡돌기는 다소 터널 시야로 보이므로 판별이 어렵다(그림 9-5A-D).

3) 후관절은 요추와 매우 다르다. 상관절돌기와 하관절돌기는 따로 구별이 어려운데 대개 관절이 전두면(frontal plane)이고 서로 측면으로 마주보지 않기 때문이다.

관절기둥(Articular pillar)은 흉부에서 좀더 넓고 추체에 비해 더욱 측면으로 연장된다(그림 9-6, A와 B).

4) 극돌기는 요추처럼 경사도의 측정이 쉽지 않다. 가끔 확인이 어렵고 종종 중심선에서 편향되어 있다(그림 9-13B).

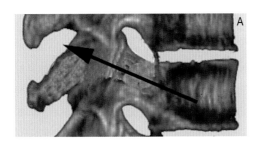

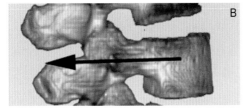

그림 9-2 추경의 방향
A. 흉추 B. 요추

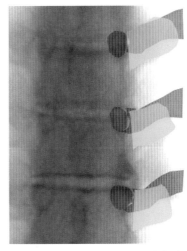

그림 9-3 갈비척추 관절이 있는 흉추의 정면상. 측
돌기(녹색)와 늑골(적색)이 우측에 표시된다.

A

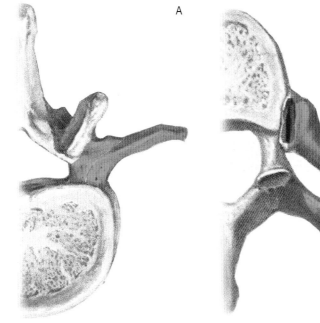

B

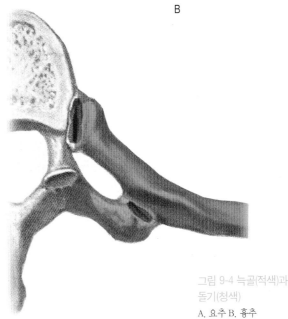

그림 9-4 늑골(적색)과 측
돌기(청색)
A. 요추 B. 흉추

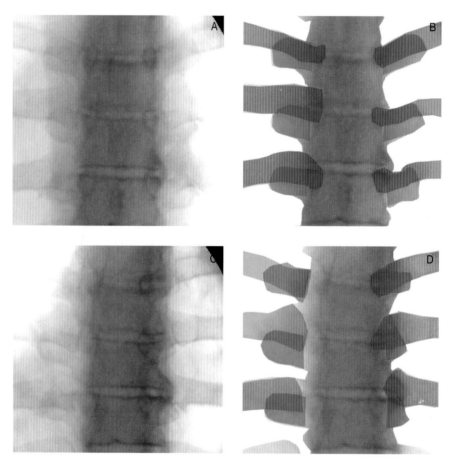

그림 9-5 측돌기를 보는데 있어서 비스듬 투영의 효과. 측돌기는 청색, 늑골은 적색으로 표시된다.

A. 흉추의 정면 방사선 사진

B. 정면투영, 늑골과 측돌기가 표시된다.

C. 우측으로부터 비스듬 투영

D. 우측으로부터 비스듬 투영. 늑골과 측돌기가 표시된다.

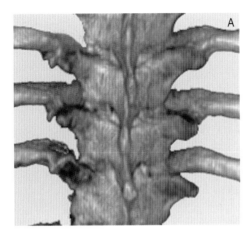

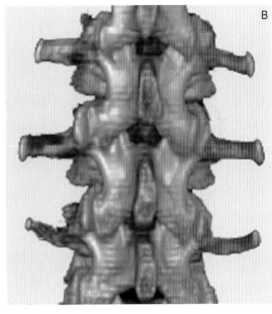

그림 9-6 후관절과 측돌기
A. 흉추 부위
B. 요추 부위

후근신경절 같은 경우 추경을 표지자로 사용하기 어렵다. 흉추의 경우 후관절 기둥이 넓고 다소 비스듬 투영이 필요하며 측돌기와 하관절돌기의 교차점이 주된 장애물이다. 흉추의 상부 반은 이것이 후근 신경절의 정확한 위치선정을 못하게 한다. 고주파 열응고술시 감각과 운동신경을 구별하여 정확히 바늘을 위치해야 하므로 Kirschner wire로 작은 천두공(burr hole)을 뚫었는데 이제는 말초위치(peripheral position)에서 박동성 고주파가 가능하므로 열 고주파는 더 이상 필요 없다.

내측지 차단시 문제는 뼈의 해부학이 문제가 아니라 신경분포이다. 원칙적으로 요추와 같은 장소에 시행 시 부적합하다. 수용가능한 자극역치가 이 위치에서 발견 되었는데 결과를 보면 탐탁치 않다[16]. 이 상대적으로 움직이지 않는 부위에서 후관절 문제는 상상하기 어려우므로 무언가 실수했다는 감이 있다. 그러나 경이롭게도 결과는 좋았다. 확실히 이 결과는 저자의 경험과 일치하였다.

이곳에서의 내측지의 주행경로는 알기 어려운데[17] 이유는 요추에서는 실제적인 측돌기는 부돌기

353

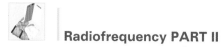
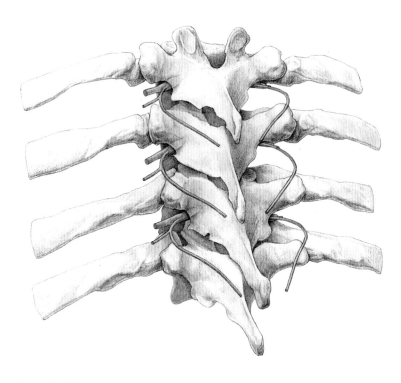

그림 9-7 흉추에서 내측지의 해부학

복사 : 네델란드 *Maastrich* 대학의 마취과

(accessory process) 까지 닿는 작은 내측부위(small, medial section) 이고 내측지가 이 부위에서 상외측으로부터 하내측으로 지나가는데 비해, 흉추에서는 상기와 유사하나 모든 측돌기가 실제의 측돌기이다. 따라서 고주파 시술의 적절한 장소는 측돌기의 상외측 구석이다.

　아직까지 풀리지 않는 문제는 신경이 없는 곳에서 어떻게 훌륭한 자극역치를 얻는가 하는 것이다. 아시다시피 요추에서는 1 mm만 떨어져도 자극역치는 매우 다르므로 후반부의 신경분포를 보면 혼란이 온다. 전극의 끝은 오히려 전방부에서 신경구조와 가깝다. 다른 부위에서는 후관절이 그 부위로부터 약간의 신경지배를 받는다고 알려졌다[18]. 옛날 형태의 내측지 차단시 전극의 위치는 출현하는 신경에 비해 너무 앞쪽이다(그림 9-8A). 자극 시 분절 반응이 일어나지 않는데 이는 전두면의 바늘이 신경으로부터

멀기 때문이다(그림 9-8B). 그러나 만약 관절의 전방 신경분포가 있다면 아마도 이 곳으로 주행할 것이라는 것은 당연하다.

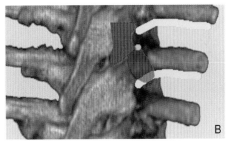

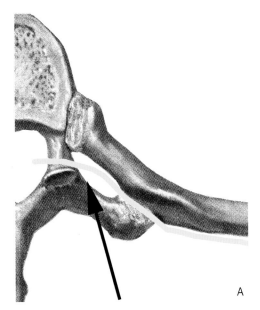

그림 9-8 구시술법 사용시 전극의 위치 도해, 출현하는 분절신경과 관하여
A. 측면에서 B. 정면에서

임상에서 옛날 방법은 새로운 방법이 확실할 때 까지는 버리기 어려운데 내측지에 접근하는 적절한 방법이 적절한 해부학적 방향으로 제안되었다. 새로운 방법의 결과가 곧 가능할 것이다.

흉부 교감신경 사슬은 요추와 매우 다르다. 이는 추체의 전연으로 달리지 않고 훨씬 뒤쪽에 있으며 늑골과 출현하는 분절신경의 바로 복측에 있다(그림 9-9). 늑막이 매우 가까이에 있으며 하부 흉추에서 가용한 공간은 특히 좁다. 따라서 기흉에 유의해야 한다. 이를 시행하는 방법은 주로 나름대로 익숙한 방법으로 하는데 어떤 사람은 CT를 이용하여 시술하기를 좋아하며 다른 사람들은 둔한 바늘(blunt needle)을 사용한다. 이 책에서는 익숙한 사람에게는 매우 안전한 터널시야 기법, 날카로운 바늘 기법(sharp needle technique)을 기술한다.

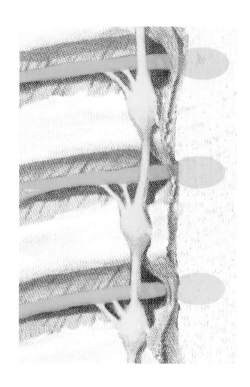

그림 9-9 흉부에서 체신경(녹색)에 관련된 교감신경
사슬(황색)의 도해

시술방법(Procedures)

내측지차단-옛날 방법(MBB-old technique)

요추와 매우 유사하다(제 6과를 보라).

약간 비스듬 투영법(Slight oblique projection)을 하여 목표점(상관절돌기와 측돌기의 교차점) 접근을 용이하게 한다. 진입점을 목표점 위에 표시하고 SMK C10 바늘을 목표점 근처의 뼈와 접촉할때 까지 전진한다. 바늘을 이때 약간 두측 및 외측으로 움직여 뼈위를 미끄러져 나가게 만든다. 접촉이 소실되자마자 전진을 중지한다.

바늘위치를 측면투영에서 점검하여 신경공의 후방(posterior aspect)을 연결하는 선상의 바로 뒤에 있어

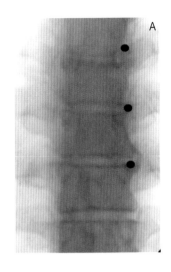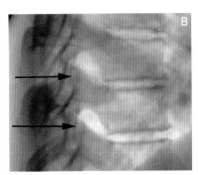

그림 9-10 내측지 차단의 옛날 방법을 위한 전극위치의 도해
A. 약간 비스듬 투영 B. 측면투영

야 한다(그림 9-10B). 50 Hz 감각신경 자극을 하여 0.5V 미만에서 반응이 유발되어야 한다. 만약 필요시 용납되는 역치가 될 때까지 1 mm씩 바늘을 전진한다. 이후 표준 45V, 120초 박동성 고주파를 시행한다.

내측지 차단-새로운 방법(MBB-new technique)

1) 반대측으로 부터 비스듬 투영을 사용하여 측돌기를 가장 잘 보이게 한다. 즉 우측 시행시 약간 좌측에서 투영한다.
2) 진입점은 측돌기의 끝에 표시하고 SMK C10 캐뉼라를 방사선 방향으로 진입. 주의 깊게 전진하여 측돌기의 상외면에서 뼈와 접촉할 때까지 전진한다(그림 9-11).
3) 측면투영은 별로 얻을 것이 없다. 자극역치가 부적절하여 전극위치를 옮기는 경우, 바늘을 더욱 내측으로 진입하지 않도록 유의한다.

후근신경절 시술법(DRG procedure)

추체가 요추를 닮아 가는 하부흉추에서는 요추 후근신경절과 같은 방법으로 한다. 좀더 두측은 해부학적 조건으로 인해 좀더 말초위치를 찾아야 한다.

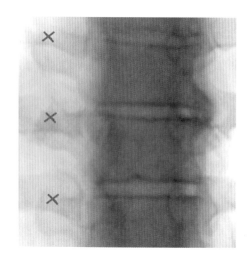

그림 9-11 내측지 차단의 새로운 방법을 위한 전극위치의 도해
투영은 좌측 시술을 위해 약간 우측으로 되어있다.

1) C-arm을 축성 회전하여 하종판의 이중자태를 없앤다.

2) 15° 비스듬 위치(oblique position)를 얻는다. 이때 측돌기의 넓은 기저는 후근신경절로의 접근을 차단한다. 목표점은 측돌기의 기저의 오목하게 들어간 곳(concavity)이다. 진입점을 이 목표점에 표시하고 SMK C10 캐뉼라를 방사선 방향으로 진입한다. 바늘 전진시 뼈와의 접촉을 피하고 뼈의 끝 부분에 접촉이 되는 경우 미끄러져 들어간다(그림 9-12A).

3) 위치는 수시로 측면투영에서 점검하고, 바늘 끝이 신경공의 후측 경계선 위에 투영 되었을 때 감각 자극을 시작한다(그림 9-12B).

이 경우 요추의 경우처럼 끝이 신경공 안에 있지는 않고 좀더 외측에 위치한다(그림 9-12C). 요추의 경우 신경이 좀더 복측으로 나가므로 바늘을 좀더 복측으로 보내야 하는데, 흉추는 반대로 약간 후방으로 진행하여 늑간공간(intercostal space)으로 들어간다.

4) 바늘이 이 위치에서는 자극에 대한 반응이 오지 않으므로 좀더 안으로 1 mm씩 전진하면서 감각자 극을 반복하여 역치가 0.4V 미만을 찾는다. 이 방법으로 바늘이 신경의 바로 앞에 있는 위치를 찾게 되며 신경과의 우발적 접촉을 피한다. 표준 45V, 120초의 박동성 고주파 시술을 시행한다.

진단적 신경차단의 방법도 동일하므로 여기 기술하지 않는다. 마지막 위치는 조영제가 경막외로 잘 들어가지 않도록 충분히 외측이다.

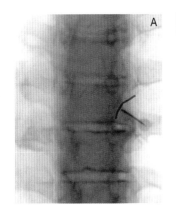
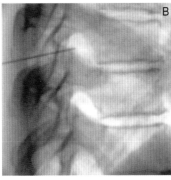
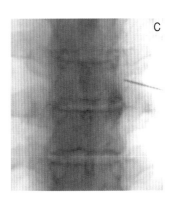

그림 9-12 흉부 후근신경절 시술
A. 바늘이 측돌기와 하관절돌기에 의해 형성된 아치 밑을 통과한다.
B. 측면 투영
C. 정면 투영

교감신경 차단(Sympathetic Blocks)

교감신경 차단을 위해 비스듬 투영을 다시 사용한다. 해부학은 그림 9-3 A와 B에 보인다.

1) 경사도를 계속 증가시켜 측돌기가 더 이상 보이지 않을 때까지 진행한다. 이때 추체의 외측이 보여진다.

2) 목표점은 늑골과 늑골 사이에서 추체의 바로 옆(adjacent to the vertebral body)이다. C-arm을 약간 축성회전하여 목표점이 완전히 잘 보이도록 한다.

3) 진입점을 목표점 위에 표시하고 SMK C10 캐뉼라를 방사선 방향으로 진입하며(그림 9-14 A) 터널시야 방법을 확실히 지킨다. 바늘의 방향이 완전히 확실할 때까지 더 깊은 위치는 찾지 않는다. 이미 깊은 곳에서 방향전환을 하면 과교정이 가능하여 기흉을 쉽게 일으킨다. 이때는 바늘을 빼서 다시 시작한다.

4) 바늘을 조금씩 주의 깊게 전진하여 바늘끝이 추간공의 전방(anterior aspect)를 연결하는 선의 바로 복측(just ventral)에 오게 한다(그림 9-14 B). 마지막 정면상이 그림 9-14 C에 보인다.

5) 50 Hz 자극을 하여 0.5V 근처의 반응을 야기한다. 이 반응이 분절확산(segmental spread)을 한다면 바늘은 아직 너무 표재성이고, 이 경우 mm 단위로 서서히 전진하여 분절확산이 더 일어나지 않는

곳까지 전진한다. 자극에 반응이 전혀 없다면 더 이상 바늘을 조절하지 않는다.

6) 교감신경절 사슬의 자극은 반응을 야기하지 않으며, 위치는 우선적으로 해부학적 이다. 이 경우 자극의 기능은 너무 표재성 위치를 제외시키는 것이다.

7) 최종적으로 45V, 120초의 박동성 고주파를 시행하며, 대개 두곳 혹은 세곳 위치(level)에서 시행한다.

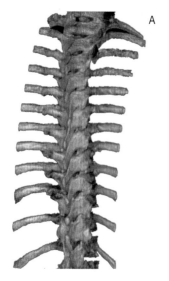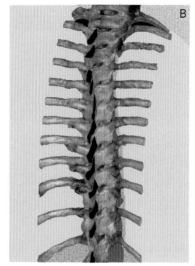

그림 9-13 흉추 교감신경절 차단을 위한 투영
A. 흉추의 나선형(spiral) CT
B. 즉 늑막(청색)과 추체(적색)의 측면을 보여준다.

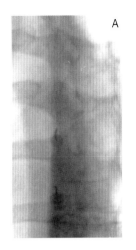
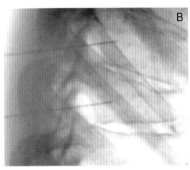
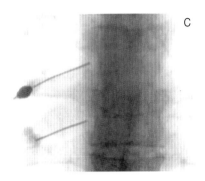

그림 9-14 흉부 교감신경절 시술
A. 비스듬 투영
B. 측면 투영
C. 정면 투영

References

1 Hodges CV, Barry JM.
Non-urologic flank pain: a diagnostic approach.
J Urol 1975; 113: 644-649.

2 Dreyfuss P, Tibilette C, Dreyer SJ.
Thoracic zygapophyseal joint pain patterns. A study in normal volunteers.
Spine 1994; 19: 807-811.

3 Nathan H, Weinberg H, Robin GC, Aviad I.
The costovertebral joints: anatomical-clinical observations in arthritis.
Arthr Rheum 1964; 7: 228-240.

4 Pascual E, Castellano JA, Lopez E.
Costovertebral joint changes in ankylosing spondylitis with thoracic pain.
Br J Rheumatol 1992; 31: 413-415.

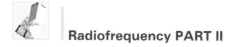

5 Raney FL.
Costovertebral-costotransverse joint complex as the source of local or referred pain.
J Bone Joint Surg [Am] 1966; 48: 1451-1452.

6 Mason KT, Harper JP, Shannon SG.
Herniated nucleus pulposus: rates and outcomes among U.S. Army aviators.
Aviat Space Environ Med. 1996 Apr; 67(4): 338-40.

7 Peh WC, Gelbart MS, Gilula LA, Peck DD.
Percutaneous vertebroplasty: treatment of painful vertebral compression fractures with intraosseous vacuum phenomena.
AJR Am J Roentgenol. 2003 May; 180(5): 1411-7.

8 McGraw JK, Lippert JA, Minkus KD, Rami PM, Davis TM, Budzik RF.
Prospective evaluation of pain relief in 100 patients undergoing percutaneous vertebroplasty: results and follow-up.
J Vasc Interv Radiol. 2002 Sep; 13(9 Pt 1): 883-6.

9 Phillips FM, Todd Wetzel F, Lieberman I, Campbell-Hupp M.
An in vivo comparison of the potential for extravertebral cement leak after vertebroplasty and kyphoplasty.
Spine. 2002 Oct 1; 27(19): 2173-8; discussion 2178-9.

10 Stolker RJ, Vervest ACM, Groen GJ.
The treatment of chronic thoracic segmental pain by radiofrequency percutaneous partial rhizotomy.
J Neurosurg 1994; 80: 986-992.

11 van Kleef M, Barendse GA, Dingemans WA, Wingen C, Lousberg R, de Lange S, Sluijter ME.
Effects of producing a radiofrequency lesion adjacent to the dorsal root ganglion in patients with thoracic segmental pain.
Clin J Pain. 1995 Dec; 11(4): 325-32.
Comment in: Clin J Pain. 1996 Mar; 12(1): 76-7; discussion 77-8.

12 Wilkinson HA.
Percutaneous radiofrequency upper thoracic sympathectomy: a new technique.
Neurosurgery 1984; 15: 811-814.

13 Rogers ML, Henderson L, Mahajan RP, Duffy JP.
Preliminary findings in the neurophysiological assessment of intercostal nerve injury during thoracotomy.
Eur J Cardiothorac Surg. 2002 Feb; 21(2): 298-301.

14 Perttunen K, Tasmuth T, Kalso E.
Chronic pain after thoracic surgery: a follow-up study.
Acta Anaesthesiol Scand. 1999 May; 43(5): 563-7.
Comment in: Acta Anaesthesiol Scand. 2000 Feb; 44(2): 220.

15 Doi N.
Personal communication.

16 Stolker RJ, Vervest ACM, Groen GJ.
Percutaneous facet denervation in the treatment of chronic thoracic spinal pain.
Acta Neurochir (Wien) 1993; 122: 82-90.

17 Chua WH, Bogduk N.
The surgical anatomy of thoracic facet denervation.
Acta Neurochir (Wien). 1995; 136(3-4): 140-4.

18 Ohtori S, Takahashi K, Chiba T, Yamagata M, Sameda H, Moriya H.
Sensory innervation of the cervical facet joints in rats.
Spine. 2001 Jan 15; 26(2): 147-50.

10_ 경피적 측면 척추시상로 절단술
(Percutaneous lateral cordotomy)

서론(Introduction)

저자는 이 과가 Sampson Lipton의 공로이기를 원한다. 현 세대의 일부 마취과의사는 Sam의 공로를 알 것이다. Sam은 통증의 침습적 치료에서 마취과의 위상을 확립했다. 그의 공로가 없었다면 아마도 십년 은 이 부분이 뒤떨어졌을 것이다. 한편 Sam은 비교할 수 없는 높은 인격을 지녔다. 그는 우아하고 카리 스마가 넘치며 따뜻하고 친근하다.

Sam은 60년대 후반 경피적 측면 척추시상로 절단술을 유럽에 도입했다. 10년 후 이 분야에 세계적 권 위자가 되었다. 어떤 사람들은 경피적 측면 척추시상로 절단술이 순수하게 신경외과 분야라고 하나 Sam 의 경험은 신경외과 의사의 경험보다 월등하였다. 그는 많은 타인에게 이 수기를 가르쳤고 저자도 이들 중 하나이다.

이 술기는 사라지고 있는 중이다. 여기에는 많은 이유가 있다. 1) 척수 내 투약의 발달로 경피적 측면 척추시상로 절단술이 필요한 사람이 급격히 줄어들었다. Mesenthelioma나 판코스트 종양(Pancoast tumor)같은 경피적 측면 척추시상로 절단술의 최상의 적응증에서 척수내 아편양제제가 좋은 대체가 될 지는 두고 볼 일이다. 그러나 이것이 합리적 의견은 아니다. 2) 젊은 층에 이 기술을 가르칠 기회가 매우 적다. 꼭 알아야 할 중요한 꼼수가 너무 많다. 따라서 훌륭한 척추시상로 절단 술자가 점차 사라지고 있 다. 이는 확실히 환자의뢰를 더욱 감소시킬 것이다.

적응증과 합병증을 아주 자세히 기록하는 것이 이 과의 목표는 아니다. 이 과와 익숙하지 않은 사람 들을 위해 간단히 기술한다. 그러나 모든 꼼수는 기록해 놓았다. 따라서 술기는 광범위하게 논의 될 것 이다.

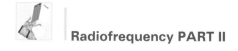

적응증과 금기사항(Indications and contraindications)

경피적 측면 척추시상로 절단술은 C1-C2 위치에서 측면 척추시상로의 고주파 열 병소화를 시행하는 것이다. 척추시상로 신경섬유는 교차하므로 통증이 있는 측의 반대편에서 시행한다. 이는 암성 원인의 편측 통증에 국한되어 사용된다.

금기증은 다음과 같다.

1) 양측성 통증

2) 두부(Crainal) 에서 C5까지 연장되는 통증. 이는 척추시상로와 만나기 위해 교차하기 전 3-4 분절을 상행해야 하기 때문이다.

4) 비암성 통증

5) 생존가능성(Life expectancy)이 1년 이상인 경우

6) 폐기능이 나쁜 경우, 누울 때 환자가 숨이 가빠지기 때문이다. 경피적 측면 척추시상로 절단술은 일 반적으로 폐기능에 영향을 주지 않는다[1] 그러나 일부 환자들에서는 일시적인 감소가 있다.

7) 척추와 경막외 전이. 이는 경질막낭(dural sac)을 천공하여 미묘한 평형의 방해를 야기하여 사지마 비를 야기할 수 있기 때문이다.

경피적 측면 척추시상로 절단술의 합병증

1) 만약 병소가 피라밋로(pyramidal tract)에 너무 가깝게 만들면 운동신경 결손(motor loss)이 오는데 이는 수기의 법칙을 따르지 않았더라도 대개 일시적이다.

2) Ondine의 증후군. 이는 환자가 자발적으로 호흡은 하나 수면을 취하면 호흡이 중단되는 것이다. 이 는 한 저자에서 다른 저자로 복사되어온 신화(myth) 이다.

3) 시술 후 처음 48시간 동안 일시적인 요저류(urinary retention)

4) 이상감각(dysesthesia). 이는 신체의 원척적인 통증부위에서 환자가 정의하기 어려운 불유쾌한 감각 으로 가장 불쾌한 합병증이다. 시술 후 1년까지는 대개 발생하지 않는다. 이점이 생명 기대치가 긴 환자에서 경피적 측면 척추시상로절단술이 권장되지 않는 이유이다.

수기(technique)

경피적 측면 척추시상로는 치아인대(dentate ligament)의 바로 앞에 위치한다(그림 10-1). 경피적 측면 척추시상로 절단술을 위해 지용성 조영제를 치아인대의 전방에 있는 경질막낭(dural sac) 내로 주사하는데 이렇게 하면 인대가 보이고 이는 전극의 정확한 거치장소를 위해 요구된다.

따라서 다음의 단계가 논의되어야 한다.

1) 위치결정과 기구(Positioning and instrumentation)
2) 경막의 천자와 조영제 주입
3) 전극의 진입
4) 자극과 병소화

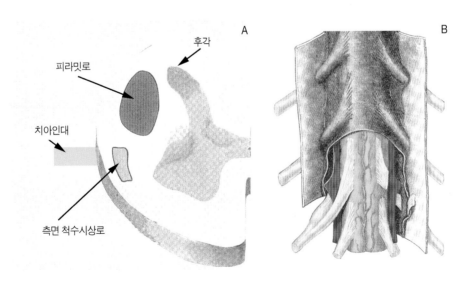

그림 10-1
A. 필수 해부학적 구조의 도해. 피라밋 로, 측면 척추시상로와 치아인대
B. 치아인대의 도해
 - 회색: 경막, 청색: 지주막, 녹색: 척수, 황색: 출현 신경, 적색: 치아인대

367

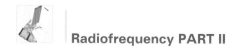

위치결정과 기구(Positioning and instrumentation)

환자를 앙와위로 눕히고 C-arm을 시술대의 축을 따라 위치한다. 수직 모양은 좋지 않은데 이유는 환자가 머리를 약간만 움직여도 이중자태가 생길 수 있고 이는 수정이 어려울 수 있기 때문이다. 어떤 이중자태도 없는 방사선 영상이 필수적이다.

척추시상로 절단술 시행 초기에 Radionics 사는 바늘을 위치시키기 위해 고정물(fixture)과 나사못(screw)을 이용한 특수한 머리 고정장치를 생산했는데 이것이 요구되지는 않는다. 다음에 논의 되듯이 전극위치가 약간만 변형되어도 이 시술 중 매우 큰 각도가 요구되며 이는 고정물의 범위를 벗어나는 것이다. 반면 머리의 움직임이 없는 것이 중요하다. 가벼운 테이핑으로 이것이 가능하다.

시술 중 측면투영이 사용된다. C1-C2 사이의 돔(dome) 과 유사한 구조에서 모든 이중자태를 제거하는 것이 중요하다.

Levin 척추시상로 절단술 전극(Radionics)이 요구된다.

경막의 천자와 조영제 주입(Puncture of the dura and injecting contrast)

어떤 동료들은 조영제의 주사와 고주파 술기를 같은 바늘로 시행하는데 이는 좋은 방법은 아니다. 아주 행운이 따르지 않으면 바늘은 목표점에서 1-2 mm 떨어져 위치하는데 이는 교정해야 할 거리는 아닌 것처럼 보이고 사실이 그렇다. 이 위치에서의 경막은 두꺼우며 단단하고 움직이지 않는 구조물이며 바늘의 방향이 변화할 때 경막의 천공 부위는 경첩으로 작용한다. 경막은 목표점에 매우 가깝게 위치함으로 종단위치가 아주 적게 변해도 큰 각도의 변화가 요구된다.

따라서 소위 "두개의 바늘 기술(two needle technique)"을 사용해야 한다. 척추바늘이 돔의 후방위치에 있는 진입점을 통해 목표점으로 진입한다. 이때 전방을 향하고 결국 돔의 끝에서 수 mm 뒤쪽에 위치한 돔의 전방을 목표로 한다. 이후 바늘을 주의깊게 전진하여 경막 천공이 일어날 때까지 들어가는 길에 국소마취제를 계속 주사한다. 바늘 천자의 길이는 대개 6-8 cm이다. 경막을 천공할 때 특징적인 "팝" 하는 느낌을 야기한다. 이것이 일어나면 바늘진입을 즉시 중단한다. 탐침을 제거하고 뇌척수액이 자유스럽게 흐르는 것을 확인한 다음 탐침을 다시 재 위치시킨다.

이제 조영제 혼합물을 준비해야 하며 이는 단지 편심(eccentric) 20 ml 주사기로만 할 수 있다. 중심 (centric) 주사기를 사용하면 대개 좋지 않은 조영제 영상을 얻게 된다. 주사기를 3 ml의 지용성 조영제, 7 ml의 생리식염수, 10 ml의 공기로 채운다. 이때 유탁액(emulsion)을 얻기 위해 거세게 흔드는데 수평면 (horizontal plane)으로 흔든다. 유탁액의 조영입자(contrast particle)는 중력에 의해 아래로 가라 앉는데, 만약 수직방향으로 흔들면 이들은 Hub로부터 사라져 실제로 조영제는 주사되지 않는다.

탐침을 다시 제거하고 1 ml의 흔들어진 혼합액을 주사한다. 이는 항상 바늘의 Hub를 밑으로 하여 시행한다. Hub가 위로 가면 조영제 입자(contrast particle)는 다시 사라지고 조영제는 주사되지 않을 것이다. 주사기를 제거하고 탐침(stylet)을 다시 위치시킨다. 이제 여태까지 수고한 열매를 지켜 볼 시간이다.

이제 세개의 선이 확실히 보인다(그림 10-2). 척수의 전연(anterior boder)에서 앞 선(anterior line)이 보이고 두번째 선이 이것과 평행하게 바로 밑에서 보인다. 이것이 치아인대이다. 세번째 선은 경질막낭 의 후연(posterior border)을 나타낸다. 이제 빠른 행동이 필요하므로 영상을 너무 오래 지켜보지 말자. 조영제는 거기에 영원히 있지 않는다. 따라서 전극을 집어넣을때 까지 바늘을 그 자리에 위치시키며 필요시 추가적인 조영제를 주사한다.

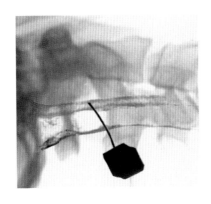

그림 10-2 조영제 주입을 위한 바늘의 위치

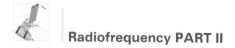
전극의 삽입(Entering the electrode)

이 행동은 서둘러야 할 뿐아니라 매우 간편하게 해야 한다. 전극의 목표점은 하지통인 경우 인대의 바로 앞, 팔의 통증인 경우 1 mm 앞이다. 두 경우 목표점은 돔의 미측 부위여야 한다. 이것이 아주 중요하므로 목표점은 직각방향으로 접근해야 한다. 만약 바늘 끝을 상방으로 향하면 치아인대로 들어가지 못하고 척수를 지나칠 수 있다. 만약 바늘 끝을 아래로 향하면 척수의 후분절에 있는 운동로(motor tract)에 위험하게 접근할 수 있다.

따라서 전극체계의 바늘은 목표점에 수직으로 들어가야 한다. 경막이 천공됨을 느끼자 마자 탐침을 제거한다(그림 10-3). 뇌척수액이 자유롭게 나오는 것을 관찰 후, 전극을 바늘에 삽입한 다음 교류저항을 측정한다. 이 지점에서는 수치가 낮아야 하는데 사용되는 전극에 따라 200-500 ohms 정도로 다양하다. 이제 전극을 선택된 목표점에서 척수 내로 전진한다. 이는 점차적인 압력으로 하면 안 되는데 이렇게 하면 척수를 전방으로 밀수있기 때문이다. 날카롭고 짧은 찌름으로 해야 한다. 척수로 들어가자 마자 교류저항은 급격히 증가한다. Levin 체계에서는 1300 ohms이 정상소견이다. 척수로 들어가면 환자의 목 부위에서 날카로운 찌름의 통증이 느껴진다.

들어가지 않으면 바늘은 아마도 너무 앞쪽으로 위치한 것이다. 방사선적 위치의 적절성은 환자가 머리를 약간 움직일 수 있으므로 점검해야 한다. 다시 이중 자태를 제거해야 한다. 바늘이 너무 앞쪽으로 가면 경막외 위치로 빼내야 되고 적절한 위치에서 경질막낭으로 다시 들어가야 한다.

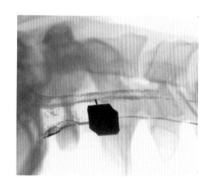

그림 10-3 전극 위치를 위한 바늘의 조영상

자극과 병소화(Stimulation and lesioning)

50 Hz 자극을 시행한다. 이는 두 종류의 반응을 야기하는데 감각이상(paresthesia)의 국부적인 느낌과 덥거나 찬 바람 같은 온도반응이다. 이는 부위적으로 올 수도 있으나 더 흔하게는 신체의 반대편 반쪽 전부에 올 수 있다. 비 온도적 반응(Non-temperature response)은 만족스럽지 못하다. 이 부위에서의 병소화는 감각이 통증부위와 일치하더라도 아마도 불완전한 감각손실과 제통에 이른다. 당신이 찾아야 할 것은 온도 반응이다. 만약 온도 반응이 발견되면 반응이 있는 자리가 둘째로 중요하다. 예를 들어 통증 이 팔에 있고 온도반응은 하지에 있으면 이 장소에서의 병소화는 C5-S5의 신체의 반대쪽 반쪽에 pinprick 감도의 손실이 생길 것이고 통증이 완전히 제거될 것이다. 만약 온도반응을 발견하는데 어려움 이 있다면 전극은 대개 너무 앞쪽으로 위치한 경우이다. 자극 역치는 0.05-0.2 volts의 범위이다.

만약 만족할만한 반응이 얻어지지 않고 위치를 바꾸어야 하면, 바늘을 빼고 모든 것을 다시 시작하는 것이 좋다. 만약 필요하다면 더 좋은 영상을 위해 조영제를 첫번째 바늘을 통해 주사할 수 있다. 이는 바 늘 방향의 큰 변화보다 좋은데 왜냐하면, 경막은 이런 변화에 경첩으로 작용하며, 척수를 수평면으로부 터 많이 변화하는 방향으로 접근하게 되면 척수를 앞쪽으로 지나 가거나 운동로(motor tract)에 너무 접 근할 수 있기 때문이다.

만약 위치가 만족스러우면 이제 운동신경 자극을 2Hz로 실시한다. 이는 피라밋로의 교차 (decussation)가 C1-C2 위치의 두측에서 위치하므로 동측로(homolateral tract)의 수축을 야기한다. 이런 경축은 1 volt 이하 에서는 일어나지 않는다. 이는 매우 낮은 감각역치에서는 약간 변형될 수 있는데 여 기에서는 저온도 병소가 적합할 것이다(그림 10-4).

병소를 75℃ 에서 시작하여 1분간 병소를 만든다. 병소화 도중 동측 손(homolateral hand)의 쥐는 강도 를 계속 감시하고 종종 환자에게 동측 발을 들어보라고 요구한다. 강도가 감소되는 어떤 징후라도 있다 면 병소화를 즉시 중단한다. 반대측 병소화 후 pinprick에 대한 감도를 점검한다. 동측과는 매우 큰 차이 가 있다. 이것이 사실이 아니라면 온도를 5℃ 씩 올리면서 병소를 더 만든다.

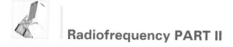

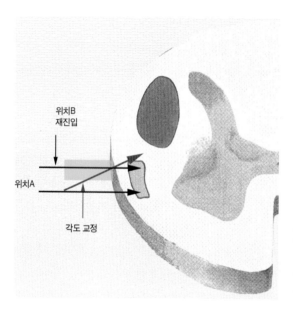

그림 10-4 위치 A로부터 B 위치로의 영상교정.
바늘은 경막외 위치로 빼내야 한다. 이때 직각방향으로 재 삽
입해야 한다. 만약 각도조정을 시도하면(적색 화살표) 경막이
바늘의 경첩으로 작용하므로 각도를 고려해야 한다. 이는 바
늘종단을 피라밋 로에 가깝게 가져온다.

시술후 조치(Postoperative care)

방광기능을 점검하고 요저류가 있으면 카테터 삽입을 수일간 실시한다.

다음날 환자는 감시하에 거동해야 하며 약간의 동측 허약(weakness)은 부종을 나타내며 정상적으로
나타날 수 있다. 구강으로 아편양제제를 계속 사용하면 섭취를 감소시키기 위해 노력해야 한다. 모든 것
이 잘되면 환자는 즉시 제통이 되고 다량의 아편양제제는 호흡정지를 야기할 수 있다. 처음 24시간 동안
체온의 급격한 상승이 흔하다. 이는 경막강(dural space)에 조영제의 주사에 대한 반응이다.

마지막 조언(Final remarks)

척추시상로 절단술은 항상 쉽지는 않다. 환자는 신경이 날카로울 수 있고 계속 움직일 수 있다. 조영
영상은 그림에서 보듯 항상 좋지는 않고 시간이 요소이다. 머리를 고정하고 누워있는 것은 안락하지 않
고 척수로 바늘을 반복해서 삽입하는 것은 통증이 있다. 시간이 지나게 되면 환자는 더욱 절망적으로 되
고 의사는 더욱 빨리하려고 다급해 진다.

자연스러운 척추시상로 절단술은 20분 이내에 끝난다. 환자와 의사가 모두 40분을 제한으로 삼는 것이 좋다. 당시에 빠르게 해결되는 방법이 없으면 중단하고 수일 후 다시 시도한다.

박동성 고주파로 척추시상로 절단술을 하는 것은 자연적인 이상적 해결법이다. 사실 이를 수명의 환자에서 시도했다. 효과는 있었으나 결과는 덜 완전했고 기간이 짧았다. 이것은 다음 신경세포에서 경시냅스 유도(transsynaptal induction)를 야기하는 곳이 전혀 다른 장소일 수 있으므로 그럴 수 있다. 이 과제에 대해서는 더욱 연구가 필요하다.

References

1 Price C, Pounder D, Jackson M, Rogers P, Neville E.
Respiratory function after unilateral percutaneous cervical cordotomy.
J Pain Symptom Manage. 2003 May; 25(5): 459-63.